>>> 每天学点中医丛书 <<<

张庆祥/总主编

每天学点

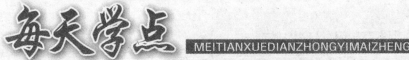

MEITIANXUEDIANZHONGYIMAIZHENG

中医脉诊

主编/周　唯

U0249495

中国医药科技出版社

内 容 提 要

本书分十周的内容进行编写,分别介绍了脉诊的历史、脉诊的方法、正常的脉象和常见的病脉,对人体常用的28部脉的主病、特征、脉理及鉴别等进行了详细的介绍。本书最大的特点是列举了大量的病案,并进行讲解,让读者能对抽象的脉理有更感性的认识和更深刻的印象,从而有利于真正理解和掌握中医脉诊。本书深入浅出,循序渐进,易学易懂,易记易用,适合广大中医爱好者阅读。

图书在版编目(CIP)数据

每天学点中医脉诊/周唯主编. —北京:中国医药科技出版社,2014.1
(每天学点中医丛书)
ISBN 978 – 7 – 5067 – 6587 – 9

Ⅰ. ①每… Ⅱ. ①周… Ⅲ. ①脉诊 Ⅳ. ①R241.2

中国版本图书馆 CIP 数据核字(2014)第 002780 号

美术编辑 陈君杞
版式设计 郭小平

出版 中国医药科技出版社
地址 北京市海淀区文慧园北路甲 22 号
邮编 100082
电话 发行:010-62227427 邮购:010-62236938
网址 www.cmstp.com
规格 710×1020mm $\frac{1}{16}$
印张 15½
字数 228 千字
版次 2014 年 1 月第 1 版
印次 2018 年 10 月第 3 次印刷
印刷 北京市密东印刷有限公司
经销 全国各地新华书店
书号 ISBN 978-7-5067-6587-9
定价 35.00 元
本社图书如存在印装质量问题请与本社联系调换

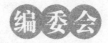

总 序

TOTAL ORDER

近年来,中国社会发展的步伐稳健而踏实,各方面所取得的巨大成就令世界瞩目。科学技术迅猛发展,全民经济收入不断提高,令公众对健康保健越来越重视,对中医药的健康需求也越来越多。见之于报纸杂志、广播电视中的养生保健宣教或科普书籍应运而生,如火如荼,空前繁荣。然而,受到各方面的局限,或对中医学缺乏全面的认识,或在认识的层面上有所偏差,一些栏目与书籍或显得阳春白雪过于专业而清高,或失于严谨而肆意发挥难传真谛,或因对象不明而自云其事令言辞晦涩难懂,或因夸大其词而令人侧目存疑。由此使得广大民众无所适从,或难解其意,或人云亦云,甚至上当受骗。如何适应广大民众养生保健的需要,为之提供既有专业知识,又通俗易懂的中医药科普读物,成为一种急迫的社会需求。

如今随着科技的发展,信息交流的加快,东西方文化的碰撞与相互影响越来越大,中国传统文化遗产的保护越来越受到国家政府的重视。中医学,是中华民族独有的医学体系,是我们祖先在漫长的生活实践中与自然界不懈斗争的实践经验的积累,是古代劳动人民适应自然、利用自然、趋利避害的知识与智慧的结晶,是立足于华夏大地的一门本土创新的学问。她为中华民族的繁衍昌盛做出了巨大贡献,并为世界医学的发展发挥了极其重要的作用,可以说没有中医学,就没有中华民族的今天。

中医学知识浩如烟海、博大精深,毛泽东曾经说过:"中国医药学是一个伟大的宝库,应当努力发掘,加以提高。"一个学科的生存与发展离不开知识的传承,而知识的传承,仅靠专业人员的努力是远远不够的,必须要有广大民众的参与。中医学是来源于人民大众的"民间医学",是与广大民众密不可分的"草根文化",中医学之与民众,犹如鱼与水,草根与土壤,因此中医知识的传播离不开广大民众的参与,更要依靠科学普及的力量,做到"继承不泥古,发扬不离宗",于是这套《每天学点中医丛书》便应运而生。

缘分使然。去年春天一个偶然的机会,我有幸得遇中国医药科技出版社的编辑,一番交谈,一拍即合,心中虽不成熟的想法却得到了出版社有关领导的鼎力支持。为适应当前广大民众学习中医药知识,扩展视野,充实自我,并为养生保健等切身需求有直接的帮助,决定编写出版此套丛书。其初衷要求以通俗的语言讲解中医学理法方药等实用知识,力求从简单明了,每天一点,积少成多,通过一定时间达到系统学习,进而掌握中医学基本知识的目的,并做到学以致用,为全面了解中医药学的大体框架,指导养生保健与应用中药、方剂、针灸、推拿等打下一定的基础。经过多番思考与交流,我们最终决定本丛书定名为《每天学点中医丛书》。

为保证丛书编写的顺利进行,我与中华中医药学会首席健康科普专家刘更生教授多次商讨研究,集思广益,最终组成了丛书的委员会人员,拟定了丛书编写大纲与编写体例,提出了以高起点、高标准完成编写任务,并力争将其打造成中医药文化普及与传播的精品。分别聘请了山东中医药大学从事中医药相关学科教学与研究的专家学者,分别担当《中医基础》、《实用中药》、《实用方剂》、《中医诊断》、《中医脉诊》、《中医食疗》、《中医进补》、《中医养生》等各分册主编。为加强丛书的实用性与可行性,更有意聘请了附属医院内科、外科、针灸、推拿等一线的科室主任或临床专家,分别出任《中医辨证》、《中医舌诊》、《中医美容》、《中医针灸》、《中医推拿》、《中医艾灸》、《中医拔罐》等分册主编。他们或为已功成名就的教授学者,或为享誉中外的临床名家,共同满怀着对中医药学的热爱,不计得失而奉献付出,将经验或精华浓缩为一本本图书呈献给大家。

人们常说"讲课能够被人听懂的老师,才是真正的好老师。"为此,本套丛书的编写原则拟定为:运用通俗语言,讲述中医专业理论;结合医案故事理解中医深奥知识;联系临床验案,解读中医实用技能……在撰写的过程中,有关人员多次碰头,研讨交流心得体会,数次修改编写大纲,彼此学习分册样稿,经过全体编著者一年多的不懈努力,《每天学点中医丛书》一套15

本终于呈现在大家的面前。

本丛书以中医药专业基础层次的学生或研究生、中医药爱好者以及以养生保健为目的的社会民众为主要对象。丛书以系统性与普及性相结合，专业性与实用性相结合为特点。对于喜欢中医药学的从业者或爱好者，可以学到中医学基础知识、中医诊断、中药方剂，以及临床各科针灸、推拿等专业知识，还可以学到常用的灸疗、拔罐、皮肤美容、食疗、进补等实用技术和养生保健知识；对于中医的初学者，则能从中深化对中医药理论以及舌诊、脉诊、辨证等知识的深入理解，以拓宽思路，开阔视野，更好地为中医临床服务。"春华秋实，根深叶茂"，相信通过大家的阅读学习，能够达到我们预期的目标。

目标高远而落实有期。囿于水平所限、经验不足，书中名词术语的应用、语言文字的表达、临床医案的列举、生活典故的运用等，难免有不足或欠妥之处。诸如此类，有待改进的地方颇多，在此诚心恳请大家在阅读之中，及时记录并反馈给我们，以利于进一步完善提高。

张庆祥
癸巳年孟冬于泉城济南

前言
PREFACE

随着经济的发展,人民生活水平不断提高,运用中医药知识养生保健日益成为社会的普遍需要,进一步了解、学习中医药知识自然亦成为一种社会的需求。脉诊作为中医的传统诊法,是中医学的重要组成部分。在人们的头脑中,诊脉与中医学、与中医大夫是紧密联系在一起的。确实,脉诊是中医临床诊疗中不可缺少的察病方法,在辨证论治中具有重要作用。因而系统、深入了解、学习中医脉学的理论知识,对于提高临床诊疗水平,加强中医理论修养以及进行日常的养生保健都有积极的意义。那么编写一本全面、系统又较为通俗的脉学书,便是一件颇有意义的事情。

《每天学点中医脉诊》作为每天学点中医丛书的一种,具有以下特点:

1. 中医学历史悠久,脉诊作为中医传统的诊病方法,在不同的发展的时期形成了不同的脉学理论体系。而本书是以中医院校现行的统编教材为依据,主要介绍了一般公认的、普遍应用的寸口诊脉的理论与方法。本书偏重于理论知识的介绍。本书对于现行的脉学的理论、知识及其临床应用进行了较为系统的介绍,而不是强调、突出个人的脉诊经验。

2. 本书的特点之一是采用了较大量的病案。我们学习中医脉诊是为了临床辨证治疗。而在临床诊疗中,脉象是出现在具体病人身上的,与病人的各种临床病状一起出现,是病人的临床表现之一。因而学习脉诊时,应当注意结合具体的病案,在具体、形象的病人身上去体察,才能将抽象的脉理具体化,才能有感性的认识和更深刻的印象,从而有利于真正理解、掌握中医脉诊。所以书中列举了诸多相关病案,以求更为准确、生动、具体地阐释各种病脉和脉学理论。

3. 本书将脉学的理论和知识分为诸多的单元。其中有的内容属于较为常用的一般理论知识,有的内容则属不常应用的知识。各个单元的内容具有相对的独立性,读者可以根据个人的需要,选取阅读不同的部分。

4. 本书的编写力求做到简明扼要，通俗易懂，但是中医学本身博大精深，中医理论复杂深奥，脉学作为中医学的一部分，自然也具有这样的特点。更由于编者本身缺乏经验，因此，尽管在编写过程中做了最大努力，但还是未能做到完全通俗易懂，明白如话。尽管如此，还是希望对于中医院校的学生、中医临床工作者以及有一定基础的中医学爱好者能够有所帮助。

编者
2013 年 9 月

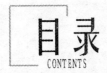

目录
CONTENTS

历史悠久而神奇的中医脉诊

第1天
神奇的脉诊

　　一般人都知道，中医看病是要诊脉的。诊脉又被称为切脉、按脉、号脉、把脉、凭脉等。脉诊是中医诊察病情的重要方法，也是中医最有特色的传统诊病方法。我们知道，中医学是中国传统文化的重要组成部分，中医学历史悠久，源远流长，中医的脉诊自然也有着悠久的历史。关于脉诊，一直以来都有着许多神奇的传说和记载。

　　在司马迁的《史记》中便有医家切脉诊病的记述。在《史记·扁鹊仓公列传》中，司马迁称，"至今天下言脉者，由扁鹊也"。然而《史记》中记述最为详细的，是关于汉代医家淳于意的诸多切脉诊病之事。淳于意为临淄人，临淄属于现今的山东省淄博市。淳于意曾作过齐国的太仓长，故他又被称为仓公。淳于意虽然没有直接为后人留下医学著作，但是在《史记》中记述了他的二十多个病案。病案在古时称之为"诊籍"。通过这些病案我们可以看出，淳于意精通脉诊，医术极为精湛。下面便是《史记》中记载的几个有关淳于意切脉诊病的神奇故事。

　　齐国有一个叫成的人，患了病感觉头痛，淳于意为他诊脉，意识到他的病比较严重，预后不好。淳于意没有将病情直接告诉病人，而是告诉了病人的弟弟。淳于意说病人患的是疽，病在内，发于胃肠之间，五日之后会发为痈肿，八日之后会吐脓而死。果然八日之后，病人吐脓而身亡。

　　还有一个齐国人叫信，生了病，请淳于意为他看病诊脉。淳于意诊完脉告诉病人，他患的是热病。然而由于暑天出汗，脉象不是很盛，所以病不至于死。淳于意还对病人说，他的病是由于在流水中洗浴而得。发病则全身冷得厉害，冷完则又发热。病人听后说："你说得真对，正是这样啊。"原来有一年冬天，这个人受齐王的派遣出使楚国，来到一条河边，发现桥坏了，便揽住车辕要停下来。可这时马受了惊，继续奔跑，结果使他掉进了河中，几乎被淹死。被人救起时，全身的衣服都湿透了。从那以后，经常全身发冷，冷完则发热如火。淳于意为他配制了汤药，喝药一剂就不出汗了，服药二剂发热就消除了，服药三剂病就全好了。

济北王曾召淳于意为他的几位侍女诊脉，其中有一位侍女名叫竖，淳于意为她诊脉后说："竖的脾胃受到损伤，不可过劳。按照脉理到春天会呕血而死。"然而这位侍女当时并没有任何患病的感觉。淳于意告诉济北王："竖有很重的病，很可能会死的。"济北王听了淳于意的话，令人将竖召来，发现她面色未变，并无异常，所以对淳于意的话不以为然。到了春天，有一日这位侍女捧着剑跟随济北王如厕，济北王离开后，这位侍女便跌仆于厕所，呕血而死。

临淄有一位女子患了很重的病，众医生皆以为寒热太甚，不可救治了。淳于意诊脉之后说："这是蛲瘕。"所谓蛲瘕，是蛲虫所致的病，导致腹部胀大。蛲虫又叫线头虫，是一种肠道寄生虫。淳于意用芫花一撮煎汤，让病人服用。服药后，很快病人排出了许多蛲虫，有数升之多，病就好了。

家喻户晓的古代名医华佗，也有许多诊脉治病的神奇故事。

据陈寿的《华佗传》记载，广陵的太守陈登患了一种怪病，胸中烦闷，面部发红，饮食不下，久治不愈。华佗为他诊脉后说："府君的胃中有虫子数升，将要发展成为内痈。这是因为吃腥物所造成的。"华佗为他开了方药。病人服药二升，不一会儿，吐出许多虫子，约有三升许。虫子的头都是红色的，一半身子是生鱼肉，吐出时虫子还会动。太守的病从此而愈。

有一位督邮患了病，已经好了，到华佗那儿请为他诊脉。华佗诊脉后说："你的身体还是有些虚弱，没有完全恢复，不可做过度劳累的事。尤其不可行男女之事。否则会立即死亡。临死时，舌头会吐出数寸长。"这个督邮的妻子听说丈夫的病已经好了，就从百里之外赶来探亲，晚上留宿并行房事。结果过了三天，督邮病发身亡，一切都如华佗所言。

有一位姓李的将军，妻子患了重病，召华佗视脉诊病。华佗诊脉之后说："此为孕胎受到损伤，胎儿未去。"将军听了以后说："确实是胎孕受伤，但是胎儿已经去了。"华佗说："根据脉象来看，胎还没有去。"将军以为华佗说的不对。华佗离去后，妇人稍有好转，然而百余日后病又有反复，将军再召华佗来诊视。华佗说："这个脉显示的还是有胎。此前夫人当生下两个婴儿，然而分娩时，先生出一个来，由于出血过多，后一个婴儿没有来得及生。做母亲的自己不知道，旁人也不知晓，就没有继续接生，所以第二个婴儿没有生出来。由于胎死腹中，所以使病人腰脊疼痛。"华佗给病人用针和汤药治疗之后，妇人腹中痛急，如同要分娩一般。华佗说："这是胎死腹中日久，已经干枯，不能自行娩出。"使人探之，果然得一死婴，是一个男孩，有一尺长，手足完整，颜色已经发黑了。

东汉时期有一位名医叫郭玉，是和帝时的太医。和帝听说他诊脉高明，有意想验证一下，便令身边一个手臂细美嫩滑的侍臣与一个女子共同藏于帐子内，让郭玉隔着帐子为女子诊病。郭玉切脉以后说："左手的脉摸着像女人，右手的脉摸着像男人。一个人的脉同时出现男女之象，这个人非常奇异。我怀疑这其中有什么缘故。"和帝听了后连连称善，赞叹不已。

朱丹溪是金元时期的著名医家，是金元四大家之一，他的脉诊之术也是精妙非常。天台有一位姓周的进士得了病，怕冷恶寒，即便是夏天也要用棉被蒙着头。服用了温阳的药附子有数百斤，病反而加重。朱丹溪为他诊脉，感到脉象滑而数，当即告诉他："这是热盛反而表现为寒。"于是给病人服用辛凉的药物治疗，服药后病人吐出一升多痰，怕冷大大减轻，将蒙着头的棉被减去了一半。朱丹溪又让病人服用防风通圣散，病就痊愈了。周进士自然非常高兴，但是朱丹溪告诉他："病好之后，必须饮食清淡以养胃，内观以养神。唯有如此，水才能得以滋生，火才能得以清降。否则附子的毒性必定会发作，那样就不可救治了。"然而病人没有遵照朱丹溪说的去做，后来背部发疽而亡。

还有一位男子患病小便不通，医生都用利尿药治疗，结果越治越严重。朱丹溪诊察后，发现病人右手寸部的脉特别弦滑，说："这是痰邪内积所致。此病为痰邪郁积在肺。肺属上焦，膀胱属下焦。若是上焦闭塞，那么下焦也不得通。就好像是滴水之器，必须上面的孔通畅，下面的孔才能流出水来。"于是朱丹溪采用吐法治疗，使病人呕吐，排出上部的痰，以宣畅上焦。果然，病人吐完，病就好了。

明代有一位医家叫姚蒙，是松江（即现今上海）的名医，精通脉法，"言人生死每奇中"。当时的江南巡抚邹来学患了病，召姚蒙去医治。姚蒙欲辞不去，结果被强行带去。来至官署，巡抚高坐在上，姚蒙为他诊脉完毕，说："大人根器上别有一窍，常流污水，对否?"所谓根器就是阴茎。也就是说巡抚患的病是阴茎溃烂，烂了一个洞，经常有污水流出。巡抚听后大吃一惊，说："我这个病生在私处，是我的隐秘之事，别人都不知道，你是怎么知道的?"姚蒙回答："我诊脉得知。"这时巡抚始露出笑容，谢而求方。姚蒙说："不需要服药，大人到了南京，病就可以好了。"并掰着手指计算说："今日是初七，待到十二日大人便可到达南京。"听了姚蒙的话，巡抚立即动身前往南京。待十二日抵达南京时，竟然死去。姚蒙仅凭切脉就能诊断出病人"根器上别有一窍，常流污水"，并能推断出病人的死期，确实神奇非凡。

近代也有许多医家精通脉诊，医术超凡。例如，在《名老中医之路》中曾记述，名医王静斋出诊为一患者看病，诊查完病情后说："今日暂不开方。"病人不明白，问是何缘故。王静斋回答说："今日你的脉证不相符合，到了晚上，恐怕会出现呕吐、腹泻。如果服了我的药以后正好出现吐泻，你会认为是我的药不对证，把责任归于大夫，所以今日暂时不开方。"到了晚上，病人果然上吐下泻，幸亏王静斋事先留下了一丸药，嘱咐病人吐泻之后服用。可见其诊脉精妙如此。

寸口脉的分部与脏腑分属

我们知道，开药处方，使用草药煎汤服用，这是中医治疗疾病的主要方法和手段。然而中医有上千味中药，有数千首方剂，就是常用的中药也有一百多味，常用的方剂也有近百首。那么医生临证看病时如何来遣方，如何来用药？中医大夫是依据什么来开方用药的呢？我们知道，中医是讲辨证论治的，中医开方用药依据的是对患者病因病机的认识，是对患者病证的辨识。辨证论治，或称辨证施治，这是中医最重要的特点。而脉诊可以为认识病因病机，为辨识证候提供重要的依据。也就是说，脉诊可以为中医的诊断、治疗提供重要的依据。所以中医看病必须诊脉，脉诊是中医诊断学的重要内容。尤其是一些疑难杂病，有时在诊疗过程中患者仅仅简单地叙述一两个痛苦的症状，而没有其他更多的病状可供我们诊断参考，在这种情况下，脉诊往往会起到决定性的作用。

下面这个病案是伤寒大家曹颖甫治疗的案例，便充分说明了脉诊在临床诊疗中的作用和意义。

有一位医家叫姜佐景，他有个朋友姓施。这位朋友的弟弟患了病，请姜佐景去诊治。来到朋友家，进入室内，只见施君的弟弟仰卧于床榻之上。姜佐景询问病情，问他病痛所苦，他一句也不回答，而且没有任何的反应。姜佐景心中感到非常奇怪，悄悄地对施君说："你弟弟是不是患病日久，耳朵聋了，听不见？还是舌头不能说话了？"施君说都不是。说他的弟弟既能听见，也能说话。姜佐景听后更加感到惊异了。然后为病人诊脉。病人的脉一手洪大，一手沉细。于是又询问病人得病的原因。施君说，他的弟弟此前曾在某军中任职，因事受到了惊吓，于是导致神志恍惚。每当有客人来时，总是默然相对，一言不发。等客人走后，就胡乱地唱歌。饮食和大小便倒是都正常，只是吃饭时眉心上冒热气，只见热气蒸腾，厉害时就好像窑中冒出的烟，情状颇为怪异。在此之前，曾将他送到某个著名的医院诊治，住院20多天，最终医生也不知这是什么病，无法治疗，于昨天出了院。所以今天请你来诊。

姜佐景仔细地切按病人的腹部，没有一点胀满的感觉，更没有疼痛拒按的情况。沉思良久，不知此为何病，不明白其病的症结所在，于是只好惭愧地告退了。

过了一天，施君告诉姜佐景，说他弟弟的病昨天已请曹颖甫先生予以诊治，服药以后，大泻，眉心上的热气已经减轻。姜氏听后感到非常惊讶，立即到病家拜访，并查看病人所服用的方药。只见曹颖甫在病案中写道：此为张仲景所说的阳明病也，宜用下法，大承气汤主之。方药：生大黄三钱，枳实二钱，芒硝三钱（冲），厚朴一钱。

又过了几天，姜佐景与施君再会面时，得知施君的弟弟服药后已能起床，而且不再胡乱歌唱。只是感到两胁胀痛，又经曹师诊治，服用小柴胡汤，现在已经痊愈，健康如常人了。

关于此案，曹颖甫先生曾自加按语说：对于此证我也不能辨识，惟独诊其脉时，病人右手脉极洪大，左手脉极微细，这说明是阴不足而阳有余。加上有热气出于眉心上，病情正属于阳明，与右手脉洪大正相合，所以判断为大承气汤证。不过没有料到效果如此迅捷，如同响之应声。（《经方实验录》）

施君之弟所患疾病属于阳明病，然而病人并无一般所说的阳明病的任何表现，而且病情怪异，所以一般医生均不能辨识。曹颖甫先生主要根据病人的脉象，做出了正确的诊断，药到病除，疗效神奇。由此不仅可见医生医术之高超，亦可见临证时脉诊之重要。

第*3*天

脉象的形成

中医诊病之所以极为重视脉诊，是因为脉诊能够为病证的正确诊断提供重要的依据。那么，脉诊为什么会具有这样的作用呢？从西医的角度来看，我们今天所切按的寸口脉，不过就是人体桡动脉的一小段，怎么会有这样的作用呢？然而从中医的角度来看，诊脉不仅仅是切按动脉血管，诊寸口脉也不是仅仅切按桡动脉，不是仅仅知道脉搏跳的快慢、有力无力。

中医诊脉感受的是脉动应指的综合形象。中医认为，人的生命活动是以脏腑气血为核心的，脉象的形成不是仅仅与心、血有关，脉象的形成是与全身的气血、脏腑都密切相关的，所以脉象反映的是全身脏腑、气血、阴阳的情况。

气血与脉象的密切关系

脉象，就是脉动应指的感觉形象。《素问·脉要精微论》说："夫脉者，血之府也。"脉由血所充盈，血靠气以推动。所以脉是气血运行的通道。脉分布于全身上下内外，血在气的推动下，在脉中循行不已，在全身营周不休。

对于中医学来说，气血是人生命活动最重要的基础物质。《素问·调经论》说："人之所有者，血与气耳。"《景岳全书·杂证谟》说："人有阴阳，即为血气。阳主气，故气全则神旺；阴主血，故血盛则形强。人生所赖，惟斯而已。"也就是说，在人的生命活动中，最重要的、最所依赖的就是气血。正由于气血是机体生命活动的重要物质，所以气血失调便是机体最基本的病理变化，如《素问·调经论》所说："血气不和，百病乃变化而生。"陈自明《妇人良方》说："夫人之生，以气血为本。人之病，未有不先伤其气血者。"而脉为气血运行的通道，为气血汇聚的场所，那么患病时机体气血失调的各种变化，必然会在脉上反映出来，正如《诊家枢要》所说："脉者血气之先也。气血盛则脉盛，气血衰则脉衰，气血热则脉数，气血寒则脉迟，气血微则脉弱，气血平则脉治。"可见通过诊脉可以了解人体气血变化的这些情况，而这对于中医辨证诊病是不可缺少的，所以中医看病重视脉诊，临证时必须诊脉。

脏腑与脉象的密切关系

气血是生命活动中最重要的基础物质，与脉象的形成密切相关。而气血的化生、运行都与脏腑有关。气血的化生依赖于脏腑，脏腑的功能活动又以气血为基础。

对于心来说，中医认为心主血脉，如《素问·六节藏象论》所说："心者……其充在血脉。"《素问·五脏生成论》说："诸血者，皆属于心。"《素问·痿论》说："心主身之血脉。"脉动源出于心，心动而脉应。在心气的推动下，机体血脉畅行，血液在脉中流行不已，循环往复。所以《素问·平人气象论》说："心藏血脉之气也。"心与脉象直接相关。

对于肝来说，中医认为肝藏血。全身的血白昼听命于心，夜卧则复归于肝。肝还主疏泄，对于气血的贮藏、调畅都具有重要作用。所以肝也与气血、脉象密切相关。

对于脾来说，中医认为脾主统血，血之所以在血脉当中循行，而不会溢出血脉之外，全靠脾气的统摄作用。另外脾胃主运化水谷，能够将水谷精微转化为气血，也就是说，脾胃是全身气血产生的根本之源，脾胃的盛衰决定了全身气血的盛衰。故脾胃也与气血、脉象密切相关。

对于肺来说，最主要的功能是主气。《素问·五藏生成论》说："诸气者，皆属于肺。"《素问·六节藏象论》说："肺者，气之本。"而气为血之帅，气行则血行，血的循行必须依赖于气的推动，所以肺与气血、与脉象也密切相关。

对于肾来说，最主要的功能是藏精。《素问·六节藏象论》说："肾者，主蛰，封藏之本，精之处也。"肾主藏精，肾精化生肾气，为元气之根，是脏腑功能活动的动力源泉。所以《素问·金匮真言论》说："夫精者，身之本也。"由于肾中精气为人身的根本，所以有"肺为生气之主，脾为生气之源，肾为生气之根"的说法。人一身之气，说到底，根源于肾。即肾所藏的先天之精气，由下焦徐徐上达，升至中焦，得到脾胃所化生的水谷之精气的充养，然后继续上升，升至上焦，与肺所吸入的自然之清气相合，积贮于胸中。这时的气，我们称之为宗气。宗气的作用是走息道而司呼吸，贯心脉而行气血。其中宗气一个最重要的作用就是推动心脉气血的运行。可见肾中精气的盛衰，必然影响全身气血的盛衰，那么肾与气血、脉象也是密切相关的。

正由于脉象的形成与气血、脏腑密切相关，那么患病时脏腑气血的病理变化必然会在脉象中反映出来，临证时就必须诊察脉象。

第4天
脉学的发展

中医学具有悠久的历史，脉学的发展也经历了漫长的过程。在这个发展过程中有许多有价值的脉学著作，对于脉学的发展具有重要意义。

《黄帝内经》—— 奠定了脉学的基础。

《黄帝内经》简称《内经》，大致成书于春秋战国至秦汉时期，是我国现存最早的系统完整的医学专著。它分为《素问》、《灵枢》两本书，合称《内经》。《素问》、《灵枢》分别各有81篇，共计162篇。《内经》奠定了中医学的理论基础，同时也奠定了中医脉学的基础。在《素问》中，有《平人气象论》、《脉要精微论》、《三部九候论》、《玉机真脏论》等多篇，较集中地论述了脉诊，另外还有丰富的脉诊内容散见于全书其他各篇中。在《内经》中提到的病脉有浮、沉、滑、涩、长、短、钩、毛、弦、石、虚、实、数、洪、大、坚、细、弱、散、代、营等20多种。关于诊脉的部位，《内经》提出了三部九候诊法、人迎寸口诊法、寸口诊脉法等。《内经》还阐述了诊脉独取寸口的原理；论述了五脏脉象、四时脉象、平脉、真脏脉的特点；提出了诊脉以平旦为宜、注意调息等脉诊的注意事项。可见《黄帝内经》为中医的脉诊奠定了重要的基础，后世的脉学都是以此为基础进一步发展起来的。

《难经》—— 对脉学理论的重要发挥。

《难经》的成书晚于《黄帝内经》，是在《内经》的基础上，以一问一答"问难"的形式，进一步阐释《内经》的有关理论。全书共分81个部分，所以称为"八十一难"。其中"第1难"至"第22难"是关于脉诊的内容。《难经》特别提倡"独取寸口"诊脉法，例如在"第一难"中就提出："十二经皆有动脉，独取寸口，以决五脏六腑死生吉凶之法"。《难经》确立了寸口脉的关部，并提出了以浮、中、沉来诊寸、关、尺的"三部九候"法。这对于寸口诊脉法的普遍应用起到了重要的作用。《难经》还以三菽之重、六菽之重、九菽之重、十二菽之重等，对持脉时指力的轻重进行了明确具体的规定。《难经》还论述了四时、五脏、男女脉象的特点等。值得指出的是，《难经》

特别重视阴阳理论在脉诊中的应用，例如，对于寸口脉的阴阳属性作出规定，其中寸属阳，尺属阴。对于浮、沉、迟、数、长、短、滑、涩等病脉进行阴阳分属，根据脉象辨机体阴阳的盛衰等等。总之，《难经》对于《黄帝内经》中的一些脉学理论做了进一步的发挥，具有重要的意义。

《伤寒杂病论》——脉证合参、辨证论治的典范。

《伤寒杂病论》是东汉伟大医学家张仲景所作，现在分为《伤寒论》和《金匮要略》两部书。张仲景继承了前人的医学理论和实践经验，在临床诊疗中首先将理、法、方、药结合起来，确立了中医辨证论治的原则，所创立的六经辨证也成为中医辨证论治的典范。在辨证论治中张仲景特别重视脉诊的作用，在《伤寒论》和《金匮要略》中，各个篇章的标题都冠以"辨某病脉证并治"，开创了脉证合参、脉证并重的诊疗原则。临证时张仲景将脉象作为辨证立法、处方用药以及判断疾病进退和预后吉凶的重要依据，而且还常常运用脉象来阐释发病机理。如此，将脉诊的临床运用提高到了一个新的境界，对后世中医脉学的发展具有重要价值。

《脉经》——第一部脉学专书。

《脉经》为西晋王叔和所著，是现存最早的脉学专著。我们知道，中医的脉学起源极早，历史漫长，内容丰富，然而在《脉经》出现之前，却没有一部全书专门论述脉诊的著作。所以说《脉经》是首创性的，是第一部脉学专书。全书分为 10 卷，共计约 98 篇。王叔和选取《内经》、《难经》、仲景、华佗等有关脉学论述，总结了前人的脉学知识，集汉以前脉学之大成，参以自己新的认识，著成了《脉经》。全书分述了三部九候、寸口脉，二十四脉，脉法、伤寒、热病、杂病、妇儿病证的脉证治疗等内容，在阐明脉理的基础上联系临床实际。尤其是《脉经》确立了寸口诊脉法和脏腑分候，论述了二十四种脉的脉形特点和主病。这些内容对后世影响极大。后世对脉象的进一步研究、发展都是在此基础上总结、归纳的。《脉经》还对世界医学产生了广泛的影响，被翻译成多种文字，流传到朝鲜、日本、欧洲等地。阿拉伯医学家阿维森纳的著作《医典》，直到十八世纪一直都是欧洲习医的必读之书，在这部著作中便采用了《脉经》的内容。

《察病指南》——首创脉图的诊断学专书。

《察病指南》为南宋医家施发所著，内容以脉诊为主，除了脉诊外，还有听声、察色、考味等内容。所以是现存较早的关于诊法学的专著。

《察病指南》全书分为三卷，内容主要是脉诊。上卷总论脉法，中卷论述二十四脉的脉形和主病，下卷叙述伤寒、杂病等各类病证的生死脉法及妇人、小儿诸病脉法。《察病指南》最大的特点是绘有33幅脉象的示意图，将脉动应指的抽象感觉，用直观形象的图来表示，以图示脉，颇有特色，实属首创，开辟了应用图示研究脉象的新方法。

《濒湖脉学》—— 通俗易懂的脉学歌诀。

《濒湖脉学》为明代医家李时珍所撰写。《濒湖脉学》撷取诸家脉学的精华，其特点是以歌诀的形式编写而成。其中论述了二十七种脉象的脉形特点、主病以及同类脉象鉴别等，是学习脉学的入门书。在《濒湖脉学》中对于每种脉象，李时珍首先以通俗易懂的语言、生动形象的比喻来说明各种病脉的脉形特点，名之为"体状诗"。然后再叙述相似脉象的鉴别，名之为"相类诗"。最后介绍各种脉象的主病，名之为"主病诗"。这部书以歌诀的形式编写而成，文字简明浅显，比喻生动形象，言简意赅，由博返约，执简驭繁，加之押韵上口，易于习诵，所以深为后世所推崇，流传颇广，成为学习脉诊最常用的参考书。

第5天

脉学的主要著作

除了以上在脉学发展中具有重要作用的著作以外，历代还有许多有关的脉学著作，是我们学习脉诊有价值的参考书。

《诊家枢要》

《诊家枢要》是元代医家滑伯仁所著。滑伯仁精于脉学，具有丰富的临床经验，《诊家枢要》是滑氏汇通元以前的脉学理论，并结合个人的心得经验而著成的。书中除了介绍脉法、脉理以外，对于各种脉的名称、形象，分类条析，扼要阐述，语简而意赅。本书是一本较好的学习脉诊的入门之书。

《脉诀刊误》

首先说《脉诀》一书。在此之前虽然有《脉经》这样的脉学专书，但由于文理渊深，选材比较庞杂，体例有些混乱，编次不够系统条理，所以研读学习多有不便。为了脉法的进一步推广应用，便出现了《脉诀》一书。《脉诀》为昔人伪托王叔和之名所撰。《脉诀》以歌诀的形式阐述脉法，文字通俗易懂，便于记诵，所以传习已久，流传颇广。然而元代医家戴起宗认为其中多有错误、缺憾之处，遂引证《内经》、《难经》以及张仲景、华佗、王叔和等历代名家关于脉学的论述，对《脉诀》进行考订、辨误、纠正，因此著了《脉诀刊误》。在书中戴起宗对每一种脉的体状、诊法都做了详细阐述，观点多有可取之处。所以明代医家徐春甫说戴氏，"刊《脉诀》之误，辟邪说，正本源，诚有功于医者也"。

《诊家正眼》

《诊家正眼》为明代医家李中梓所著。全书分为两卷。第一卷论述了脉学的基本知识及其临床运用，其中理论以《内经》、《难经》为宗，并引王叔和、李东垣、朱丹溪、滑伯仁、李时珍等诸家之说，予以注按，加以发挥。第二卷则分述28种脉象，先列其体象、主病、兼脉的四言歌诀，再加按语，权衡诸家学说的得失，予以辨误。本书是学习脉诊的有价值的参考书。

《三指禅》

《三指禅》为清代医家周学霆所著。在书中周学霆以缓脉作为权衡诸脉的标准，即以缓脉为平脉、常脉，以常衡变，体察病脉。并以浮、沉、迟、数作为四大纲领脉。书中共列27种脉，周学霆将其两两相对，运用对比的方法分别予以阐释。本书在论述各种疾病时以脉与症相结合，根据各病的病因、病理特点，结合脉学决定治法与方药，体现了脉学的临床实用价值。

《脉理求真》

《脉理求真》为清代医家黄宫绣所著。全书分为三卷。第一卷为脉法心要，详述诊脉的部位，各种脉象的主病，并引各家论说加以申述。第二卷为"新增四言脉要"的注释，在注文中多有作者对脉法的心得经验。第三卷为十二经脉歌、奇经歌等。最后，书中还附以"脉要简易便知"，对于脉法中某些比较重要的问题做了简要的阐释。本书除了介绍一般脉法外，还能结合临床经验，较为实用，所以对学习、研究脉诊有一定的参考使用价值。

《医宗金鉴·四诊心法要诀》

《医宗金鉴》是清政府组织编纂的一部大型医学丛书，汇聚了当时医学发展的最高学术成就，刊行之后成为清代广为流传的医学教科书。《四诊心法要诀》是其中的一部分，书中精选医经中有关望、闻、问、切诊法的内容，编撰成四言歌诀，便于习诵掌握。全书分上下两部，下部的内容为脉诊，根据《四言脉诀》编撰而成，语言通俗，提纲挈领，简洁易懂，是学习中医脉诊常用的参考书。

第**6**天

天人相应与《内经》的三部九候诊法

今天的中医看病主要是诊寸口脉，然而中医的脉诊历史悠久，在不同的历史时期，中医诊脉的部位是不同的，古代中医诊脉并不是仅仅诊寸口脉。从古至今所采用的诊脉部位大致有遍诊法、人迎寸口诊脉法、仲景三部诊法、寸口诊脉法等几种。我们首先看一下遍诊法。

遍诊法又称三部九候诊法，见于《素问·三部九候论》中。这一诊法是在人的头、手、足三大部分进行诊脉，而且每一部具体又分为天、地、人三处。因此遍诊法实际上就是在全身的九处诊脉，通过诊察这些部位脉象的变化，以了解全身各脏腑、经脉的生理、病理情况。《素问·三部九候论》说："人有三部，部有三候，以决死生，以处百病，以调虚实，而除邪疾。"

由于诊脉的部位有头、手、足三部，也就是上、中、下三部，每部又分为天、地、人三候，三部各有三候，合而为九，故称之三部九候诊法。《素问·三部九候论》说："何谓三部？有下部，有中部，有上部。部各有三候。三候者，有天，有地，有人也。"

具体的诊脉部位如下：

1. 上部 也就是头部，又分为天、地、人三候。

上部天，又称上部上，是指两额之动脉，相当于太阳穴处，属于足少阳胆经，实际是诊察颞浅动脉的搏动，以候头角之气。

上部人，又称上部中，是指耳前之动脉，相当于耳门穴处，属于手少阳三焦经，此处也是诊察颞浅动脉的搏动，以候耳目之气。

上部地，又称上部下，是指两颊之动脉，相当于巨髎穴处，属于足阳明胃经，实际是诊察面动脉的搏动，以候口齿之气。

2. 中部 也就是手部，也分为天、地、人三候。

中部天，又称中部上，是指寸口部的太渊穴，或经渠穴处动脉，属于手太阴肺经，实际是诊察桡动脉的搏动，以候肺之气。

中部人，又称中部中，是指手部神门穴处动脉，属于手少阴心经，实际是诊察尺动脉的搏动，以候心之气。

中部地，又称中部下，是指手部合谷穴处动脉，属于手阳明大肠经，实际是诊察拇主要动脉的搏动，以候胸中之气。

3. 下部 也就是足部，也分为天、地、人三候。

下部天，又称下部上，是指五里穴，或太冲穴处动脉，属于足厥阴肝经，实际是诊察股动脉，或足背动脉的搏动，以候肝之气。

下部人，又称下部中，是指箕门穴处动脉，属于足太阴脾经；或是冲阳穴处动脉，属于足阳明胃经。此两处实际是诊察股动脉和足背动脉的搏动，以候脾胃之气。

下部地，又称下部下，是指太溪穴处动脉，属于足少阴肾经，实际是诊察胫后动脉跟支的搏动，以候肾之气。

表1-1　遍诊法诊脉部位表

三部	九候	相应经脉和穴位	诊断意义
上部 （头部）	天（上）	足少阳经 两额之动脉（如太阳穴）	候头角之气
	人（中）	手少阳经 耳前之动脉（如耳门穴）	候耳目之气
	地（下）	足阳明经 两颊之动脉（如巨髎穴）	候口齿之气
中部 （手部）	天（上）	手太阴经 太渊穴	候肺之气
	人（中）	手少阴经 神门穴	候心之气
	地（下）	手阳明经 合谷穴	候胸中之气
下部 （足部）	天（上）	足厥阴经 五里穴或太冲穴	候肝之气
	人（中）	足太阴经 箕门穴或冲阳穴	候脾胃之气
	地（下）	足少阴经 太溪穴	候肾之气

我们知道，中医学一个重要的观念就是天人相应，人禀天地之气而生，人与天地相参、相应。在《内经》的遍诊法中，上部法天，下部法地，中部法人，就是这一天人相应思想的体现，如《素问·离合真邪论》所言："地以候地，天以候天，人以候人，调之中府，以定三部。"

第7天
寸口诊脉法及其他诊脉法

除三部九候遍诊法以外，在不同的历史时期，还应用其他的诊脉部位，有人迎寸口诊法、仲景三部诊法等。而我们今天普遍应用的是寸口诊脉法。

1. 人迎寸口诊法

人迎寸口诊脉法，是《灵枢·终始》提出的诊脉部位和方法。《灵枢·终始》说："持其脉口人迎，以知阴阳有余不足，平与不平。"脉口，也就是寸口，感知的是桡动脉的搏动。人迎脉在颈部，感知的是颈总动脉的搏动。寸口脉主要反映的是内在脏腑的情况，而人迎脉主要反映的是体表的情况。在诊察时要将二者进行对照，以帮助判断病情。

按照《内经》的认识，一般情况下，在春夏季节，人迎脉稍大于寸口脉；而在秋冬季节，寸口脉则稍大于人迎脉。此为正常的情况。若将两处的脉象相对照，不同于此，便是异常的疾病的情况。

如果人迎脉明显大于寸口脉，说明以表邪盛为主；如果人迎脉大于寸口脉四倍，称之为"外格"，脉大而且跳得快者，是病情危重的征象。

如果寸口脉明显大于人迎脉，说明邪气在里；如果寸口脉大于人迎脉四倍，称之为"内关"，脉大而且跳得快者，亦是病情危重的征象。

表1-2　人迎寸口诊脉法及其意义

人迎脉寸口脉大小对照	临床意义
人迎脉明显大于寸口脉	说明表邪亢盛
寸口脉明显大于人迎脉	说明里邪壅盛
人迎脉大于寸口脉四倍	称为外格，说明病情危重
寸口脉大于人迎脉四倍	称为内关，说明病情危重

2. 仲景三部诊法

所谓三部诊法，是指诊寸口、趺阳、太溪三部脉。张仲景在《伤寒杂病论》中常用寸口、趺阳、太溪三部诊脉法。其中诊寸口脉，以诊察脏腑的病变；诊太溪脉，以诊察肾气的盛衰；诊趺阳脉，以诊察胃气的盛衰。《素问·

评热病论》说："胃脉在足也"。跌阳脉属于胃脉，所以诊察跌阳脉可以了解胃气的盛衰。

表1-3 仲景三部诊法及其意义

三 部	意 义	所诊动脉
寸 口	以候脏腑	诊桡动脉
跌 阳	以候胃气	诊足背动脉
太 溪	以候肾气	诊胫后动脉

仲景的三部诊法，多在寸口无脉搏或者观察危重病人时运用。尤其是诊跌阳脉临床具有重要意义。如果两手寸口脉十分微弱，而跌阳脉尚能触及，有一定的力量，提示患者胃气尚存，尚有救治的可能。如果跌阳脉不能触及，则提示患者胃气已绝，已经难以救治了。

3. 寸口诊脉法

寸口诊脉法是指诊察手腕部的动脉，具体来说，是指切按手腕部桡动脉的诊脉方法。寸口脉具体又分为寸、关、尺三部。这一诊脉方法，最早见于《内经》，较详细记述、阐释于《难经》，而普遍推广应用于临床，是始自于《脉经》。寸口诊脉法是目前临床诊疗中广泛应用的诊脉方法。

虽然目前在临床诊疗中主要应用寸口诊脉法，但是在有些情况下还需要使用寸口人迎诊法和仲景三部诊法。也就是说，除了寸口诊脉法之外，其他的诊脉部位和方法仍然具有一定的临床价值，在临床诊疗中不可将其完全忽视。

例如，有一位侨居海外的老画家，姓肖，得了一个怪病。每到夜晚一合眼入睡，就彷佛看到许多手折足断、血迹斑斑的怪物，或者是看到许多三头六臂的金甲奇人，每每惊叫惊醒，彻夜不得安眠。老画家得病已经5年，各种治疗皆无效，因而回国求医。回到鼓浪屿时，已经形容憔悴不堪。

医生诊其脉，只见寸口脉浮大，倍于人迎脉，尤其是寸部之脉滑盛，确认此病为胸中积痰所致。于是决定用吐法治疗，以排出所积的痰邪。处方：常山（酒煮）15克，生甘草3克，生姜5片，人参芦9克，水煎服。服药2小时后，病人感觉恶心欲吐，就让病人自己用手指探吐。结果吐出大量黏痰，约500ml，内有一块手指头大的青亮顽痰。吐完以患者疲惫不堪，即伏枕昏昏入睡，一直睡到第二天的午后才醒来，醒后感觉精神大振。又让病人服药一剂，使其顽痰吐尽，结果多年的怪病霍然而愈。（《南方医话·蔡垂钱医案》）

　　此例病证的诊断便采用了人迎寸口诊脉法。人迎脉主表，寸口脉主里。病人寸口之脉倍大于人迎之脉，说明病在里。寸口之脉又分为寸、关、尺三部，其中寸部脉主上部胸中，病人寸部的脉滑盛，滑脉多为痰盛。《医宗金鉴·四诊心法要诀》说："滑司痰病"。由此可知病人是胸中痰涎壅盛。而且中医一向认为"怪病有痰"，可见患者怪异的病症正是痰邪所致。所以使用涌吐之法治疗，结果病人吐出大量痰涎，痰去而病除。

　　再看仲景三部诊法的运用。话说民国初年，当时四川名医吴棹仙在巴县虎溪乡开业。有一天深夜，一位姓陈的农民来敲门，请吴棹仙先生出诊，为其内人诊治"温热病"，说是患病十余日，咽中疼痛。待吴棹仙来到病家，尚未进门，已听到了哭声，估计病人已经死亡。姓陈的农民认为既然已经这样，也就不必诊治了。再说这时进去，撞见死人，谓之"送终"，对医生而言不吉利。吴棹仙回答说："危而不救，何以为医？"于是径直进入患者家中。只见家里人已经为病人穿好了衣服，将其停于榻上。吴棹仙执烛细察，见其面色未大变。诊其脉，寸口、人迎都摸不到脉，但趺阳脉尚有微弱的搏动。由此知道胃气尚存，仍有救治的可能。详询病情，仔细思考，想到《伤寒论》中的苦酒汤或许可以救之。苦酒汤中的半夏具有辛温之性，可以和胃气而通阴阳，下逆气而开郁结，有开窍之妙用。然而当时是深夜，又在乡间，一时无处抓药，于是手执火把，荷锄而出。当时为夏末秋初，吴棹仙到地里挖了两枚半夏。选用大的那一个，洗干净，按照古法切成二十四薄片，又用鸡蛋一个，去了蛋黄，只用蛋清，再加少许米醋，混匀，置于微火上煮三沸。药煎成之后去了渣，然后撬开病人的牙齿慢慢灌下去。大约过了一顿饭的时间，只见病人眼睛微动，继而发出了声音。又过了一会儿，病人竟能言语。待到天亮时，病人竟然能够起床了。后来服用安宫牛黄丸和汤药，调理一个多月后完全康复。吴棹仙妙手回春，起死回生，一时轰动乡里。（《名老中医之路》）

　　又例如，《续名医类案》载，明代医家李士材治一人，患了伤寒，八、九日以来，口不能言，目不能视，体不能动，四肢俱冷，大夫都认为是阴证。以手按压病人腹部，病人两手护腹，皱眉头，有痛楚之状。诊察寸口脉，六脉皆无。按其趺阳脉，却感到趺阳脉大。趺阳脉为胃脉，由此得知此为肠中有燥屎。于是给予大承气汤。服药后，病人便下燥屎六、七枚，然后口能言语，身体能动。李士材说：如果诊病时按手不及足，何以能救垂厥之证耶？本案病人寸口脉摸不到，医家正是通过诊察趺阳脉，由趺阳脉大，而判断为阳明胃家实邪内盛，有燥屎，做出了正确的诊断，应用下法取得了疗效。

中医是如何诊脉的

第*1*天
诊脉独取寸口的道理

现在我们临床诊脉都是采用寸口诊脉法，而不是运用遍诊法等。那么为什么单独切按寸口脉就可以诊病呢？其中的道理是什么呢？

《难经·一难》说："十二经皆有动脉，独取寸口，以决五脏六腑死生吉凶之法，何谓也？然，寸口者，脉之大会，手太阴之脉动也。"也就是说，人体十二经都有动脉，之所以独取寸口来诊脉，是因为寸口脉属于手太阴肺经。

其一，中医认为人体气血的循环流注，起始于手太阴肺经，营卫气血流经全身，循环五十度之后，又终止于手太阴肺经，并会合于寸口部。

对于寸口脉来说，寸关尺的寸部相当于太渊穴。太渊穴为八会穴之一，脉会太渊。太渊穴为脉之大会。《素问·经脉别论》说："肺朝百脉。"也就是说人一身之气血，灌注五脏六腑之后，最终皆朝汇于肺，最后汇聚于寸口。寸口为五脏六腑、十二经脉气血的终始之处，所以全身脏腑的盛衰、气血的盈亏，均可在寸口脉反映出来。故《难经·一难》说："寸口者，五脏六腑之所终始，故法取于寸口也。"

其二，寸口部是手太阴肺经"经穴"和"输穴"的所在之处。具体来说，寸口的关部相当于经渠穴的部位，这是肺经的经穴；寸口的寸部相当于太渊穴的部位，这是肺经的输穴。所谓经穴和输穴，都是经络的特定穴。其中输穴是经脉之气由小而大，逐渐充盛，灌注于此的部位。而经穴则是经脉之气正盛，畅通无阻，运行经过的部位。可见寸口部是手太阴肺经经气流注、充盛，以致达到最旺盛的特殊反映点，所以与身体其他部位的动脉比，更能够反映机体经脉气血的情况。

其三，手太阴肺经起于中焦，而中焦为脾胃所居之处，所以手太阴肺经与脾胃之气相通。我们知道，脾胃主运化水谷，化生气血，为气血生化之源，人全身之气血均由脾胃所化生，都来源于此。因此诊寸口脉不仅可了解肺经气血的盛衰，还可诊察全身气血的盛衰。《素问·五脏别论》说："胃者，水谷之海，六腑之大源也。五味入口，藏于胃，以养五脏气，气口亦太阴也。

是以五脏六腑之气味，皆出于胃，而变见于气口。"说的就是这个道理。

从另一个角度看，我们今天所诊的寸口脉实际上就是桡动脉。这一部位为脉象的诊查提供了许多有利条件。

首先，桡动脉的解剖位置比较表浅，表面就一层皮肤，这样脉的搏动比较明显，易于感知。其次，桡动脉不仅行走表浅，还有足够的长度，供我们三个手指触摸、诊查。第三，动脉的下面是桡骨，按脉时下面较硬，有所依托，不至于像按在软组织上，致使脉的搏动不分明。最后，与其他的诊脉部位比较，寸口这一部位方便暴露，诊查非常便利。这些都构成了诊脉的有利条件，所以寸口诊脉法成为我们今天临床诊脉的主要方法。

我们今天所应用的诊脉部位，除了被称为寸口外，又被称之为气口、脉口。为什么会有这些名称呢？了解了诊脉独取寸口的道理以后，我们就明白了。寸口脉属于手太阴肺经，而肺主气，所以又称之为气口。寸口部又是脉之大会，所以又称之为脉口。寸口之脉在鱼际之后长一寸九分，故通称之为寸口。对此《景岳全书》曾有论述："肺主诸气，气之盛衰见于此，故曰气口。肺朝百脉，脉之大会聚于此，故曰脉口。脉出太渊，其长一寸九分，故曰寸口。是名虽三，而实则手太阴肺经一脉也。"

第2天
寸口脉的分部与脏腑分属

寸口脉分部

寸口脉实际是指手腕部这一段的桡动脉。寸口脉虽然不长,但具体又分为寸、关、尺三部分。那么寸、关、尺三部是怎么确定的呢?寸、关、尺的定位通常是以掌后高骨,也就是桡骨茎突作为标志。一般是先确定关部,然后再确定寸部和尺部。正如《医宗金鉴》所说:"诊人之脉,高骨上取,因何名关,界乎寸尺。"

诊脉时先定关位,先摸到桡骨茎突,它的内侧就是关。关之前,也就是腕侧,为寸;关之后,也就是肘侧,为尺。左右两手各有寸、关、尺三部,相合共为六部脉。《四言举要》说:"初持脉时,令仰其掌,掌后高骨,是谓关上。关前为阳,关后为阴。阳寸尺阴,先后推寻。"

关前 —— 为寸(腕侧)

掌后高骨(桡骨茎突)—— 内侧 —— 为关

关后 —— 为尺(肘侧)

寸口脉的脏腑分属

我们知道,整体观念是中医学的特点之一。所谓整体观念,一个很重要的思想就是认为机体的局部与整体有着密切的联系,局部常常包含了整体的信息。对于脉诊而言,中医认为切按寸口脉,不是仅仅诊察心与局部血管的情况。中医认为寸口脉这一局部包含了全身五脏六腑的信息,通过诊寸口脉可以了解全身脏腑气血的情况。

中医学认为,人的生命活动是以脏腑为核心的。那么寸口脉的寸、关、尺三部又是如何与脏腑配属的呢?

早在《黄帝内经》中已经有了脏腑分候的雏形。《素问·脉要精微论》说:

"上附上,右外以候肺,内以候胸中;左外以候心,内以候膻中。"

"中附上,左外以候肝,内以候膈;右外以候胃,内以候脾。"

"尺内两旁则季胁也。尺外以候肾，尺里以候腹。"

可见《内经》将寸口分为三个部分，与脏腑对应的情况是：左手，由寸部至尺部分别是：心和膻中、肝和膈、肾和腹。右手，由寸部至尺部分别是：肺和胸中、脾和胃、肾和腹。

后世对于寸口脉的脏腑分属均是以《黄帝内经》为依据。但是不同的医家和脉学文献如《难经》、《脉经》、《景岳全书》、《医宗金鉴》等认识又略有不同。目前关于寸、关、尺的脏腑分属多是以《医宗金鉴》为标准。《医宗金鉴》说："右寸肺胸，左寸心膻。右关脾胃，左肝膈胆。三部三焦，两尺两肾。左小膀胱，右大肠认。"

表 2 - 1　脉与脏腑的关系

寸　口	左　手	右　手
寸	心与膻中	肺与胸中
关	肝胆与膈	脾与胃
尺	肾与小腹（膀胱、小肠）	肾与小腹（大肠）

掌握寸口脉与脏腑的对应关系非常重要。因为当机体上中下某一部位，或某一个脏腑发生病变时，常常会使相应部位的脉象出现异常，也就是出现"独异"。我们可以据此推断发病的部位，这对于正确诊断病证具有重要价值。例如湖南中医药大学的朱文锋教授有一次为一位曹姓病人诊脉，察得病人右寸脉独弱，故诊断为病在肺。病人听了笑着说："我确实患过肺结核，但是已经痊愈，病灶已经钙化三年了。"朱文锋老师说："恐怕肺气未平复。"病人闻听此言后，心中有所顾虑，就到医院去透视检查，结果发现肺结核病复发。

第3天
寸口脉脏腑分属的依据

我们了解了寸口脉的脏腑分属，即"左手心肝肾，右手肺脾门"。那么我们会问了，五脏六腑与寸关尺的配属为什么是这样的呢？寸口脉分属脏腑的依据是什么呢？概括来说，寸口脉分候脏腑的根据有以下几点：

其一，根据脏腑所在的部位而确定。

关于脉的脏腑分候，《内经》提出了"上竟上"、"下竟下"的原则。《素问·脉要精微论》说："上竟上者，胸喉中事也；下竟下者，少腹腰股膝胫足中事也。"所谓"上竟上"、"下竟下"，就是指上（寸部脉）可以候身体的上部，下（尺部脉）可以候身体的下部。《难经·十八难》指出："上部法天，主胸以上至头之有疾也；中部法人，主膈以下至脐之有疾也；下部法地，主脐以下至足之有疾也。"对于脏腑而言，心肺居于胸中，其位在上，故对应于寸口脉的上部 —— 两寸；肝脾居于膈下，其位在中，故对应于寸口脉的中部 —— 两关；两肾居于脐之下，其位在下，故对应于寸口脉的下部 —— 两尺。

其二，根据阴阳气血的理论而确定。

按照中医理论，气为阳，血为阴。古人认为，气旺于右，故右手气偏旺。而肺主气，胸中为肺之宫城，为宗气积聚之处，故以右寸配属肺与胸中。血旺于左，故左手血偏旺。而心主血，膻中（心包络）为心的外围，故以左寸分属心与膻中。脾居于中，其体虽偏于左，而气行于右。脾与胃互为表里，故以右关配属脾胃。肝主藏血，其体虽在右，然而气化作用却行于左。肝与胆互为表里，故以左关配属肝胆。肾在腰之两旁，在五脏中位居于下，故与两尺相配属。小腹在下，为大肠、小肠、膀胱所居之处。而小肠、膀胱从阴配于左尺；大肠从阳配于右尺。可见寸口脉所候，为五脏六腑之气。正如李时珍所说："两手六部皆肺经之脉，特取此以候五脏六腑之气耳，非为五脏六腑所居之处也。"

一般认为，肝和胆、脾和胃因为表里的相互络属关系，分别居于两手的关部，而心与小肠、肺与大肠同样互为表里，具有相互络属的关系，如此看来，小肠与大肠就应该分别配属于两寸。然而实际上不是如此。这是因为在寸、关、尺脏腑配属的问题上，依据的不仅仅是脏腑表里络属关系，还需要依据《内经》"上以候上，下以候下"的原则。由于小肠和大肠分别居于人体的中焦和下焦，所以如果把它们配属于两手的寸部是不合适的，因而把大肠、小肠配属于尺部。如《难经·三十五难》所说："经言心荣、肺卫，通行阳气，故居在上；大肠、小肠，传阴气而下，故居在下。所以相去而远也。"

其三，根据五行相生的理论来确定。

我们知道，五行学说是中医学的重要理论，所谓五行即火、金、土、木、水，分别与人体的五脏心、肺、脾、肝、肾相对应。五脏与五行的这种对应关系，就决定了五脏分别具有相应的五行属性。即心属火，肺属金，脾属土，肝属木，肾属水。如此寸、关、尺三部脉在分别配属五脏的同时，也就相应地具有了五行的属性。即左寸候心属火，右寸候肺属金，左关候肝属木，右关候脾属土，两尺部候肾属水，其中，左尺部候肾水，右尺部候命门之火。

五行之间具有相生的关系，即木生火，火生土，土生金，金生水，水生木。因此就使寸、关、尺三部脉之间具有了五行相生的含义，即：右尺命门之火，生右关脾土；右关脾土，生右寸肺金；右寸肺金，生左尺肾水；左尺肾水，生左关肝木；左关肝木，生左寸心火（君火）。在《难经·十八难》、《难经·三难》中便论述了三部脉的脏腑经脉五行相生关系。

可见，两手寸、关、尺的脏腑分属，与五行母子相生的理论有关，据此按一定的次序排列，体现了脏腑气机上下升降和生克制化的规律。

通过以上可以看出，寸口脉的脏腑分属不是随意划分的，而是依据一定的理论和原则确立的。其原则和理论是："上以候上，下以候下"，"气属阳，血属阴"，以及五行相生的制化规律。

第4天
诊脉的方法

脉诊是中医诊察病情的重要方法，对于辨证治疗具有重要的价值。那么我们怎么样来诊脉呢？我们知道，在诊寸口脉时，运用的是食指、中指、无名指，那么三个手指具体应该怎样操作呢？下面我们就进行简要的介绍。

我们把脉诊的具体方法归纳为选指、布指、排指、调指、运指、切按等几个方面。

1. 选指 诊脉时，医生与病人侧向而坐，也就是医生坐在病人的侧面，以左手诊病人的右手，以右手诊病人的左手。医生在诊脉时应当选用左手或右手的食指、中指、无名指三个手指。

2. 布指 诊寸口脉是医生用食指、中指、无名指切按病人寸、关、尺三部。三个手指与寸、关、尺三部的对应关系是：食指放在寸部，中指放在关部，无名指放在尺部。

诊脉时，医生手掌心向下，将食指、中指、无名指三指适度布开，先将中指按在掌后高骨内侧的动脉处，以中指确定关位；然后将食指按在关前（腕侧），以取寸部；再将无名指按在关后（肘侧），以候尺部。

表2-2　寸关尺布指表

手　指	寸口脉
食指	寸 部
中指	关 部
无名指	尺 部

3. 排指 切脉时要注意三个手指排列的疏密。

一是排指的疏密要与病人的臂长相适应。由于病人上臂的长短有不同，寸口脉的长短就有不同。这就要求医生诊脉时，应根据病人手臂长短的具体情况来排指。若病人身高臂长，寸口部则相应略长，诊脉时三个手指排列应略疏；若病人身矮臂短，寸口部则相应略短，诊脉时三个手指排列应略密。

二是排指的疏密要与医生手指的粗细相适应。如果医生为女性，手指较细，那么诊脉时排指应当疏一点；如果医生为男性，手指较粗，那么诊脉时排指应当密一点。

4. 调指 在寻得寸口，定好三部，排定三指之后，就要调指。切脉时要求三指平齐，由于食指、中指、无名指三指参差不齐，中指较长，食指、无名指较短，所以要调整手指，将三指略微弯屈，略呈弓形，使三指齐平来切脉。

切脉时，医者的手指与受诊者体表约呈45°角，以指目接触脉部，进行诊脉。所谓指目，指的是指尖与指腹交界处棱起的部位。相当于指甲两边前角连线之处。之所以用指目切脉，而不用指尖、指腹，是由于指尖虽然感觉灵敏，但接触面积小，不够稳定，因为有指甲，不宜垂直加压，所以不适宜用指尖诊脉。相对来说，指腹的肌肉较丰厚，接触部位大，按压稳定，但是指腹的感觉不够敏锐，用指腹切脉时，有时还会受医者自身手指动脉搏动的干扰，所以诊脉时手指平按，以指腹诊脉，或手指垂直下按，以指尖诊脉，都是不合适的。《学古诊则》一书中曾说："人之三指，参差不齐，必使指头平齐，节节相对，方可按脉。但三个指头的皮肉不同，食指最灵，中指则厚，无名指更厚，故必用指端棱起如线者名指目，以按脉之脊，……若惜其爪甲之长，留而不去，止以指面厚肉诊脉，则不灵矣。"

5. 运指 诊脉时医者需要运用指力轻重的不同变化来体察脉象，这是诊脉时必须应用的手法。常用的运指方法有举、按、寻。

（1）举法：是指运用比较轻的指力取脉。诊脉时手指轻轻搭在皮肤上以体察脉象，称之为举，又称之为浮取、轻取。

（2）按法：是指运用比较重的指力取脉。诊脉时手指用力比较大，用重的指力按至筋骨以体察脉象，称之为按，又称之为沉取、重取。

（3）寻法：是指以中等程度用力取脉。诊脉时，手指的力量不轻亦不重以体察脉象，称之为寻，又称之为中取。

寻的另一个含义是寻找的意思。有时为体察脉象，需要挪移指位，手指内外左右推寻，这也是寻。

对于诊脉时指力的轻重大小，滑伯仁《诊家枢要》归纳说："轻手循之曰举；重手取之曰按；不轻不重，委屈求之曰寻。"

表2-3 举按寻的运用

三 法	指力运用	名 称
举	较轻指力按在皮肤上	又称浮取、轻取
按	较重指力，按至筋骨	又称沉取、重取
寻	中等指力，不轻不重	又称中取

　　寸口诊脉法有三部九候。所谓三部，指寸、关、尺三部。所谓九候，是指对寸、关、尺每一部都采用浮、中、沉三种取脉的方法，合而为九候。《难经·十八难》说："脉有三部九候，各何主之？然：三部者，寸、关、尺也；九候者，浮、中、沉也。"

　　然而遍诊法也有三部九候。遍诊法的三部九候不同于寸口脉的三部九候。其三部是指人体的头、手、足三部。所谓九候，是指头、手、足三部又各有天、地、人三处。可见遍诊法的三部九候是指在身体的九处诊脉，这与寸口诊脉法的三部九候是不同的。《素问·三部九候论》说："帝曰：何谓三部？岐伯曰：有下部，有中部，有上部。部各有三候，三候者，有天、有地、有人也。""三部者，各有天，各有地，各有人。三而成天，三而成地，三而成人，三而三之，合则为九。"

表2-4 寸口诊脉法与遍诊法的三部九候

诊脉法	三 部	九 候
寸口诊脉法	寸、关、尺	浮、中、沉
遍诊法	头、手、足	天、地、人

　　6. 切按　诊脉时，三指同时使用同样大的力量取脉，诊察三部脉象，称之为总按。这是最常应用的诊脉方法。

　　如果为了重点体察寸、关、尺三部中某一部脉象，用一个手指单独加压取脉，称之为单按。单按时的布指与总按是相同的，当单按其中某一部时，将另外两个手指微微抬起。如诊寸部时，微微提起中指和无名指；诊关部时，微微提起食指和无名指；诊尺部时，微微提起食指和中指。单按主要是在某一部脉出现明显异常，需要重点进行体察时采用。

　　在临证时，常常需要将总按与单按结合使用，以全面、细致地体察脉象。

第**5**天

浮、中、沉、按诊脉法

我们诊寸口脉一般多采用举、按、寻取脉法，也就是应用轻、中、重三种不同的指力来取脉。与此略有不同的是，清代太医赵文魁提出了浮、中、按、沉诊脉法。这一诊脉法是运用四种不同的指力来诊脉，也就是从四个层次来诊脉。

1. 浮部取脉法　是指力比较轻，轻轻按在皮肤上诊脉。

2. 中部取脉法　指力比浮取略大，诊于皮肤之下。

3. 按部取脉法　切脉时较浮、中取法再加重力量，按在肌肉部分诊脉。

4. 沉部取脉法　是指用力较重，向下按至筋骨。

赵氏特别强调诊脉要分清浮、中、按、沉四部，认为病脉出现在浮、中、按、沉不同的层次，提示了不同的病位、病机。赵文魁先生认为，分浮、中、按、沉四部诊脉，可以更好地定表与里，定功能与实质。其中以浮部定表分，中以定偏里，按是属里，沉则为深层极里。也可以说浮主表，沉主里，中与按皆为半表半里。而温病的卫、气、营、血四个阶段，可以用浮、中、按、沉来划分。

1. 浮部出现病脉　表示病在表分。

若是伤寒则表明病在太阳；温病则表明病在卫分；在一般杂病中，则表明病在肺与皮毛。

2. 中部出现病脉

若是伤寒则表明邪气从表入里，主胃主阳明；温病则表明病在气分；在一般杂病中，则表明病在肌肉，或在胃，或在肺胃之间。

3. 按部出现病脉　反映邪在里之病。

若是伤寒则表明为太阴证；温病则表明为营分证；在一般杂病中，则主肝、主筋膜之间的病变。

4. 沉部出现病脉

若是伤寒则表明病在少阴、厥阴；温病则表明邪入血分；在一般杂病中，则表明病延日久，邪已深入。

北京中医学院的赵绍琴教授是赵文魁先生的儿子，幼承庭训，对于浮、中、按、沉诊脉法体认颇深，认为凡脉来明显在"浮"与"中"位者，多主功能性疾病，属阳、属气分。凡脉在按部出现，则说明病已入里，主营分、主阴。沉部出现病脉，表示病已深入，主下焦、主肾、主命门。

总之，浮、中两部在上面，反映的是功能方面的疾患。按、沉两部在下面，反映的是疾病实质的病变。

所谓功能方面的病变，是指在表位、浅层、卫分、气分阶段的病变，如气郁不舒、水土不和、肝郁气滞，停痰、停饮、胃肠积滞等所导致的疾病。

所谓本质性病变，是指本质阳虚、命门火衰，或阴虚阳亢等，或病在营分、血分，以及陈痰久郁阻于络脉、癥瘕积聚、肿瘤等一类的疾病。

浮、中、按、沉诊脉法诊察层次更多，更细致，对于临床辨证治疗具有积极的作用。如赵绍琴教授所说，若诊脉能辨别浮、中与按、沉之异，则病之表里、寒热、虚实，纵然再错综复杂，也必无遁矣。

第6天
诊脉时要注意的事项

脉诊是中医诊察病情的一个重要方面，是中医临床诊疗活动不可缺少的一项内容，诊脉时有许多问题和细节需要注意。

1. 时间 古人认为诊脉的时间以平旦，也就是清晨最为适宜。因为人的脉象容易受到很多因素的影响而发生变化。而清晨病人醒来，经过一夜休息，身体、情绪都处于比较平和的状态，阴气没有被扰动，阳气没有被耗散。在未起床、未进食的情况下，体内外环境相对比较稳定，没有受到饮食、运动、情绪等因素的影响，经脉气血较少受到干扰，经脉还没有充盛，络脉比较调匀，气血也没有升散动乱。在这个时候诊脉，脉象能够更真实地反映病情，故清晨是诊脉的最佳时间。正如《素问·脉要精微论》所说："诊法常以平旦，阴气未动，阳气未散，饮食未进，经脉未盛，络脉调匀，气血未乱，故乃可诊有过之脉。"

古时的医家常常是出诊为病人看病，有时住在病家，所以有条件在清晨病人未起床时为病人诊脉。但是这样的要求在现在一般很难做到，因为大部分病人是门诊病人，要到医院就诊看病。这样即使在清晨为病人诊脉，也不具有古人所要求的意义了。所以不能强求诊脉必须在平旦，并非其他时间就不能诊脉。之所以提出诊脉宜在平旦清晨，关键是要求在诊脉时，让病人处于比较平静的状态，尽量排除各种外在因素的干扰，使气血平和，这样诊察到的脉象才能真实客观地反映病情，为诊病、辨证提供有价值的、更可靠的依据。

2. 体位 诊脉时，病人应当取坐位，或仰卧，前臂自然向前平伸，手腕自然伸直，掌心向上，手指微微弯曲。诊脉时常常在手腕下面垫一个松软的脉枕，使手腕放松，气血畅通，便于诊察脉象。

在诊脉时，病人应当直腕仰掌，要注意手臂的高低与心脏接近于同一水平。若坐着诊脉，手臂不可过高，或过低，而是与心脏保持同一水平。若手臂过高或过低，与心脏不在同一个水平，则会影响气血的运行，使脉象失真。

如果采取卧位，必须仰卧。因为若是侧卧，上面手臂的位置自然高于心脏，下面的手臂则会受到身体的压迫，使气血不能畅通，必然会影响脉象，使脉象失真。对此《医存》曾有形象的说明："病者侧卧，则在下之臂受压而脉不行。若覆其手，则腕扭而脉行不利；若低其手，则血下注而脉滞；若举其手，则气上窜而脉弛。若身覆，则气压而脉困；若身动，则气扰而脉忙。"可见，诊脉时必须注意病人的体位，只有采取正确的体位，获取的脉象信息才能真切可靠。

3. 平息　一呼一吸，叫做一息。诊脉时要平息，是指医生要调整自己的呼吸，使之平和、平静。在古代，诊脉的时候需要根据医生自己呼吸的次数来计算病人脉搏的至数。《素问·平人气象论》说："人一呼脉再动，一吸脉亦再动，呼吸定息，脉五动，闰以太息，命曰平人。平人者，不病也，常以不病调病人。医不病，故为病人平息以调之为法。"可见，在正常的情况下，人一呼，脉跳两次，一吸，脉亦跳动两次。加上一呼与一吸之间的间歇，所以每一次呼吸脉大约跳动 4 次，或者 5 次。正常人每分钟呼吸约 16~18 次，所以每分钟脉动约 70~90 次。可见，凭医生的呼吸对病人脉动次数进行计数的方法是科学的。《四言举要》言："调停自气，呼吸定息。四至五至，平和之则。"

然而我们今天普遍都是使用钟表对脉搏进行计数，已经不是根据医生呼吸的次数来计数病人的脉搏了。那么医生诊脉时平息的意义是什么呢？大家知道，中医诊脉是依靠医生手指的触觉来感知手腕部桡动脉的搏动。而各种脉的差异、变化是很细微的。古人说："微妙在脉，不可不察。"要辨识不同的脉象，体察脉象的微妙变化，就必须聚精会神，全神贯注。所以强调平息，更主要的是要求医生在诊脉时通过调整呼吸，使呼吸均匀，情绪稳定，心情平静，清心宁神，以集中精力，专心致志地诊察脉象，细致地体察脉象的变化。故《医宗金鉴》说："凡诊病脉，平旦为准。虚静宁神，调息细审。"

关于诊脉平息的意义，《四诊抉微》有较充分的论述："《平人气象论》云：持脉有道，虚静为保。以脉之理微，非静心神，忘外虑，均呼吸，不能得也。故人之息未定，不可以诊。己之息未定，亦不可以诊。夫意逐物移，念随事乱，谓能察认隐微，有是理乎？故必虚其心，静其志，纤微无间，而诊道斯为万全矣，保不失也。"

4. 时程　医生看病时，诊脉的时间多长合适呢？一般来说，每次诊脉每只手不应少于 1 分钟，两只手相加，诊脉时间以 3 ~ 5 分钟为宜。古人提出诊脉必满五十动。也就是说，诊脉的时间不宜过短。有时脉来节律不规整，有间歇，或脉来时快时慢。如果诊脉的时间过短，则不易发现这些异常，容易漏诊。所以切脉的时程应满五十动。但也不是诊脉的时间越长越好，如果诊脉的时间过长，由于指压的时间过久，可使脉象发生变化，使所诊之脉有可能失真。

第7天

脉象的构成要素

　　中医所说的脉象，是指医生诊脉时手指所感受到的脉搏跳动的形象。这种脉动应指的综合感觉形象，细细分析，是由许多方面的因素构成的。那么，构成脉搏指感形象的各种因素就是脉象的构成要素。对此古代医家很早就有概括、总结，将其归纳为位、数、形、势四个方面。清代医家周学海在《重订诊家直诀》中说："夫脉有四科，位、数、形、势而已。"也就是说，认为脉象构成的基本要素有位、数、形、势四个方面。周学海还进一步解释说："位者，浮沉、尺寸也；数者，迟数、促结也；形者，长短、广狭、厚薄、粗细、刚柔……势者，敛舒、伸缩、进退、起伏之有盛衰也。"可见，位、数、形、势基本概括了构成脉象的各方面因素。了解脉象构成的这些要素，有助于我们理解不同脉象的特征及其形成机理，并且注意从这些方面来体察脉象，这也可以说是我们学习、掌握脉诊的有效方法。

　　1. 脉位　指脉搏跳动显现的部位。

　　我们在诊脉时首先要注意考察脉象显现部位的深浅和长短。

　　脉象显现部位的深浅，主要通过诊脉时手指用力的轻重、手指按压的深浅来体察。例如，有的脉在诊脉时手指用力很轻，轻轻搭在皮肤就可以诊到，这就说明脉位比较表浅。而有的脉在诊脉时手指需要用比较大的力量，重重地按到筋骨才能诊到脉，这就说明脉位比较深。浮脉和沉脉就是常见的脉位异常的脉象。

　　诊脉时还要注意考察脉体轴向的长短。有的脉体过长，在寸部之前，或在尺部之后，仍然可感到搏动应指，这就是我们所说的脉动超过三部。也有的脉象脉体过于短，在寸部或在尺部，手指感觉不到脉的搏动，这就是脉不满三部。长脉和短脉从脉象的名称就可以看出，是脉体长短这个方面异常的脉象。

　　2. 脉数　指脉搏跳动的频率和节律。

　　我们每次诊脉均应注意诊察脉搏频率的快慢，还要看脉动的节律是否均匀规整。

一般来说，正常的成年人脉搏频率约每分钟 70 ～ 90 次。当然在不同的情况下会有些变化。有的病脉跳动的频率过快，或者过慢，超过正常范围。例如数脉和迟脉就是常见的脉率异常的脉象，数脉脉率过快，迟脉脉率缓慢。

正常的脉跳动规律均匀，没有歇止的现象。而有的病脉则出现间歇，脉律不规整，像促、结、代脉，就是常见的脉律方面异常的脉象。

3. 脉形　指脉体的大小、粗细、软硬等形象方面的特点。

我们每次诊脉都应当注意诊察脉体的粗细、大小、软硬等情况。

例如有的脉脉体比较宽大，而有的脉则给人感觉脉体很窄小，像洪脉、大脉、细脉就是脉体大小、粗细方面异常的脉象。洪脉、大脉脉体宽大，细脉则脉体细小。

诊脉时我们还要注意体察脉体的软硬、刚柔、紧缓。例如紧脉和缓脉，弦脉和濡脉，就是脉体软硬、紧缓方面异常的脉象。紧脉、弦脉指下的感觉是脉体硬，不柔和，脉气紧张；而缓脉、濡脉则有脉体软，脉气软缓的特征。

4. 脉势　指脉搏应指的强弱、流畅趋势等。

我们在诊脉时还应诊察脉来搏动力量的大小以及流畅程度等。例如虚脉、实脉就是脉势方面异常的脉象。脉来应指有力为实脉；脉来应指无力为虚脉。而滑脉、涩脉则是脉往来流畅度异常的脉象。脉来流利圆滑者为滑脉；脉来艰涩不畅者为涩脉。

以上脉象构成的各种要素，也是我们在诊脉时体察脉象的基本要点。我们知道，中医是凭借手指的感觉来诊脉，各种脉象的辨别主要依靠医生指下的感觉。那么，切脉时医生要注意感受脉象的哪些情况呢？而关于脉象位、数、形、势的提出，就为我们诊脉确立了规范，指引了方向，引导我们在诊脉时要从这些方面去体察脉象。因而，我们每次诊脉都要从脉位、脉数、脉形、脉势这些方面细致地体察，对这些方面悉心加以体会，然后将各种脉象要素综合起来考虑，如此才能更全面的诊察脉象，从而正确地分辨各种病脉。

正常的脉象、脉诊与辨证

第1天
正常脉象是什么样的

我们学习脉诊是为了诊察、辨识病脉，为辨证治疗提供依据。然而在学习、掌握病脉之前，我们必须先了解、认识正常的脉象。只有熟悉、认识了正常的脉象，有了一个标准，知道什么是正常的，才能进一步掌握各种病脉，辨识出异常的脉象。这就是中医常说的"以常衡变"、"知常达变"的诊断原理。

那么正常人健康状态下的脉象是什么样的呢？我们先讲一个小故事。

辽宁省有一位名医，叫王心一，医术高明，经验丰富，切脉如神，闻名遐迩。有一位妇女，每到怀孕5个月左右即发生流产，已经连续流产数胎，苦恼异常。这次又怀孕了，久仰王老大名，专程求诊，以验胎气。王老切脉以后，肯定地说："从脉象上看，这次不会流产。"患者半信半疑地离去了。后来果然足月分娩，生了一个男孩。满月之时，夫妇两个登门致谢。走后，众徒生请教老师，何以切脉能够知道不会发生流产呢？王老说："其来诊时，右关脉盛，说明胃气充盛。脾胃为后天之本，岂有后天之本未损而能流产之理？"众徒们高兴地说："我们知道了，诊孕妇能否堕胎，是以胃气为主。"王老说："这还不够全面。还有，其脉来去分明，跳动不紊乱，这是神充体旺的表现。神气充足，岂有堕胎之理？"王老又说："还有，其脉两尺部不弱，《脉诀》说：'譬树无叶而有根'，有根之脉，岂能早产？这三项加在一起，就是脉有胃、神、根三字诀，这是切脉的奥秘。"（《北方医话·彭静山医话》）

王老大夫所说的脉有胃、神、根，就是正常脉象的特征。

古人将正常的脉象称之为平脉。所谓平脉，就是平人之脉。而平人就是正常的没有病的人。《素问·平人气象论》说："平人者，不病也。"古人将平脉的特点概括为三个方面，那就是有胃、有神、有根。

1. 有胃

有胃，是指脉有胃气。正常脉象的第一个特征就是有胃气。中医所说的胃气，实际是指人赖以生存的正气。中医常说"有胃则生，无胃则死"。因为胃主受纳腐熟水谷，水谷精微则能化生气血，胃为气血化生的源泉，胃气的盛衰就决定了人全身气血的盈亏盛衰。从这个意义上说，胃是生命之本。《素问·平人气象论》云："人以水谷为本，故人绝水谷则死，脉无胃气亦死。"如果胃气充盛，气血化生就充足，机体得到充分的营养，这种状态就是"有胃气"。机体胃气充盛，在脉象中表现出来，就是脉有胃气。

那么脉有胃气是什么样的呢？《灵枢·终始》说："谷气来也徐而和。"谷气，也就是胃气。也就是说脉有胃气表现为不疾不徐，不快不慢，从容和缓。《素问·玉机真脏论》说："脉弱以滑，是有胃气。"戴启宗《脉诀刊误》则称："凡脉不大不细，不长不短，不浮不沉，不滑不涩，应手中和，意思欣欣，难以名状者，即是有胃气也。"

现在一般认为，脉有胃气的表现是：脉位居中，不浮不沉；脉率调匀，不快不慢；脉体适中，不大不小；脉来从容和缓。其中有胃气最主要的表现是从容和缓。即使是病脉，不论浮沉迟数，如果有和缓之象，便是有胃气。

胃为"水谷之海"，是人体营卫气血生化的源泉，人体脏腑、经络、组织的功能活动，都依赖于此。脉象有没有胃气，反映了机体胃气的盛衰。人以胃气为本，那么诊脉时人的脉象有胃气则生，少胃气则病，无胃气则死。正如清代医家程国彭《医学心悟·脉法金针》所言："凡诊脉之要，有胃气曰生，胃气少曰病，胃气尽曰不治。"因此，诊脉时一定要诊察脉有无胃气，也就是要注意诊察脉象是否从容和缓。

2. 有神

有神，是指脉有神气。脉象的神气，与机体的精气密切相关，反映了机体精气的盈亏。诊脉时不可不察。故《四言举要》说："四时百病，胃气为本。脉贵有神，不可不审。"

中医学所说的神，除了指人的精神意识思维活动外，还指人生命活动的外在表现。《类证治裁》说："神生于气，气生于精。精化气，气化神。"也就是说，精是生命活动的物质基础，气是生命活动的动力，神是生命活动的外在表现。精充气足则神旺，精亏气虚则神衰，故精、气、神被称为人身三宝。沈金鳌《杂病源流犀烛》说："精能生气，气能生神，荣卫一身，莫大于此。养生之士，先宝其精，精满则气壮，气壮则神旺，神旺则身健，身健而少病。内则五脏敷华，外则肌肤润泽，容颜光彩，耳目聪明，老当益壮矣。"

脏腑精气充足，身体强健，反映于脉象上，就是有神气。脉有神最主要的表现，一是脉来柔和有力，脉有柔和之象；二是节律规整，秩然不乱。

脉来有力，但是应指又有柔和之象，而非强硬搏指，就是有神。林之翰《四诊抉微》说："以脉言之，则脉贵有神。《脉法》曰：脉中有力，即为有神。夫有力者，非强健之谓，谓中和之力也。大抵有力中不失和缓，柔软中不失有力，此方是脉中之神。"

关于脉律规整，陈士铎《辨证录》说："无论浮沉、迟数、滑涩、大小之各脉，按指之下若有条理，先后秩然不乱者，此有神之至也。""倘按之而散乱者，或有或无者，或时而续时而断者，或欲续而不能，或欲接而不得，或沉细之中有依稀之状，或洪大之内倏有飘缈之形，皆是无神之脉。脉至无神，皆为可畏。"

3. 有根

有根，是指脉有根基。脉象有根无根主要反映了肾气的盛衰。脉象有根主要表现为在尺部沉取时，仍然感到应指有力。因为肾位于人体的下焦，与肾对应的诊脉部位是尺部，尺脉候肾。肾中精气充盛，反映到脉象上，就是脉的尺部在沉取重按时，仍然应指有力，这就是脉象有根的主要表现。

肾藏精，为先天之本，元气之根，若是患了病，虽然病情严重，但尺脉沉取尚可诊得，就说明肾气未绝，尚有生机。这就好像树木之有根，根本未坏，虽然枝叶一时枯败零落，但是尚有生机，仍有重新枝繁叶茂的可能。正如王叔和所说："寸口虽无，尺犹不绝，如此之流，何忧殒灭。"《难经·十四难》说："上部无脉，下部有脉，虽困无能为害。所以然者，人之有尺，譬如树之有根，枝叶虽枯槁，根本将自生。脉有根本，人有元气，故知不死。"相反，若尺脉沉取不应指，则说明肾气已败，根本已坏，可知病情危笃。故《医宗金鉴·四诊心法要诀》说："命门属肾，生气之原。人无两尺，必死不痊。"

总之，脉有胃、有神、有根，这是正常脉象的特征。脉象的胃、神、根既是我们区分、衡量正常脉象和病脉的标准，也是我们判断病情轻重，推测预后好坏的重要依据。王老大夫诊得孕妇的脉有胃、神、根，正是据此判断不会发生堕胎流产。诊脉时只要脉来从容和缓，节律整齐，有力中不失柔和，尺部沉取应指有力，就是有胃、有神、有根的表现，说明脏腑功能不衰，气血精神未绝，虽然患病，正气未伤，病尚轻浅，生机仍在，因而预后良好。反之，则说明病情严重，预后不良。

第2天
影响脉象的各种因素

人的脉象会受到很多因素的影响，在体内外各种因素的影响下，脉象会发生相应的变化。脉象的这些变化并不是疾病造成的，因而是一种生理性的变异，属于正常脉象的范围。我们要诊察病脉，就需要对此有所了解。

影响脉象的个体因素

1. 性别 男女性别不同，体质便有差异，脉象也会有差别。一般来说，女性的脉较男性的脉弱，频率也偏快，脉形较细小。

2. 年龄 不同年龄的人，脉象各有相应的特点。对于小儿来说，年龄越小，脉率越快。婴儿每分钟脉率120～140次，5～6岁的小儿，每分钟脉率90～110次。青年人气血旺盛，脉象多较大而且有力。年轻人的脉多有滑象，而老年人的脉象多弦硬一些。

3. 体质 人的体质不同，脉象会有所不同。例如，形体肥胖的人，皮下脂肪较厚，脉多偏沉；形体消瘦的人，肌肉瘦薄，脉多偏浮。运动员体格强壮，脉多慢而有力。

由于先天禀赋的不同，人的脉象也会有差异，有的人左手和右手寸、关、尺的脉都表现为沉细，但是并没有病状，这样的脉就称为六阴脉；有的人左手和右手寸、关、尺的脉都偏于洪大，但是也没有病状，这样的脉就称为六阳脉。也就是说，六脉沉细等同而无病者，称为六阴脉，六脉洪大等同而无病者，称为六阳脉。这些都不属于病脉。

4. 脉位的变异

有的人在寸口部摸不到脉，他的脉是从尺部斜向手背，这样的脉中医称之为斜飞脉。也有的人在寸口部摸不到脉，脉反而出现在寸口的背侧，这样的脉中医称之为反关脉。斜飞脉和反关脉都是桡动脉解剖位置变异造成的，也不属于病脉。《医宗金鉴》说："脉有反关，动在臂后，别由列缺，不干证候。"说的便是这种情况。

影响脉象的外部因素

1. 情志 情志的变化常常会影响人的气血，因而使脉象发生变化。像恐惧、兴奋、忧虑、紧张等情绪变化，常导致脉象的变化，但是当情绪恢复平静之后，脉象也会随之恢复正常。《素问·经脉别论》指出："人之居处、动静、勇怯，脉亦为之变乎？……凡人之惊恐、恚劳、动静，皆为变也。"一般来说，喜则气缓，脉多缓；怒则气上，脉多弦急；惊则气乱，可使脉动暂时无序。

2. 劳逸 人的动静状态对脉象有直接的影响。例如剧烈活动之后，脉多快而有力；平静状态下，尤其是睡眠当中，脉多缓慢。长期从事身体、劳动的人要比从事脑力劳动的人脉象大而有力。

3. 饮食 饮食对脉象的影响也是很明显的。一般饮酒之后、进食之后，脉象多快而有力。而饥饿的时候脉象多缓弱。

4. 季节 中医学一向认为"天人相应"，人禀天地之气而生，四季气候的变化必然影响人体的生理活动，这种影响就会在脉象上反映出来。《素问·脉要精微论》说："万物之外，六合之内，天地之变，阴阳之应……四变之动，脉与之上下。"因此，人的脉象在不同的季节有不同特点，便形成了与时令气候相应的四季脉象。

关于四时脉象的特点，古人有许多不同的表述。如《素问·脉要精微论》说："春日浮，如鱼之游在波；夏日在肤，泛泛乎万物有余；秋日下肤，蛰虫将去；冬日在骨，蛰虫周密，君子居室。"《素问·玉机真脏论》说："春脉如弦，……夏脉如钩，……秋脉如毛，……冬脉如营。"《素问·平人气象论》总结为："春胃微弦"、"夏胃微钩"、"秋胃微毛"、"冬胃微石"。其中钩就是指洪，毛就是指浮，石就是指沉。也就是说，春天脉象偏弦，夏天脉象偏洪，秋天脉象偏浮，冬天脉象偏沉。所以《四言举要》说："春弦夏洪，秋毛冬石。四季和缓，是为平脉。"《医宗金鉴》说："四时平脉，缓而和匀。春弦夏洪，秋毛冬沉。"

为什么季节不同，脉象会有这样的变化呢？这是因为春天来到了，自然界阳气升发，人体的气化与自然界相一致，阳气也向外浮越，人体气机调畅。但这时天地的寒气还未除尽，人体升发的阳气还要受到一些困缚。升发之气与敛束之气相搏，所以脉有弦象。如李中梓所说，脉"如琴弦之端直而挺然，稍带一分之紧急也"。夏天自然界阳气旺盛，人与之相应，机体同样阳气旺盛，气盛血涌，脉道充盛，气血畅达，故脉来形体较大，脉势来盛而去疾，具有洪脉的特点。秋天到了，自然界的阳气渐衰，人与之相应，机体的阳气开始收敛，脉象的洪盛之势已减。由于阳气尚未完全闭藏，所以脉象应指轻而如毛，脉见浮象。冬天气候严寒，万物收敛闭藏，人与之相应，阳气沉潜内敛，故脉位深，如石之下沉。

对于四时脉象的这种变化，《难经·十五难》曾有详细生动的论述：

"弦、钩、毛、石者，四时之脉也。

春脉弦者，肝，东方木也，万物始生，未有枝叶。故其脉之来，濡弱而长，故曰弦。

夏脉钩者，心，南方火也，万物之所茂，垂枝布叶，皆下曲如钩。故其脉之来，来疾去迟，故曰钩。

秋脉毛者，肺，西方金也，万物之所终，草木华叶，皆秋而落，其枝独在，若毫毛也。故其脉之来，轻虚以浮，故曰毛。

冬脉石者，肾，北方水也，万物之所藏也。盛冬之时，水凝如石。故其脉之来，沉濡而滑，故曰石。此四时之脉也。"

四时脉象的变化是正常脉象的重要特征，古人对此是极为重视的，这是脉诊的重要内容，学习脉诊要必须熟悉掌握。

5. 地理环境

生活在不同地区的人，由于受地理环境的影响，体质是有差异的，因而脉象也有所不同。如我国的东南方，地势低下，气候温热，空气湿润，人肌腠疏松，脉多细软偏数；而西北地区，气候寒冷，风沙强烈，空气干燥，人肌腠致密紧缩，脉象多沉实。

关于不同地域脉象的差异，《四诊抉微》有所论述：

"东夷之地，四时皆春，其气暄和，民脉多缓。

南夷之地，终年皆夏，其气炎蒸，民脉多大。

西夷之地，终年皆秋，其气清肃，民脉多劲。

北夷之地，终年皆冬，其气凛冽，民脉多石。

东南卑湿，其脉软缓。居于高巅，亦西北也，西北高燥，其脉刚劲。"

第3天

病脉与脉法纲要

脉有胃、神、根为平脉，如果脉缺少了胃、神、根，就是病脉。所谓病脉，是指患病时出现的异常脉象。中医诊脉是以医生手指的感觉来辨识脉象。由于感觉和体会的差异，历代医家对于常见病脉的分类和命名也有差别。

在《黄帝内经》中大约记述了21种脉象，《脉经》中论述了24种脉象，而《景岳全书》则只记述了16种病脉。李时珍的《濒湖脉学》将病脉分为27种，在《脉经》24脉的基础上增加了长脉、短脉和牢脉，而李中梓《诊家正眼》则在此基础上又增加了一种疾脉，共为28脉。我们现在论述的脉象一般以此为准，只是增加了与洪脉相似但是又有差别的大脉，这样共计有29种病脉。

由此可见中医的脉象纷繁复杂，二十八九种脉，不仅脉形各异，其主病、临床意义也各不相同。其中有的脉是常见的、基本的，非常重要，有的脉则较为少见。而且二十八种脉，纷繁复杂，学习、运用起来有一定困难。因此需要有一个纲领，对于各种病脉在脉形和主病方面起到统领的作用，以此执简驭繁，便于全面学习掌握脉诊。

关于脉法的纲领，历代医家有不同的认识，但基本都是从脉的阴阳属性来确立这个纲领的。

《素问·脉要精微论》说："微妙在脉，不可不察。察之有纪，从阴阳始。"《素问·阴阳应象大论》说："察色按脉，先别阴阳。……按尺寸，观浮沉滑涩，而知病所生。"《素问·五脏生成论》说："夫脉之小大、滑涩、浮沉，可以指别。"也就是说，脉象浮、滑、大者为阳；脉象沉、涩、小者为阴。

《难经》中提出的纲领脉与《内经》略有不同，是浮沉、长短、滑涩。《难经·四难》说："浮者阳也，滑者阳也，长者阳也；沉者阴也，短者阴也，涩者阴也。"《脉经》则提出："凡脉，大为阳，浮为阳，数为阳，动为阳，长为阳，滑为阳；沉为阴，涩为阴，弱为阴，弦为阴，短为阴，微为阴。"

　　林之翰《四诊抉微》中有"脉分纲目说"一篇，篇中言："卢子由曰：脉状多端，全凭脉法，十则为提纲，而众目摄焉。"所提出的"十则为提纲"，是指大小、迟数、滑涩、长短、浮沉十种脉。林之翰说："如举形体之则，大小为纲，……如举至数之则，迟数为纲，……如举往来之则，滑涩为纲，……如举部位之则，长短为纲，……如举按之则，浮沉为纲。""盖纲之大者阳也，滑者阳也，数者阳也，长者阳也，浮者阳也；纲之小者阴也，迟者阴也，涩者阴也，短者阴也，沉者阴也。"

　　《四言举要》则说："脉理浩繁，总括于四，既得纲领，引伸触类。"其中提出的纲领是浮、沉、迟、数四脉。

　　总之，脉法之纲领应当既能统摄诸脉的脉形，又能概括反映疾病最基本的病机。而疾病最基本的病机就是表里、寒热、虚实，在28脉中能够反映表里、寒热、虚实病机的脉象就是浮、沉、迟、数、虚、实六脉。所以在学习脉诊时，我们应当首先掌握这六种脉，抓住纲领，然后以这六种脉统率其他各脉，提纲挈领，化繁为简，从而更为捷要地掌握脉诊。

　　之所以将浮沉、迟数、虚实确定为六纲脉，是因为这六种脉反映了疾病最基本的病机。我们知道，中医看病，必须先辨清病证的表里、寒热、虚实，然后才能开方用药。如果是表证，就需要解表；如果是里证，则需要治里。如果是寒证，就需要用温热的药物；如果是热证，则需要用寒凉的药物，也就是"寒者热之，热者寒之"。如果是虚证，就应当用补法治疗；如果是实证，则应当用泻法治疗，也就是"虚则补之，实者泻之"。可见临证时必须能够辨识表、里、寒、热、虚、实六种证候。而脉象的浮沉、迟数、虚实则分别对应于病证的表里、寒热、虚实，对于辨证具有重要意义。具体来说，一般浮脉主表，沉脉主里；迟脉主寒，数脉主热；虚脉主虚证，实脉主实证。所以我们学习脉诊首先需要认识和掌握这六种脉象。

第**4**天
辨证与脉象

中医治疗疾病首先需要辨证，而脉诊为辨证提供了依据。脉诊可为临床认识病机、辨识证候提供重要的依据，尤其是浮、沉、迟、数、虚、实六脉，对于认识病证的表里、寒热、虚实具有重要价值。因此我们需要对表证、里证、寒证、热证、虚证、实证，这些中医最基本的证候，有一个初步的了解、认识。

表证及其脉象

表证是指外邪侵袭人体肌表，使卫气的功能失调的一类证候。

表证一般起病急，病程较短，病位浅，病势较轻。受了风寒邪气、风热邪气的感冒，往往表现为表证。

那么表证会有哪些主要的临床表现呢？感受了外邪之后，常常会出现恶寒怕冷，发热，打喷嚏，鼻塞，流鼻涕，咽喉不适，咳嗽，头痛身痛等。舌苔一般比较薄。

表证的脉象多表现为浮脉。因为当外邪侵袭肤表时，机体卫外的阳气便奋起向外抗邪，正邪相争于表，人体的气血便会趋向于体表，脉气相应的鼓动于外，所以就会出现脉位比较表浅的浮脉。

由于感受的外邪有时是风寒邪气，有时可能是风热邪气，所以会形成不同的表证。也就是说，外感表证会有表寒证和表热证的不同。

表热证多是感受了风热之邪，一般表现为发热明显，恶寒轻；鼻塞，鼻流浊涕，咳嗽，吐痰略黄；头痛，咽喉疼痛，微觉口渴。舌尖边红，舌苔薄黄。脉象的特征是脉浮数。

表寒证多是感受了风寒之邪，一般表现为恶寒怕冷明显，发热轻；头身疼痛。鼻塞，打喷嚏，流清鼻涕水，咳嗽，痰色白；舌苔薄白。脉象的特征多是浮紧。

如果病人患的是表证，治疗就应当用解表药，解表散邪。若是风热表证需要用辛凉解表的方药，如银翘散、桑菊饮是常用的方药，以疏风清热解表。

若是风寒表证，则需要应用辛温解表的方药，如荆芥、桂枝、麻黄、苏叶等，以祛风散寒解表。

里证及其脉象

里证是指病位深在，影响到了脏腑、气血，使脏腑失调、气血紊乱的一类证候。那么里证有哪些临床表现呢？

里证不同于表证。对于里证而言，没有一个统一的临床表现。因为里证形成的原因比表证复杂，里证的病位深而且广泛，可以影响到不同的脏腑。那么不同病因导致的里证，不同的脏腑存在病变，就会有不同的表现。

里证的临床表现比较复杂，可以有各种各样的症状，很难进行统一概括，但是各种里证有一些基本的特点。例如往往患病时间比较长了，一般只怕冷，或只发热，不像表证，发热恶寒同时出现。所谓里证，是脏腑气血失调的证候，因此里证最主要的特点是内脏的症状突出，而表证除了可以影响肺以外，其他脏腑的症状是不明显的。若病人出现明显的脏腑症状，便说明是里证。

病人如果出现心悸、心慌、心前区疼痛、心烦、失眠等，往往是心的病证。如果出现咳嗽、气喘、胸闷、吐痰多、咯血、胸痛等，往往是肺的病证。如果出现食欲不振，不愿意吃饭，腹胀，腹痛，大便稀溏等，往往脾的病变。如果出现胁肋部胀满、疼痛，情志不舒畅，胸闷、叹息等，多是肝的病变。如果出现腰酸、腰痛，腿脚酸软，遗尿，阳痿、遗精等，多是肾的病变。

从脉象上来说，里证一般表现为沉脉。因为里证是邪气内郁，或机体正气内虚的证候。若邪气内郁，机体正气与邪气相争于里，气血内困，脉气不得鼓搏于外，就可出现沉脉。如果机体正气不足，脉气则鼓动升举无力，如此也表现为沉脉。

表证和里证是病位相反的证候。二者性质相反，治疗用药自然不同，看病时首先要将病证的表里分辨清楚。二者的鉴别列表如下，以供参考。

表 3-1　表证与里证的鉴别

鉴　别	表　证	里　证
寒热症状	恶寒发热并见	但发热，或但畏寒
脏腑症状	不明显	明显
病程长短	病程较短	病程较长
舌象	舌苔较薄	舌苔较厚
脉象	脉象浮	脉象沉

寒证及其脉象

寒证是指机体寒邪偏盛，或阳气虚衰的证候。其中寒邪偏盛为实寒证，阳气虚衰为虚寒证。

那么寒证有哪些临床表现呢？病人常常畏寒，喜暖怕冷；四肢不温热，手脚发凉；病人一般不口渴，平常喝水不多，常常喜欢热的饮食；面色苍白；小便颜色清，大便偏稀；如果病人咳嗽吐痰，或者流鼻涕，痰涕多见清稀色白。舌色多淡白，不红；舌苔白。

一般来说，寒证多出现迟脉。因为寒证是指机体寒邪偏盛，或阳气虚衰的病证。脉是气血运行的通道，气血的运行有赖于阳气的鼓舞、推动。若机体阴寒之邪偏盛，则困遏阳气，使阳气失于宣通，气血凝滞，脉行不畅，故使脉来迟慢。；若机体阳气不足，无力鼓动、温运血行，亦使脉来迟慢。所以寒证多出现迟脉。

热证及其脉象

热证是指机体邪热亢盛，或阴液亏虚的证候。其中邪热亢盛为实热证，阴液亏虚为虚热证。

那么热证有哪些临床表现呢？病人常常发热，有时虽不发烧，但是喜凉怕热；手足心发热；经常口干口渴，喝水多，喜欢凉的饮食；面色红赤；小便颜色发黄色深，小便有灼热感，大便干燥；如果病人咳嗽吐痰，或者流鼻涕，痰涕多黄稠。舌色红，舌苔黄。

一般而言，热证多出现数脉。因为热证是指机体邪热亢盛，或阴液亏虚的病证。若是热邪内盛，正邪相争，气血受到邪热的鼓动，则血脉薄疾，脉跳得快。若是病人阴液亏耗，或虚热内生，或阴虚火旺，致使虚热、虚火内扰，气血不宁，运行急疾，也会出现脉率快的数脉。

寒证与热证是性质相反的证候，治疗用药也相反，寒证需要用温热的药物治疗，热证则需要用寒凉的药物治疗，也就是"寒者热之"，"热者寒之"。所以诊病时一定要辨清病证的寒热。二者的鉴别列表如下，以供参考。

表 3-2　寒证和热证的主要临床表现

表　现	寒　证	热　证
寒热喜恶	畏寒怕冷，喜暖	发热，喜凉怕热
四肢	四肢不温，手足发凉	手足发热
渴饮	口不渴，喜热饮食	口干口渴，喜冷饮

表 现	寒 证	热 证
面色	面色苍白	面色红赤
小便	小便色清	小便发黄色深
大便	大便稀薄	大便干燥
痰涕	清稀色白	色黄黏稠
舌象	舌淡，舌苔白	舌红，舌苔黄
脉 象	脉迟	脉数

寒证的特点可以概括为：寒、白、润、稀、静。

热证的特点可以概括为：热、赤、燥、稠、动。

实证及其脉象

实证是指邪气亢盛，正邪相争剧烈，其病情激剧，病势亢奋的证候。

《内经》说："邪气盛则实"。不同的邪气所导致的实证表现是不一样的。但是各种实证有一些共同的特点。例如，一般病程较短，多见于新病、暴病；一般病人的体质较强壮；如果病人气喘，多声高气粗；如果有疼痛，多表现为疼痛剧烈，按压时疼痛加重；如果病人腹部胀满，多腹部较硬，胀满持续不减轻。舌苔一般较厚。

实证脉象多为实脉，切脉时感到应指有力。因为实证是指邪气亢盛，而机体正气不虚的证候。由于正气与邪气相抗争，气血壅盛，故脉道坚满，脉来应指有力，所以表现为实脉。《景岳全书》："实脉，邪气实也，举按皆强，鼓动有力。"

虚证及其脉象

虚证是指机体正气亏虚导致的病证。

《内经》说："精气夺则虚"。那么机体气血阴阳不同的方面正气亏虚，表现的病状也不相同。但是各种的虚证会有一些共同的特点。比如，一般病程较长，常见于患病日久的病人；病人多体质虚弱；如果病人气喘，多有声低息微，活动、劳累则喘息加重的特点；如果有疼痛，多为隐痛，绵绵不止，悠悠不休，疼痛多喜按，揉按疼痛可得缓解；如果腹部胀满，腹部按之往往比较软。一般舌苔较薄，较少。

虚证脉象多为虚脉，切脉时感到应指无力。因为虚证是机体正气亏虚，而邪气不盛，或没有邪气的病证。若机体气血阴阳亏虚，阳气虚弱，则无力鼓动气血；阴血不足，则不能充盈脉道，故脉来应指无力，按之有空虚的感觉。《景岳全书》说："虚脉，正气虚也，无力也。"

我们在临床诊疗中一定要分清虚证和实证。因为虚证与实证性质相反，治疗用药也完全相反。如果是虚证，要用补益的药物治疗；如果是实证，则需要使用攻邪祛邪的药物治疗。只有分清病证的虚实，我们治病时是使用补益药，还是使用攻邪药，才不会有误。否则，不但没有疗效，甚至还会加重病情，造成不良后果。虚证与实证的主要特点也是二者鉴别的要点，列表如下，以供参考。

表3-3　虚证、实证的主要特点

特　点	实　证	虚　证
病程	较短，新病、暴病	病程较长，久病
体质	强壮，青壮年多体质强壮	虚弱，老人、小儿多体质较弱
喘息	声高息粗	声低息微，动则喘甚
疼痛	疼痛拒按，疼痛剧烈	疼痛喜按，按之痛减
胀满	胀满持续不减	胀满时而减轻
舌象	舌苔厚	舌苔少或无苔
脉象	实脉，应指有力	虚脉，应指无力

现将表里、寒热、虚实六个基本的病证与相对应的脉象归纳如下，此为最基本的脉证。我们知道疾病是极为复杂的，绝不可能一个病证只出现一种脉象，同样的病证，不同的病人、疾病的不同阶段、不同的患病情况，会表现出各种不同的脉象。在这里我们只是为了便于初学者掌握，进行了简化，归纳概括出几种最常见、最基本的脉象。以便在学习中以此为基础，执简驭繁，以常达变，在此基础上再进行更深入的学习，以求逐步全面掌握。

表3-4　六脉与六证对应表

六　证	六　脉
表证	浮脉
里证	沉脉
寒证	迟脉
热证	数脉
虚证	虚脉
实证	实脉

第**5**天

气血阴阳亏虚及其脉象

中医认为，疾病发生、发展的过程就是正气和邪气相互斗争的过程。在这一过程中，由于邪正的盛衰，导致了病证的虚实，即邪气亢盛则为实证，正气亏虚则为虚证。中医认为，气血阴阳是人体最基本、最重要的正气。《素问·宝命全形论》说："人生有形，不离阴阳。"《素问·调经论》说："人之所有者，血与气耳。"脉为气血运行的通道，是气血汇聚的场所，所以患病时，如果气血亏虚必然会在脉象上反映出来。中医还认为，气属阳，血属阴。在气之中具有温煦、激发、兴奋作用的部分属于阳；气之中，具有滋养、凉润、沉静、抑制作用的部分属于阴。可见人体的气血阴阳是不可分离的，所以脉象可以反映机体气血阴阳的盛衰。

由于气血阴阳是人体最重要的正气，所以气血阴阳亏虚是临床最常见的虚证，临证时要能够正确辨识气虚证、血虚证、阴虚证、阳虚证。而脉象可以反映机体气血阴阳的盛衰，对于辨识气虚证、血虚证、阴虚证、阳虚证具有重要意义，我们在临证时常常需要脉症合参，才能正确地辨证，因此我们有必要对于气血阴阳亏虚的证候有个一般的了解和认识。

一、气虚证及其脉象

气虚证是指气虚衰不足，脏腑组织机能活动减退的证候。

气虚证常常由于先天不足，精气虚衰；或久病、重病体虚，精气损伤；或饮食失调，气生成匮乏；或长期劳累过度，气耗伤后不能恢复；或治疗过程中过用攻伐之剂，耗伤正气；或年老体弱，精气自虚自亏等而导致。

气虚证常常表现为：精神疲惫，体倦乏力，少气懒言，气短声低。头晕目眩，面白无华，自汗出。活动、劳累之后，神疲乏力、气短自汗等症加重。舌色多淡。

机体由于气虚，鼓动、推动无力，所以脉势多弱，应指无力。切其脉，脉多虚而无力。

对于气虚证治疗应当益气、补气，常用四君子汤等方，常用的中药有党参、黄芪、白术、甘草等。

二、血虚证及其脉象

血虚证是指血液亏少，不能濡养脏腑、经络、组织，而表现的虚弱证候。

血虚证常常由于脾胃虚弱，或饮食失调，血化生不足；或者由于急慢性出血，或思虑劳神过度，阴血耗伤等而导致。

血虚证常见的临床表现是机体上下内外都失于濡润、滋养：

上不荣头目 —— 头晕眼花，面白无华或萎黄，两目干涩，健忘。

外不荣组织 —— 唇舌、爪甲、眼睑色淡。舌色淡。

内不荣脏腑 —— 心悸多梦，手足发麻。

下不充血海 —— 月经量少色淡，经期后延，甚至闭经。

由于阴血亏虚，脉道不得充盈，所以脉体多偏细，诊其脉，常表现为细脉，亦可出现弱脉、濡脉、虚脉等。

对于血虚证，治疗应当养血、补血，常用四物汤等方剂，常用的中药有当归、白芍、地黄、阿胶、大枣、龙眼肉等。

由于气血之间有密切的联系，所以有病时常常相互影响，临床常出现气血两虚的证候，治疗应当益气养血，气血双补。

三、阳虚证及其脉象

阳虚证指机体阳气虚弱，温养、推动、蒸腾、气化等作用减退，以机体失却温养，畏寒肢冷为主要表现的虚寒证。是机体阳气虚衰的证候。

阳虚证多由于 先天禀赋不足，阳气虚弱；或年高体衰，阳气渐虚，命门之火渐衰；或久居寒凉之处、久病耗伤阳气；或过服寒凉的食物、药物等，损伤阳气而致。

阳虚证常常有以下表现：畏寒怕冷，喜暖，四肢不温，面色㿠白，口不渴，喜热饮食，小便清长，大便溏薄。神疲乏力，少气懒言，自汗出。舌淡胖，舌苔白滑。

由于机体阳气虚衰不足，气血不得温煦鼓动，所以脉来多偏慢，应指力量减弱。诊其脉，脉多沉迟无力，或弱，或微。

对于阳虚证治疗应当温阳益气，常用的中药有附子、肉桂等。

四、阴虚证及其脉象

阴虚证是指机体阴液亏少，无以制阳，滋润、濡养等作用减退，以口燥咽干，五心烦热，脉细数等为主要表现的虚热证候。

阴虚证可由于患外感热病，热盛伤津；或五志过极化火，灼伤津液；或过食辛辣，过服温燥，使阴液耗伤；或由于房事过度，阴精耗伤而致。

阴虚证常常有以下表现：潮热盗汗，五心烦热，两颧潮红，形体消瘦，口燥咽干，大便干燥。舌红，干燥少津，或少苔。

由于阴血亏虚，脉道不充，虚热内扰，气血不宁，所以阴虚证脉象多细，或细数。

对于阴虚证，治疗应当养阴生津，滋阴润燥。常用的中药有地黄、麦冬、沙参、石斛、玉竹等。

除了阴虚证、阳虚证以外，临床还有亡阴证和亡阳证，这是不同于一般阴虚证、阳虚证的危重证候。

五、亡阳证及其脉象

亡阳证是机体阳气突然迅速大量亡脱的危重证候。

亡阳证多是由于久病阳气由虚而衰，致使虚阳外越亡脱；或大失血、大汗出、吐利无度，使阳气暴脱；或机体邪毒过盛，耗伤阳气，使阳气暴脱；或由于痰瘀阻塞心窍，而致阳气暴脱。

亡阳证常表现为：病人全身出汗，冷汗淋漓，味淡清稀，肌肤不温，四肢厥冷。神情淡漠，面色苍白，呼吸气微。唇舌色淡，舌苔白润。

诊其脉，由于阳气衰微，所以脉微欲绝。若是虚阳外浮，则可见脉来浮数无力，或脉洪大，但用力切按则无根。

亡阳证是危重的证候，治疗急当回阳救逆，常用参附汤、参附龙骨牡蛎汤。

六、亡阴证及其脉象

亡阴证是指机体阴液突然迅速亡失，阴液欲竭的危重证候。

亡阴证多由于久病阴液耗伤，致使机体残精外亡；或高热不退；或大吐大泻、大汗不止；或严重烧伤等使阴液暴失而致。

亡阴证常表现为：病人全身出汗，汗热而黏，汗出如油，发热恶热，肌肤灼热，手足热，烦躁不安，躁扰不宁，面赤颧红，呼吸急促，唇舌干红。舌红干燥少津。

由于阴气亡竭，诊其脉，脉象多表现为细数，疾而无力。

亡阴证亦是危重的证候，治疗应当固涩收敛其阴气，常用生脉散治疗，药有人参、麦冬、五味子等。

第**6**天
五脏脉象

我们知道，中医认为脉为血之府，脉是气血运行的通道，是气血汇聚的场所，因此脉象可以直接反映气血的情况。然而气血与脏腑有密切的关系，气血由脏腑化生，脏腑的功能活动又必须以气血为基础，所以脉象不仅可以反映气血盛衰、气血变化的情况，脉象必然也可以反映脏腑的情况。所以在《内经》中就有关于寸口脉脏腑分属的记述。

不仅如此，中医认为，脏腑是人生命活动的核心，不同的脏腑由于生理特点不同，脏腑气化各有特点，这种特点会在脉象上表现出来。对此《内经》中有诸多论述。

《素问·平人气象论》说：

"平心脉来，累累如连珠，如循琅玕，曰心平。"

"平肺脉来，厌厌聂聂，如落榆荚，曰肺平。"

"平肝脉来，软弱招招，如揭长竿末梢，曰肝平。"

"平脾脉来，和柔相离，如鸡践地，曰脾平。"

"平肾脉来，喘喘累累如钩，按之而坚，曰肾平。"

也就是说，正常心脉应指的感觉是，脉来一跳一跳的，如同一颗颗串在一起的珠子，又像是摸到玉石的栏杆一样光滑。正常肺脉应指的感觉是，脉来如下落的榆荚，轻轻地飘落。正常肝脉应指的感觉是，脉来软弱而细长，如同摸着长竹竿的末梢一样，柔韧而有弹性。正常脾脉应指的感觉是，脉来柔和，至数分明，就像小鸡走路一样，从容和缓。正常肾脉应指的感觉是，脉来一下一下连绵不绝，又起落分明，用力按则坚韧而不空虚。

对于五脏脉象，《脉经》则进行了更简洁、直接的概括：

"心象火"，"其脉洪"。

"肺象金"，"其脉浮"。

"肝象木"，"其脉弦"。

"肾象水"，"其脉沉"。

"脾象土"，"其脉缓"。

五脏脉象之所以具有这样的特点，是因为不同的脏腑与季节、方位相应，相配属。《素问·玉机真藏论》具体解释说：

"春脉者，肝也，东方木也，万物之所以始生也，故其气来软弱，轻虚而滑，端直以长，故曰弦。"

"夏脉者，心也，南方火也，万物之所以盛长也，故其气来盛去衰，故曰钩。"

"秋脉者，肺也，西方金也，万物之所以收成也。故其气来轻虚以浮，来急去散，故曰浮。"

"冬脉者，肾也。北方水也，万物之所以含藏也。故其气来沉以搏，故曰营。"

那么五脏正常的脉象与五脏的病脉有什么不同呢？它们的不同主要在于有无胃气，要看胃气的多少，也就是要看脉是否有和缓之象。如《素问·平人气象论》所说：

"春胃微弦曰平，弦多胃少曰肝病。"

"长夏胃微软弱曰平，弱多胃少曰脾病。"

"夏胃微钩曰平，钩多胃少曰心病。"

"秋胃微毛曰平，毛多胃少曰肺病。"

"冬胃微石曰平，石多胃少曰肾病。"

概括来说，五脏正常的脉象是，肝脉微弦，心脉微洪，肺脉微浮，肾脉微沉，脾脉有缓象。若是脉来缺少和缓从容的感觉，则是缺少胃气，便是病脉，表明相应的脏腑出现病变了。这便是我们诊察、区分的依据。

第7天
五脏病证常见的临床表现

中医认为，人的生命活动以五脏为核心，故以五脏为中心的辨证观是中医学辨证理论的核心内容。那么我们了解五脏发生病变时常见的临床表现，对于临床脉症合参、辨识证候有重要意义。

1. 脏腑心常见的病状

心主血脉，心主藏神。故心的病证主要表现为心、脉、神的异常。

心 —— 心悸、怔忡、心痛。

脉 —— 脉象促、结、代。

神 —— 心烦、失眠、多梦、健忘、神昏、神识错乱。

另外，心开窍于舌，舌的病变，如舌痛、舌面溃疡等，中医认为亦与心有关，常常责之于心。

2. 脏腑肺常见的病状

肺主气，司呼吸，职司宣发与肃降。肺的病证主要的病机是：肺失宣降，肺气上逆。那么肺的病证最基本的临床表现是：咳嗽、气喘、咯痰、咯血等。

肺居胸中，上连气道、喉咽，开窍于鼻，合称肺系。故肺的病变可出现胸痛，声音异常，咽喉痛痒，鼻塞流涕等。

肺主宣发肃降，通调水道，故肺的病证还可出现水肿等。

3. 脏腑脾常见的病状

脾主运化水谷，若脾失健运，则出现食欲不振，腹胀腹痛，大便溏薄等。

脾主四肢，所以脾的病症可见四肢倦怠，或四肢困重。

脾主运化水湿，若脾失健运，水湿不化，可出现水肿。

脾主升清，若脾气虚弱，脾气不升，可有内脏下垂的病状。

脾主统血，若脾气虚弱，脾不统血，可见慢性出血现象。

脾的病状虽多，但其最基本的病机是脾失健运，脾的病证最常见的临床表现是：食少纳差、腹胀腹痛、大便溏薄。

4. 脏腑肝常见的病状

肝主疏泄，调畅气机，调畅情志。性喜调达，而恶抑郁。故肝的病变主要病机是疏泄失常，气机逆乱。肝位于胁，肝脉布胁肋。故肝的病证最常见的临床表现是胁肋疼痛以及情志的异常，如精神抑郁、烦躁易怒等。

另外，肝主筋，开窍于目，其华在爪，所以抽筋转筋、眼睛的疾患、指甲的病变等，中医认为都与肝有关，常常从肝论治。

5. 脏腑肾常见的病状

肾位于腰，腰为肾之府，肾主骨。故肾的病证最基本的临床表现是腰膝酸软。

肾主要的生理功能是主藏精。肾中的精气主管人体的生长发育和生殖。所以小儿生长发育迟缓、成年人早衰等，皆与肾有关，多属于肾虚，应当从肾论治。性机能、生殖机能异常，如阳痿、早泄、遗精，不育、不孕等，亦多属于肾的病变。

另外，肾开窍于耳，其华在发，故耳鸣、耳聋，白发、脱发等，中医认为多与肾有关。肾主水，与膀胱相表里，开窍于前后二阴，所以肾的病证还可见水肿、大小便异常等。

了解、熟悉五脏常见的病症表现，对于脉症合参，以脉测症，临床正确辨证用药有重要意义。

常见的病脉（一）

第**1**天
如水漂木的浮脉

1. 浮脉的脉形特点是怎样的

《濒湖脉学》说："浮脉：举之有余，按之不足。如微风吹鸟背上毛，……如水漂木，如捻葱叶。"

浮脉的特点是脉位比较表浅，手指轻轻按在皮肤上就可以感觉到。用比较轻的指力取脉时，感觉到指下的脉形清晰，较有力，而随着手指力量的增加，搏动力量反而减弱，脉体没有轻取时那么明显。这就是浮脉。这样的表现就是"举之有余，按之不足"。《濒湖脉学》体状诗中说："浮脉惟从肉上行，如循榆荚似毛轻。"便是对浮脉的形象描述。

2. 浮脉主什么病证呢

浮脉一般主表证，表证常常出现浮脉。

为什么表证会出现浮脉呢？我们知道表证是指外邪侵袭，如风寒邪气，或风热邪气侵袭，邪气客于肌表的病证。当外邪侵袭肤表时，卫阳便奋起向外抗邪，人体的气血便会趋向于体表，脉气相应的鼓动于外，所以会出现脉位比较表浅的浮脉。如果感受的是风寒之邪，脉象多浮而紧；如果感受的是风热之邪，脉象多浮而数。所以《濒湖脉学》主病诗中说："浮脉为阳表病居，迟风数热紧寒拘。"

如果病人并没有感受风寒、风热等外邪，没有恶寒、发热、鼻塞、喷嚏、流涕、咳嗽等，而是患有慢性病，患病日久，一般情况较差，这时出现浮脉，不能认为是表证的征象，这是患病日久，虚阳外越的表现。由于久病身体虚弱，精气亏虚，阴不能收敛阳气，致使阳气无所依附，浮越于外而致。这时出现的浮脉，是病情危重的征象，所以《濒湖脉学》说：浮脉，"久病逢之却可惊。"千万不可认作是表证。若是身患暴病，寒热之疾，身热而脉浮大，脉虚散而软，空虚无根，多为阳气虚衰，虚阳外越的征兆。虚阳外越时出现的浮脉多是浮大无根的。

浮脉主病概括　浮脉

　　① 外感表证　浮数脉 —— 风热表证

　　　　　　　　浮紧脉 —— 风寒表证

　　② 虚阳浮越 —— 浮大无根

3. 临床应用举例

（1）浮紧脉主表寒证

刘渡舟是北京中医学院教授、著名的伤寒专家。1967 年他随医疗队赴甘肃进行医疗工作。当时正值隆冬季节，西北地区的天气尤其寒冷。刘渡舟教授因冒受风寒而患了外感，恶寒怕冷特别严重，同时发热，体温 39.8℃，全身关节无处不疼痛，无汗，咳嗽。脉浮紧。刘渡舟教授就给自己开了一付麻黄汤。服药以后，就躺在火炕上发汗。大约过了一时许，通身汗出，病就好了。（《伤寒论通俗讲话》）

【按】　由于感受风寒，致使恶寒发热、身痛无汗，可知为表寒证。尤其脉象浮紧，为风寒束表，腠理郁闭之象，这是使用麻黄汤的重要依据。麻黄汤由麻黄、桂枝、杏仁、甘草组成，是《伤寒论》中治疗表寒证的代表方剂，功能辛温解表，发汗散寒，正对此证，所以服药一剂便愈。

（2）浮脉主邪气在表

浮脉主表证，但并不是所有的表证一定都出现浮脉。由于各种原因，很多时候表证可能不出现浮脉。但是，如果病人有感受外邪的病因，又出现浮脉，那就说明是有表邪，治疗就应当解表祛邪。下面的病案便说明了这一点。

有一个病人姓刘，青年女性，28 岁。突然右侧面部口眼歪斜，活动不利，发病 1 天。患者自述 1 周以来因诸事繁忙，在外奔波不已，发病前两天的夜晚，曾在寒风中站在路边等人约 1 个小时，第二天一早又赶乘飞机，坐了 9 个小时飞机回国。由于过度劳累，在飞机上睡着了，当时忘记关空调，空调的冷风正对着头面吹。回国以后，就出现了口眼歪斜，右侧面部活动不利。检查病人，只见右侧面肌松弛，嘴角歪向左侧，口角下垂，右侧鼻唇沟变浅。抬眉时，右侧额纹消失，右侧眉毛较左侧低。闭眼时，右眼闭不上。鼓腮则右侧漏气。并有头痛，右侧耳后乳突处压痛。舌淡红，苔薄白。脉浮紧。

诊断为面瘫（周围性面神经麻痹）。辨证为外感风寒，痹阻头面经络。

大夫本想应用针灸的方法为病人治疗，但是患者怕疼，害怕针刺，于是就单纯用艾条灸法施治。方法是将 4 支艾条捆成一束，点燃以后灸患侧面部以及耳后乳突处。在灸的时候将艾条上下左右来回移动，以皮肤变红，患者可以忍受为限度，尽可能使热力深透肌肤。每天灸 2 次，每次灸 20 分钟左右。第三天症状停止发展，病情未再继续加重。第五天，病情开始好转，右侧额纹出现，鼻唇沟变深，眼睛可以闭上，面部肌肉的活动如咀嚼、微笑等较前自如。到第十天已基本痊愈，口角歪斜恢复正常，面部活动自如。一共治疗 13 天，诸症消失，无任何后遗症，随访半年未复发。(《中医杂志》2004年，第 2 期)

【按】 病人所患病症中医称为口僻。患者有明显的受风寒的病史，其脉象浮紧，说明为外感风寒的表实证。风寒之邪袭表，邪气痹阻头面经络，致使气血不畅，痹阻不通。治疗应当祛风解表，温经散寒，疏通经络。应用艾条外灸，既能解表祛邪，又能温通气血，活血通络。由于治疗及时，而且使用艾灸可直接作用于病变的部位，加上采用上下左右来回移动的方法，能使肌肤毛孔开泄，使邪气有出路，能引邪外出，所以取得了显著的疗效。

(3) 浮大无力主虚阳外越

著名中医学家戴丽三治一病人，姓施，青年女性，17 岁。因发热持续不退，入某医院治疗未愈，而请戴丽三会诊。会诊时症见：高热，全身冷汗不止，声低息短，四肢逆冷，面赤如朱，身重难以转侧。二便如常。右脉沉细，左脉浮大无根，舌青滑，不欲饮水。询问服药情况，得知前医曾用葛根芩连汤、银翘散、白虎汤等方，然而发热日益加重。

细审此证，认为发热实乃元阳外越而致。其高热不退，面赤如朱，是阴寒过盛，虚阳上越的假热证，所谓"戴阳证"也。因误用寒凉，故病势日益增剧。急宜交通阴阳，收纳元气。乃用《伤寒论》中的白通汤：附片 60 克，干姜 12 克，葱白 3 茎。

上方服一剂，病如故。药已对证，但疗效不显。思其原因，乃由于阴寒格拒过盛，药不能直达病所，治疗应当从阴引阳，"甚者从之"。于是在原方中加猪胆汁数滴，童便一杯。服后热竟全退，冷汗亦止。惟四肢尚冷，继以《伤寒论》干姜附子汤峻扶元阳，交通上下：附子 60 克，干姜 15 克。服后诸症悉愈。(《戴丽三医疗经验集》)

【按】 病人身发高热，持续不退，面色红赤，均为热盛之象。然而又兼见冷汗不止，声低息短，四肢逆冷，可见并非一般热盛之实热证。尤其脉象浮大无根，提示为阴寒过盛，阳气衰微，虚阳外越的假热证。临证若不细加审究，最易与实热证混淆而误诊。戴丽三洞察秋毫，明辨真假，以大剂附子回阳收纳而愈病。

4. 脉诊歌诀

《四言举要》：浮脉法天，轻手可得；泛泛在上，如水漂木。

《濒湖脉学》：

体状诗　浮脉惟从肉上行，如循榆荚似毛轻。

　　　　三秋得令知无恙，久病逢之却可惊。

主病诗　浮脉为阳表病居，迟风数热紧寒拘；

　　　　浮而有力多风热，无力而浮是血虚。

分部诗　寸浮头痛眩生风，或有风痰聚在胸。

　　　　关上土衰兼木旺，尺中溲便不流通。

《诊家正眼》：

体象　　浮在皮毛，如水漂木，举之有余，按之不足。

主病　　浮脉为阳，其病在表。

　　　　寸浮伤风，头疼鼻塞。

　　　　左关浮者，风在中焦；右关浮者，风痰在膈。

　　　　尺部得浮，下焦风客。小便不利，大便秘涩。

第2天
如石投水的沉脉

1. 沉脉的脉形特点是怎样的

沉脉是与浮脉相反的一种脉象，特点是轻取不应，重按始得。《脉经》说："沉脉，举之不足，按之有余。"《诊家枢要》说："沉，不浮也。轻手不见，重手乃得。"《濒湖脉学》说："重手按至筋骨乃得。""沉帮筋骨自调匀。"还形象地比喻为："如绵裹砂，内刚外柔。如石投水，必极其底。"

沉脉的脉位比较深，当手指轻轻搭在皮肤上，用力较轻取脉时，指下感觉不明显。当用比较大的力按至筋骨时，才能感觉到。所以说是轻取不应，重按始得。《濒湖脉学》体状诗中说："水行润下脉来沉，筋骨之间软滑匀。"

2. 沉脉主什么病证呢

沉脉主里证。一般而言，里证脉象多沉。诊脉时，沉而应指有力，为里实证；沉而应指无力，为里虚证。

里证是指病位较深，脏腑失调，气血紊乱的病证。表现在脉象上多脉位比较深，为沉脉。

里证一是由于邪气内郁而致，形成里实证；一是由于正气内虚而致，形成里虚证。若邪气内郁，机体正气与邪气相争于里，气血内困，脉气不得鼓搏于外，脉多沉而有力；若脏腑虚弱，气血不足，或阳虚气乏，致使脉气升举鼓动无力，脉多沉而无力。沉而无力可见于各脏腑的虚证。

《濒湖脉学》主病诗中说："沉潜水蓄阴经病，热数迟寒滑有痰。无力而沉虚与气，沉而有力积并寒。"便是对沉脉的主病的基本概括。

沉脉主病概括　　沉脉

里证　沉而有力 —— 里实证

　　　沉而无力 —— 里虚证

3. 临床应用举例

（1）沉脉而无力为里虚证

脉沉而应指无力，多提示机体阳气虚衰，主阳虚气弱的里虚证。

伤寒名家刘渡舟曾治一位姓唐的老人，年逾古稀，冬天患了外感，头痛发热，鼻流清涕。病人自己服用了羚翘解毒丸，前后共服 6 丸，感觉精神甚为疲惫，手足发凉。病人的儿子就来请刘渡舟为之诊治。刘渡舟为病人诊脉，发现脉象沉，舌淡苔白。而且持脉未久，病人就神疲欲睡，刘渡舟认为这是阳气虚衰，阴寒内盛，应当急予温阳药，以回阳救逆。就应用了四逆汤。病人服药一剂精神好转，又服一剂药手足转温，调治而愈。(《通俗伤寒论讲话》)

【按】 本例病人虽患外感，但是脉象不浮反沉，这是由于患者年事已高，肾阳不足，感受外邪之后，邪气从阴寒而化。虽然有头痛发热，鼻流清涕，但这并不同于一般的表证。病人年高肾阳本已不足，又过服羚翘解毒丸这样的寒凉药，更加损伤了阳气。病人脉沉，精神不支，手脚发凉，可见主要的病机是阳气虚衰，已不是一般的邪气在表的表证，而是阳气虚衰，阴寒内盛的里证。所以脉象不浮反沉。若是再用解表药、寒凉药恐生不测，刘渡舟当机立断，予以四逆汤，温阳回阳，使病得以痊愈。

一女患者，姓刘，20 岁，患皮肤瘙痒一年多，求治于湖南省邵阳市雷声远大夫。患者诉说一开始病起于四肢，继而遍及全身，皮疹细小，形如针眼，奇痒难忍，以致夜间难以入寐。每次发病后，都伴有上腹部疼痛，纳食差，呕吐等。医院诊断为"过敏性皮炎"、"胃炎"，曾两次住院，但出院不到半个月，病就再复发。后来改服中药，换了好几个大夫，均从"过敏性皮炎"、"胃炎"治疗，吃了将近一百付药也未见效。

诊察病人，只见面色不华，皮疹细小，布满全身。由于皮疹奇痒难耐，患者心烦不安。除此之外，还有腹部绵绵疼痛，喜按，大便稀溏。舌淡胖，苔薄白。脉则沉而无力。于是雷声远大夫应用补中益气汤加味，重用党参、黄芪。病人服药 5 贴，病就好了。(《岐黄用意》)

【按】 沉脉主里证。沉而有力为里实证；沉而无力为里虚证。里虚证多是由于阳虚气乏，升鼓无力，致使脉气升举鼓动无力，因而脉沉而无力。

本例病人脉象沉而无力，可知为里虚证。病人腹痛、便稀、食欲差，由此可知是脾气虚弱。由于脾气虚弱，升举鼓动无力，所以脉位深，脉沉而应指无力。雷大夫脉症合参，辨证施治，不拘泥于"过敏性皮炎"、"胃炎"，而是治病求本，针对脾气虚弱的病机，应用补中益气汤，调理脾胃，益气升阳，结果诸症遂解。

（2）脉沉而有力为里实证

明代医家李中梓治一病人张鸣之，吐血两年，面色萎黄，潮热咳嗽，膈有微痛，脉数而沉且搏。其疼痛不可按，于夜间为甚。认为是坚血蓄积，非大下之不可。但因其久病未敢峻攻，用郁金、归、地、穿山甲、莪术、人参等药。服药后病人下血如漆，泻下数次而疼痛减。但一个多月后疼痛又作，李中梓认为此是病重而药轻的缘故，便以大黄、干漆、莪术、郁金、穿山甲、肉桂、当归尾、桃仁、虻虫为丸。让病人每日服人参、黄芪之剂，午后则服丸药一钱许，十日后，血积大下数次而安。（《张氏医通》）

【按】　病人吐血 2 年，面色萎黄，潮热咳嗽，似为虚证。但是诊病人的脉，沉而搏指有力。加之疼痛拒按，夜间痛重，知为瘀血内停，实邪内积，治疗当攻其邪。开始顾虑到病久正虚，未敢峻攻，结果效果不佳。后应用大黄、莪术、郁金、穿山甲、当归、桃仁、虻虫等，活血逐瘀攻邪，配合参、芪扶正而取效，

脉位较深，脉沉但是应指有力，多说明邪气内蕴，邪气郁闭在里。

有位病人，姓邓，约 50 岁，患皮肤病已有数年，反复发作，久治而无效。每次发作时，皮肤出现先小红疹，全身瘙痒，继则小红疹发展成斑疹，抓挠后糜烂渗液，由四肢蔓延至全身，每次发作需用激素才能控制。这次发病已 2 周，两臂出现红疹，继之周身瘙痒。患者面色晦黄，舌质红，舌苔黄腻，脉沉而滑数。辨证为湿热内盛，湿毒内郁。应用清热解毒，祛风除湿药：忍冬藤 30 克，蒲公英 30 克，夏枯草 30 克，连翘 10 克，黄芩 10 克，栀子 10 克，防风 10 克，泽泻 10 克，车前草 30 克，苦参 15 克，地肤子 15 克。

服药 3 剂，皮疹未见减轻，但是舌红苔黄已减轻，脉象已不再沉，遂于上方中减去解表之药，增加清解之品：忍冬藤 30 克，蒲公英 30 克，紫花地丁 15 克，连翘 10 克，生石膏 30 克，知母 10 克，栀子 10 克，苦参 15 克，地肤子 15 克，猪苓 10 克，泽泻 10 克，白茅根 30 克。

又服药 3 剂，患者反觉病症加重，四肢浮肿，皮疹增多，瘙痒明显，夜间难以入睡。舌苔白腻，脉象弦滑。患者甚为苦恼，甚至失去了治疗的信心。医生安慰病人，此属浸淫疮，湿热内蕴日久，如今邪热虽已减轻，但是湿邪仍然偏盛，缠绵不解。然而热邪已减，湿无热援，其势已孤，乘胜而治当渐入佳境，嘱咐病人不要多虑。处方以化湿、利湿为主，佐以清热：苍术 10 克，厚朴 10 克，陈皮 10 克，藿香 10 克，猪苓 10 克，泽泻 10 克，地肤子 15 克，苦参 15 克，忍冬藤 30 克，蒲公英 30 克，槐花 15 克，地榆 15 克。服药

3剂，病人尿量增多，浮肿消退，症状大减，只四肢远端有皮疹散发，瘙痒减轻，夜间能安睡。后继续清利湿热，进一步调治而愈。（《南方医话·周国雄医案》）

【按】 病人所患为湿疹，中医称之为浸淫疮。其皮疹潮红瘙痒，糜烂流水。舌红苔黄，脉滑数，说明机体湿热壅盛。初诊时病人脉象沉，则提示为湿热内蕴，湿毒内郁。由于邪气内郁，病邪深在于里，所以表现为沉脉。治疗时除清热利湿、化湿，还应用了防风等祛风解表的药。二诊时虽然皮疹无明显好转，但是脉象已不再沉，说明内伏之邪已由里出表，邪气得以外达，这是病情好转的征象。后经进一步化湿、利湿、清热治疗而愈。

4. 脉诊歌诀

《四言举要》：沉脉主里，主寒主积。有力痰食，无力气郁。

《濒湖脉学》：

体状诗　水行润下脉来沉，筋骨之间软滑匀。

　　　　　女子寸兮男子尺，四时如此号为平。

主病诗　沉潜水蓄阴经病，热数迟寒滑有痰。

　　　　　无力而沉虚与气，沉而有力积并寒。

分部诗　寸沉痰郁水停胸，关主中寒痛不通。

　　　　　尺部浊遗并泄利，肾虚腰及下元疴。

《诊家正眼》：

体象　　沉行筋骨，如水投石。按之有余，举之不足。

主病　　沉为阴脉，其病在里。

　　　　寸沉短气，胸痛引胁；或为痰饮，或水与血。

　　　　关中主寒，因而痛结。或为满闷，吞酸筋急。

　　　　尺主背痛，亦主腰膝，阴下湿痒，淋浊泄痢。

第**3**天

脉率缓慢的迟脉

1. 迟脉的脉形特点是怎样的

迟脉的特点是脉来迟慢，一息不足四至。迟，就是慢的意思。迟脉是指脉搏跳动缓慢，相当于每分钟脉搏不到 60 次。

《脉经》说："迟脉，呼吸三至，去来极迟。"《濒湖脉学》说："迟脉：一息三至，去来极慢。"

2. 迟脉主什么病证呢

迟脉多见于寒证。脉来迟而有力，为实寒证；迟而无力，为虚寒证。

寒证为什么会出现迟脉呢？寒证是指机体寒邪偏盛，或阳气虚衰的病证。寒邪偏盛的病证为实寒证；阳气虚衰不足的病证为虚寒证。我们知道，脉是气血运行的通道，而气血的运行有赖于阳气的推动。若机体阴寒之邪偏盛，则会困遏阳气，使阳气失于宣通，因而气血凝滞，脉行不畅，故脉来迟慢，此时脉多迟而有力。若机体阳气不足，则无力鼓动、温运血行，亦使脉来迟慢，此时脉多迟而无力。由于阳气虚弱，鼓动无力，脉位多沉。表现为沉迟无力，或沉迟而细。所以《医宗金鉴·四诊心法要诀》说："迟寒主脏，阴冷相干。有力寒痛，无力虚寒。"《濒湖脉学》说："迟来一息至惟三，阳不胜阴气血寒。""有力而迟为冷痛，迟而无力定虚寒。"

当然，不可一见到迟脉都认为是寒证，有时邪热结聚里的实热证，如阳明腑实证亦可出现迟脉。阳明腑实证是里热炽盛，邪热与燥屎相搏结的证候。病人常见发热，便秘，腹部胀满等。由于里实热盛，致使腑气壅滞不通，气血运行受阻，经脉阻滞，脉道不利，所以会出现迟脉。这时脉象多沉实有力。

另外，运动员、重体力劳动者，多表现为迟脉。此为生理性迟脉。因为运动员、重体力劳动者体质强壮，心脏搏动有力，每搏心输出量较大，所以心率比较慢，脉率也就慢。这样的迟脉属于平脉。

由于脉率的快慢主要由心率决定，所以迟脉可见于窦性心动过缓、完全性房室传导阻滞、病态窦房结综合征等。

迟脉主病概括　迟脉

　　① 寒证　脉迟而有力 —— 实寒证

　　　　　　脉迟而无力 —— 虚寒证

　　② 实热证　脉沉迟有力

　　③ 平人　运动员、重体力劳动者

3. 临床应用举例

（1）迟脉主实寒证

　　有一个病人，恶寒怕冷已有半个多月了。如果病人身感发冷，怕冷，添加衣被、近火取暖，仍然感到寒冷，中医便称之为恶寒。这位病人时在盛夏三伏天，盖着 10 斤重的大厚棉被，仍然全身发冷，蜷缩一团，寒战不已。病人面色苍白，四肢发凉，全身没有一点暖和气，感觉脊背部凉气习习。测量体温 35.5℃（口腔）。询问发病的原因，得知是由于夜半露天劳作，然后又用冷水冲澡，因此而起病。其舌淡，舌苔白而滑，脉迟。此为阴寒外束，阳气内遏之证。遂用 2 寸毫针，刺入大椎一寸五分，再将艾绒裹于针柄上，点燃。燃完三团艾绒后，病人通身汗出津津，摸其手足，已温热如常人，恶寒怕冷之症就此而愈。（《中医杂志》1990 年第 5 期）

　　【按】　病人全身发冷，怕冷，脉迟，再结合发病原因，可知为寒证。由于感受寒邪，阴寒外束，使阳气内遏，不得宣通，因而脉迟。治疗应当温散寒邪，温通阳气。医家应用了针灸的方法，取颈部的大椎穴治疗。我们知道大椎穴属于督脉，督脉为阳脉之海，总督、统领一身之阳气。取大椎穴采用温针的方法，温散寒邪，宣通阳气，使严重的恶寒怕冷之症一次便治愈。

　　（2）迟脉主虚寒证

　　有一位患者，老年男性，50 岁，工人。患者心悸不安，胸闷气短已有 3 个月，近半个月来感觉病情加重。患者心慌，胸闷，气短，面色少华，头发昏，乏力，手足发凉。舌质淡，苔薄白。诊察脉象，脉来沉迟细。心电图检查提示：窦性心动过缓，心率 44 次/分。辨证为心气不足，心阳虚弱。以麻黄附子细辛汤加味，温阳益气。服药 5 剂，病人心悸胸闷，乏力头昏等症状明显好转，四肢变得温热，心率有所提高，53 次/分。继续服药 10 余剂，各种症状消失。追访 3 年，患者一直从事重体力劳动，心率稳定在 70 次/分以上。（《病机理论临证指南》）

　　【按】　病人脉象沉迟而细，手脚发凉，提示为阳气虚弱。心悸，胸闷，气短，表明病位在心。脉症合参，说明为心阳虚弱，心气不足。由于心阳虚弱，无力鼓动，所以心跳慢，脉象迟。医家应用麻黄附子细辛汤加味，温阳益气，温运心阳而治愈。

著名中医学家戴丽三治一病人，姓周，女孩，9 岁。患儿左膝关节肿大，住某医院，诊断为骨结核，治疗了 2 个月，前后开刀 5 次，病情如故，请戴丽三会诊。症见患儿面色㿠白，左膝关节肿大且僵冷，不能站立，开刀之处浔浔流下清稀黑水，无疼痛感觉。患儿终日嗜睡，舌润无苔，脉沉迟无力。详询病史，知道是由于冬天玩雪而引发疾病。寒邪侵入经脉，治不得法，迁延日久，郁而不解。脉症合参，当用通阳化滞和血之法治疗，用加味阳和汤。处方：麻黄绒 6 克，熟地黄 15 克，白芥子 9 克，鹿角霜 15 克，桂枝 6 克，上肉桂 5 克，炮姜 9 克，当归 15 克，甘草 9 克。

服上方 5 剂，面色由㿠白渐转红润，左膝关节稍转温，肿势渐消。用原方去鹿角霜，每剂加服鹿茸 1.5 克，再服 5 剂。

上方服 5 剂后，膝关节转温，能够站立。患儿面色红润，食欲增进，精神转佳，患部所流之清稀黑水转为黄色脓液。此为肾阳虽复，尚须补气、活血、生肌。方用张锡纯内托生肌散加减：生黄芪 30 克，天花粉 10 克，乳香 6 克，没药 6 克，山茱萸 15 克。诸药合用，共奏益气生肌，排脓疏络，解毒之功。服用 7 剂，创口逐渐愈合。（《戴丽三医疗经验选》）

【按】 本例患儿面色㿠白，关节肿大僵冷，脉沉迟无力，提示寒邪凝滞，阳气虚弱。戴丽三以阳和汤加味治疗，其中熟地黄、肉桂、鹿角霜温肾阳固肾阴，肉桂与桂枝并用，温复心、肺、肾之阳。后用鹿茸补精髓，壮元阳，大补督脉，强筋壮骨。服药后面色转红润，关节转温，肿势渐消，脓水变黄稠，说明阳气得以回复。后以益气生肌，活血疏络，排脓解毒之法调治善后而治愈。

(3) 迟脉主阳明腑实证

有位患者，姓余，中年女性，38 岁。5 个月前，患者由于情志不遂，又加饮食不慎，导致呃逆频频，应用逍遥散加味治疗，服药 2 剂，呃逆停止。但不久因感冒又发作，给予发汗解表、和胃降逆药治疗，效果不明显。又用疏肝理气、消导攻下、清热养阴等治法，均不能使呃逆尽除。病人除了呃逆以外，还有心烦失眠，夜寐多梦，口中无味，饮食减少，胸闷腹满，大便秘结，有时腹痛。舌红，舌苔黄糙。诊其脉，脉沉迟。

辨证为阳明腑实证，认为是燥屎内结，腑气壅滞，浊气上攻所致。先以小承气汤加味治之，服药 1 剂，矢气频作，大便一次，呃逆止，各种症状减轻。但5天以后呃逆又发作。此乃燥屎未尽，非峻力攻下不能尽除，故以大承气汤治之：大黄12克（后下），芒硝15克（沸化），枳实9克，厚朴10克。分次温服。服药第2天病人排下干硬粪块数枚，呃逆停止，以后未再发作。（《伤寒论通释》）

【按】 本例病人呃逆数月不止，考虑到发病与情志不遂、饮食不慎、感受外邪等因素有关，曾应用疏肝解郁、消食导滞、发汗解表等法治疗，但是均未能获得疗效。详审病情，可见除了呃逆外，还有腹满便秘，心烦失眠等。诊察脉象，脉沉迟。脉症合参，可知根本病机是邪热燥屎搏结于内，因腑气不通，浊气上泛，胃气上逆而致。在辨证中，脉诊提供了重要依据，最终应用大承气汤通里攻下，呃逆愈后未再发作。

4. 脉诊歌诀

《四言举要》：迟脉主脏，阳气伏潜。有力为痛，无力虚寒。

《医宗金鉴·四诊心法要诀》：

迟寒主脏，阴冷相干。有力寒痛，无力虚寒。

《濒湖脉学》：

体状诗　迟来一息至惟三，阳不胜阴气血寒。

　　　　但把浮沉分表里，消阴须益火之原。

主病诗　迟司脏病或多痰，沉痼癥瘕仔细看。

　　　　有力而迟为冷痛，迟而无力定虚寒。

分部诗　寸迟必是上焦寒，关主中寒痛不堪。

　　　　尺是肾虚腰脚重，溲便不禁疝牵丸。

《诊家正眼》：

体象　迟脉为阴，象为不足，往来迟慢，三至一息。

主病　迟脉主脏，其病为寒。

　　　寸迟上寒，心痛停凝。关迟中寒，癥瘕挛筋。

　　　尺迟火衰，小便不禁，或病腰足，疝痛牵阴。

第4天
脉率快速的数脉

1. 数脉的脉形特点是怎样的

数脉的脉率比较快，一息五至以上。也就是一呼一吸，一个呼吸周期脉跳动 5 跳以上。《脉经》说："数脉，去来促急。"《诊家枢要》也说：数脉，"太过也。一息六至，过平脉两至也。"数脉的特点是脉率较快，一息五至以上。脉率相当于每分钟 90 ～ 120 次。

2. 数脉主什么病证呢

数脉主热证。热证多出现数脉。如果脉来数，同时感到应指有力，提示是实热证；如果脉来数，同时感觉应指是无力的，提示为虚热证。

那么热证为什么会出现数脉呢？热证是指机体邪热亢盛，或阴液亏虚的病证。邪热亢盛属于实热证，阴液亏虚为虚热证。实热证出现数脉，是由于机体热邪内盛，正气与邪气相抗争，人体的气血受到邪热的鼓动，运行加速而致，这时脉多数而有力。虚热证出现数脉，是由于人体阴液受损，虚热内生，虚热内扰而致，这时脉多数而无力。由于阴血不足，脉体多细小，表现为细数脉。故《医宗金鉴·四诊心法要诀》说："数热主腑，数细阴伤。有力实热，无力虚疮。"

一般而言数脉主热证，但是，数脉还可见于各种虚证，如气血亏虚、心气不足、阳气虚衰等，决不可将数脉一概认作是热证。

如果气血亏虚，则难以濡溉全身，为满足机体各脏腑、组织、器官的需要，则心动变快，脉率增加，会出现数脉。

如果是心气不足，心阳虚衰，则鼓动无力。此种情况下，心必勉其力而鼓动，也会出现数脉。

如果精血亏虚，不能收敛阳气，或阳气虚衰，致使阳气浮越，亦可出现数脉。

可见数脉主病较广，不可一概作热证论。例如清代医家张锡纯在《医学衷中参西录》中，对此就曾有生动形象的论述："世俗医者，遇脉数之证，大抵责之阴虚血涸。不知元气虚极莫支者，其脉可致极数。设有人或力作，或奔驰，至气力不能支持之时，其脉必数。""然脉之数者，故系阴虚，亦系气分虚弱，有不能支持之象，尤人之任重而体颤也。"

此外，儿童脉率较快，初生婴儿尤其快，可达 140 此/分，此为生理性数脉。所以《濒湖脉学》说："数脉息间常六至，阴微阳盛必狂烦。浮沉表里分虚实，惟有儿童作吉看。"

数脉主病概括　数脉　① 热证　数而有力 —— 实热证

数而无力 —— 虚热证

② 虚证

3. 临床应用举例

（1）脉数有力主实热证

有位女孩，姓易，10 岁，小学生。患儿三天前放学回家时淋了雨，第二天就发烧，流清鼻涕，稍有咳嗽，服西药和中药 2 剂，未见效。第三天咳嗽加剧，气急而喘。并诉喉咙痛，口渴，时时欲饮冷水，小便短少，颜色深黄。体温 38.9℃，面赤唇干，鼻翼煽动，咽部轻度红肿，两肺呼吸音粗糙。诊察舌脉，舌质鲜红，舌苔薄黄而干，脉数有力。辨证为肺热炽盛，热盛伤津。肺热炽盛，宣降失常，则气逆而咳喘，鼻翼煽动；火热炎上，故咽喉肿痛。方用麻杏石甘汤加味：麻黄 5 克，杏仁 10 克，生石膏 30 克，射干 5 克，鱼腥草 12 克，芦根 15 克，甘草 3 克。服药 2 剂，患儿身热退，咳喘平息，诸症消失。（《中医诊断学自学指导》）

【按】　患儿因淋雨而受凉，初起发热，微咳，鼻流清涕。三日之后，外邪入里化热，致使里热炽盛。诊见舌红，舌苔黄，脉数有力。由于热邪壅盛于肺，使肺失宣降，肺气上逆，所以咳嗽，气急而喘。麻杏石甘汤为《伤寒论》中的方剂，治疗邪热壅肺，肺失宣降的咳喘，正对此证，故医家使用麻杏石甘汤加芦根等，清解肺热，宣肺降逆，服药 2 剂而愈。

本例患儿脉数有力，显示为实热证。临证时，见发热口渴，面赤唇红，小便短赤，大便秘结，舌红苔黄的里实热证，若脉来数而有力，更提示邪热亢盛，正盛邪实，治疗当清解邪热，清热泻火。

（2）脉细数主虚热证

有位患者姓许，中年男性，38 岁，农民。患者干咳一年，咯血三天。

患者一年前病起干咳，起初以为是抽烟过多而致，未予重视，也未治疗。半年后感觉身体逐渐消瘦，精神疲乏，仍没认真诊治。近来因过度劳累，咳嗽等症加重。三天前突然头晕心慌，咳嗽频作，吐出鲜血数口，经注射止血药后，病情缓解，今来医院诊治。现咳嗽痰少，痰中偶有少许血丝。自觉手足心烧，心烦微渴，睡后汗出，大便干结。X 线透视诊断为"右上肺结核"。体温 37.8 ℃，血沉 30mm／小时。舌质嫩红，舌苔薄黄少津，脉细数。

辨证为肺阴虚证，方用百合固金汤加减，滋阴清肺，佐以止血：生地 30 克，百合 15 克，玄参 12 克，麦冬 10 克，当归 10 克，地骨皮 10 克，丹皮 10 克，仙鹤草 12 克，田三七 2 克，桔梗 6 克，甘草 5 克。并配合链霉素、雷米封等抗结核治疗。服药 2 周，病人未再咯血，低烧、盗汗、心烦等症显著减轻，但仍微咳、疲倦，前方去三七、仙鹤草，加淮山药、陈皮继服。并嘱病人戒烟酒，忌辛辣，坚持抗痨治疗。（《中医诊断学自学指导》）

【按】 病人患肺结核，干咳一年多。消瘦乏力，低热盗汗，心烦，手足心热等，均为阴虚内热之症。其脉象细数，更提示为阴液亏虚，阴虚内热。故医家用百合固金汤加减，以养阴滋阴清肺为治而见效。

（3）数脉非热，数脉主虚

一般而言，数脉主热证。数而有力为实热证，数而无力为虚热证。但是数脉还可见于其他各种证候，甚至是寒证，不可一概按热证论治。

例如，有位病人，姓郭，老年男性，61 岁，干部。患哮喘病已四五年，近年来加重。近几天来哮喘又发作，咳嗽，咯白痰，气喘，喉间鸣响。遇寒加重。舌苔白腻。脉象滑数。脉症合参，诊为寒痰阻肺之实喘。治法温化痰浊，宣降肺气。方药：麻黄 5 克，杏仁 9 克，陈皮 9 克，半夏 9 克，茯苓 9 克，苏子 9 克，厚朴 9 克，紫菀 9 克，桑白皮 9 克。服药 2 剂，哮喘明显好转，又药 4 剂而愈。（《脏象理论临证指南》）

【按】 患者咳喘反复发作，咯吐白痰，舌苔白腻，遇寒则发病，或病情加重，此为寒痰内伏于肺之寒喘。寒痰内盛，壅阻于肺，肺失宣降，其气上逆，而致咳喘。虽然脉象滑数，但不可以热论治。因为哮喘发作时由于呼吸困难而缺氧，使心率加快，病人常常会出现数脉。此例舍脉从证，治病求本，温化寒痰，宣肺降逆而愈。

在临证时，数脉主虚的情况也很多见，尤其是阳气虚衰的情况。

例如，有一李姓男孩，13 岁，患"肾病综合征"、"氮质血症"，住院治疗两个月病情不见好转。患儿脸胖如满月，面色㿠白，怕冷，手足不温，恶心，患儿呕吐，不愿吃饭，头晕，腹胀，身体困重疲乏，大便稀，小便频，腰酸痛。舌淡胖大，舌苔微腻。脉沉微细数。辨证属脾肾阳虚，阳气虚衰，浊邪壅盛，侵犯三焦。投以温脾汤，温健脾阳，攻下浊邪。用人参 15 克，炮附子 15 克，干姜 7.5 克，甘草 7.5 克，当归 10 克，半夏 5 克，生姜 15 克，黄芪 35 克，大黄 15 克。在服上方的过程中，炮附子逐渐加量至每剂 50 克，黄芪最多每剂 100 克，大黄最大量 30 克，服药 21 剂，呕吐止，各症状好转。后继续温阳健脾治疗，守法用药 4 个月，最后痊愈出院。(《北方医话·王德安医案》)

【按】　此例病人所出现的数脉并不主热证。病人脉象细微而数，是机体阳气衰微的表现。之所以出现数脉，是由于机体脾肾阳气虚衰。病人主要的病机是阳气虚弱，阴寒内盛，浊邪壅盛。因而医家应用温脾汤，温阳健脾，攻下浊邪，后继续温阳健脾调治而愈。

在古代医家的病案中，数脉主虚的案例也很多见。

明代医家李中梓治孙潇湘夫人，下痢四十日，口干发热，饮食不进，腹中胀闷，完谷不化，服木香、黄连、枳壳、豆蔻、厚朴药等三十余剂，病情越来越重，已五天不能进食，命在垂危。李中梓诊之，脉大而数，按之豁然而空。问询得知腹痛而喜按，小便清利。李中梓认为此为火衰不能生土，内真寒而外假热。以附子理中汤急煎与服。服药一剂腹痛止，六剂之后身热退，能够进食。兼服八味丸二十余日而愈。(《医宗必读·痢疾》)

【按】　病人患痢疾，腹胀，腹痛，发热，口干，脉数。由于热象明显，医家按一般湿热痢施治，给予清热理气之药。服药三十余剂，不但无效，病情以渐危重。李中梓详诊病情，察见病人腹痛喜按，泻痢完谷不化，小便清利。尤其是病人虽然脉数，但是按之脉数大空虚。脉症合参，知其为阳气虚衰，火不生土，中焦虚寒。所以李中梓给以温补中焦阳气的附子理中汤。结果一剂腹痛止，六剂身热退。继以八味丸，也就是金匮肾气丸温补肾阳而愈。本例若见发热、脉数即认作是热证，一派寒凉应用到底，恐怕就再无挽回之机了。

4. 脉诊歌诀

《医宗金鉴·四诊心法要诀》：

数热主腑，数细阴伤。有力实热，无力虚疮。

《四言举要》：数脉主腑，主吐主狂。有力为热，无力为疮。

《濒湖脉学》：

体状诗　数脉息间常六至，阴微阳盛必狂烦。

浮沉表里分虚实，惟有儿童作吉看。

主病诗　数脉为阳热可知，只将君相火来医。

　　　　实宜凉泻虚温补，肺病深秋却畏之。

分部诗　寸数咽喉口舌疮，吐红咳嗽肺生疡；

　　　　当关胃火并肝火，尺属滋阴降火汤。

《诊家正眼》：

体象　　数脉属阳，象为太过，一息六至，往来越度。

主病　　数脉主腑，其病为热。

　　　　寸数咳喘，口疮肺痈。关数胃热，邪火上攻。

　　　　尺为相火，遗浊淋癃。

第5天

比数脉更快的疾脉

1. 疾脉的脉形特点是怎样的

疾脉的特点是脉来急疾，一息七八至。《诊家正眼》说："疾为急疾，数之至极；七至八至，脉流薄疾。"疾脉跳得特别快，疾脉的脉率比数脉更快，相当于每分钟120 ～ 140次，数急躁手。

2. 疾脉主什么病证呢

疾脉的临床意义主要有两个方面。一是阳极阴竭，一是元气欲脱。如果脉来疾而有力，多为阳极阴竭之象；如果脉来疾而无力，多为元气欲脱之象。由此可见，出现疾脉一般说明病情比较严重。所以《诊家正眼》说："疾为阳极，阴气欲竭。脉号离经，虚魂将绝。"

阳极阴竭，由于机体真阴枯竭，使阳气亢逆而不得制约，所以脉率极快，按之鼓指。若脉率极快，按之细弱无力，则是机体元气虚衰极为严重，元气欲脱的表现。

疾脉主病概括　疾脉

　　　　　　　疾而有力 —— 阳极阴竭

　　　　　　　疾而无力 —— 元气欲脱

3. 临床应用举例

疾脉与数脉都是脉率快的脉象，但是疾脉比数脉快得多，注意不可将疾脉认作数脉。因为它们的临床意义是不同的。数脉既主热证又主虚证。而疾脉所主绝不是一般热证。出现疾脉皆为正气不足，而且虚损严重，是病情危重的表现。下面的病案便说明了这一点。

这是现代名医赵金铎的病案。赵金铎早年在故里县城行医时，县城木材厂有位经理，姓李，患了疮疡，数月不愈，颈后溃烂如碗口大小，每日流脓流水，淋漓不断。患者僵卧于床上，呻吟不已，痛苦万状。某一日下午，病人猝然神志不清，扬手掷足，躁扰不宁，面赤如妆，汗出如油。家人急急延医，请赵金铎出诊治疗。来到病家，只见病情危笃，于匆忙中诊得脉象躁疾，苔黑如墨。于是断为疮毒攻心，热陷营血，便开了犀角地黄汤合护心散治疗。诊完病返回约二时许，病家遣人告急，言服药以后病情更加危重，病人神昏躁扰，全身冷汗淋漓，四肢厥冷，牙关紧闭。赵金铎听了以后颇感惊愕，心中暗想，辨证似乎未错，何以至此呢？由于患者病情危重，不敢有片刻耽搁，赵金铎便立刻跟着病家返回，一看果然病情如述。

病人服药以后病情加重，这说明辨证有失误之处。再次诊察病情就需特别细致，不能着急。赵金铎详细诊察病人的脉象，感到脉虽然躁疾，但是用力切按则无根。撬口诊其舌，不仅舌苔黑如墨染，而且湿滑如鱼体。至此方恍然大悟，证非疮毒攻心，热陷营血。由于患病日久，脓水淋漓，使真阴耗竭。更因屡用寒凉，致阳气衰微，虚阳上越。病属至虚，而在外却表现出烦躁面赤，昏乱闷绝，扬手掷足，脉象躁疾，苔黑如墨的假实之象。再诊病人足部的太溪脉，其脉不绝，知道仍有生机。遂改用参附汤合生脉散：炮附子12克，红参9克，五味子9克，麦冬9克。其中的人参、附子为参附汤，救病人的垂危之阳；人参、麦冬、五味子为生脉散，敛病人的将竭之阴。药煎好了以后，撬开病人的牙关，将药徐徐灌入口中。从日暮至夜晚，一连煎服了三付药。直到夜半时分患者的汗才止住。四肢渐渐转温，脉象变得徐缓，病人安然入睡，最终转危为安。后来调理一个多月而完全康复。（《名老中医之路》）

【按】 病人患疮疡，猝然神昏躁扰，苔黑如墨，脉来极数，据此辨证为热毒炽盛，疮毒攻心，热陷营血。然而药后病情更现危重。详诊其脉，脉来急疾躁手，可知并非数脉，乃疾脉也，加之其脉切按无根，由此始知证非疮毒攻心的实热证，其当下的病机是真阴耗竭，阳气衰微，元气欲脱。遂改用参附汤合生脉散，急煎连服，而得转危为安。

李中梓治疗一侍御的女儿，发热咳嗽，已有半年，十月间吐鲜血甚多，进食极少，一天仅食粥一小碗，肌肉瘦削，大便溏泄，卧床不起，脉来七至。李中梓诊后说：病情危重，法在不救。若能遵从医命，不为旁扰，或许还可救治。每帖用人参五钱，桂、附各一钱，芪、术各三钱，归、芍各二钱，陈皮一钱，让患者每日服药三剂。前后共服大约七十余剂，并服壮水丸约三斤，而后病人已能起床，又调治三月而饮食如旧，恢复正常。（《医宗必读·虚痨》）

【按】 患者身热咳嗽，消瘦咯血，食少便溏，病已半载，卧床不起，所患当属痨瘵之疾。患者脉来一息七至，此为疾脉。《脉说》言："疾脉，数之甚者，七至八至故曰疾。"《脉说》还说："若痨瘵虚惫之人，亦或见之，则阴气下竭，阳光上亢，有日无月，短期诀矣。"患者病久，气阴大伤，阴气将竭，元气欲脱，所以脉来急疾。故李中梓以人参、白术、黄芪益气，当归、白芍养血。桂、附温阳，以温助气血。更以壮水丸补阴益阴，日服数剂。调治数月，终起沉疴。

4. 脉诊歌诀

《医宗金鉴·四诊心法要诀》：

       三至为迟，六至为数。四至为缓，七至疾脉。

《诊家正眼》：

体象　疾为急疾，数之至极，七至八至，脉流薄疾。

主病　疾为阳极，阴气欲竭。脉号离经，虚魂将绝。

       渐进渐疾，旦夕殒灭。

       左寸居疾，勿戢自焚；右寸居疾，金被火乘。

       左关疾也，肝阴已绝；右关疾也，脾阴消竭。

       左尺疾也，涸辙难濡；右尺疾也，赫曦过极。

第6天
应指松软的虚脉

1. 虚脉的脉形特点是怎样的

虚脉的特点是举之无力，按之空虚，应指松软。《脉经》说："虚脉，迟大而软，按之不足，隐指豁豁然空。"《诊家枢要》说："虚，不实也。散大而软，举按豁然，不能自固，气血俱虚之诊。"

诊脉时寸、关、尺三部，轻取、重按都感到应指无力，搏动力量软弱，便是虚脉。虚脉是脉管的紧张度减弱，脉管的充盈度不足的状态。

虚脉实际上是一切无力脉的总称。凡脉应指无力，都属于虚脉。《景岳全书》说："然而无论诸脉，但见指下无神者，总是虚脉。"这里所说的"无神"就是指软弱无力。因为李东垣曾说："脉中有力，即有神矣。"

2. 虚脉主什么病证呢

虚脉主虚证，多为气血两虚。由于气虚无力鼓动气血，故脉来应指无力；由于血虚不能充盈脉道，故按之有空虚的感觉。《景岳全书》说："虚脉，正气虚也，无力也。"

3. 临床应用举例

出现虚脉，一般提示是虚证，说明机体正气虚弱，需要用补法治疗，扶助、补益正气。

名医岳美中曾治一女孩，姓戈，12 岁。患儿的母亲原本体弱多病，年龄比较大才生了这个女孩。致使女孩先天不足，影响到后天，从襁褓时发育就不够好，身体矮小瘦弱，稍微一活动，就感到劳累气短，因此懒于玩耍。而且目力非常弱，读书、写字超过十分钟，就会感觉眼睛痛，因此只好休学。在上海治疗一个时期无效，便来到北京请岳美中诊治。患儿面白无华，眼睛白睛过白，大便有时不成条。而且吃饭极少，每顿吃不了半两饭。切其脉虚软。凭脉参症，认为是脾胃衰弱。方用资生丸以培补后天之本：人参、白术各 45 克，茯苓、山药、莲子、陈皮、麦芽、神曲各 30 克，苡仁、芡实、白扁豆、山楂、砂仁各 22.5 克，桔梗、藿香、甘草各 15 克，白豆蔻 12 克，川黄连6克。将这些药研成粗末，每日取药末6克，煎2遍之后合到一起，午饭后、晚饭后各服一次。服药二十日后，患儿食欲好，食量大增；一个月后，每餐可进食三两，面色红润，精神焕发，喜玩乐动，看书、写字眼睛也不痛了，其病痊愈。(《脏象概说》)

【按】　患儿先天不足，身体瘦弱，动则劳累，疲乏气短，其脉虚软，可知为气虚。又见纳食极少，大便不成形。脉症合参，可知为脾胃气虚。岳美中将缪仲淳的资生丸改为散剂，益气健脾，补益脾胃，培补后天之本，调治月余即愈。

我们知道，疾病是非常复杂的，有时虚实夹杂在一起。但是在诊脉时，只要脉有虚象，应指无力，就说明有正气不足的情况，治疗时一定要顾护正气，不可一味攻邪。

有一个病人，姓张，老年女性，60多岁。大便13天不通，腹部胀痛难忍，呼号不已。病人屡屡登厕而大便不出，饭也吃不下。面色不华，舌淡，脉弦细。某医生用大剂的芒硝、大黄，通里攻下。方中用大黄30克，服药后医生见大便未通，又加入大黄30克煎服第二遍，服后大便仍然未动。病家又请一当地的名医诊治，名医使用润下剂治疗，可大便依然未解。

诊时只见患者面色败弱，气短，脉虚大而无力。认为此乃气虚不运而致。投以补中益气汤加味，益气健脾：黄芪20克，党参12克，白术10克，当归12克，陈皮10克，柴胡10克，升麻6克，茯苓10克，五味子10克，炙甘草8克。水煎服，每日1剂，早饭前、晚饭后温服。患者服药1剂，大便即下3次，所泻之物尽是黄水和黑块，其病得愈。(《脏象理论临证指南》)

【按】　治疗便秘常用通里攻下法，以通下大便。但这仅适用于实证的便秘。我们知道，正常的排便有赖于气的推动，若是气虚推动无力，亦可导致便秘。这样的便秘，越用攻下，正气越伤，便秘越重。本例患者年已花甲，气血渐衰，中气虚弱，由于气虚推动无力导致便秘。病人本来正气不足，不任攻伐，但前医一味攻下，应用大剂量的硝、黄，结果使正气更伤，中气更虚，清阳下陷，推动无力，大肠传导失司而便结愈重。本例病人脉象虚大无力，为正确的辨证治疗提供了重要的依据。由脉象可知，病人绝非实证，所以越行攻下，正气越虚，便秘越重。治疗应当益气扶正补虚，使机体正气充足，不通大便而大便自通，所以应用补中益气汤，药到病解。

4. 脉诊歌诀

《濒湖脉学》：

体状诗　举之迟大按之松，脉状无涯类谷空。

　　　　　莫把芤虚为一例，芤来浮大似慈葱。

主病诗　脉虚身热为伤暑，自汗怔忡惊悸多。

　　　　　发热阴虚须早治，养营益气莫蹉跎。

分部诗　血不荣心寸口虚，关中腹胀食难舒。

　　　　　骨蒸痿痹伤精血，却在神门两部居。

《诊家正眼》：

体象　虚合四形，浮大迟软。及乎寻按，几不可见。

主病　虚主血虚，又主伤暑。

　　　　左寸心亏，惊悸怔忡；右寸肺亏，自汗气怯。

　　　　左关肝伤，血不荣筋。右关脾寒，食不消化。

　　　　左尺水衰，腰膝痿痹；右尺火衰，寒证蜂起。

第7天
举按有力的实脉

1. 实脉的脉形特点是怎样的

实脉的特点是脉来搏指，三部举按均有力，来去皆盛。《濒湖脉学》说："实脉，浮沉皆得，脉大而长，微弦，应指愊愊然。"《诊家枢要》说："实，不虚也。按举不绝，愊愊而长，动而有力。"所谓愊愊，就是指坚实的样子。

诊脉时寸、关、尺三部，轻取、重按都感到应指有力，便是实脉，故《濒湖脉学》说："实脉浮沉有力强。"实脉实际上是一切有力脉的总称。

2. 实脉主什么病证呢

实脉多主实证。实证是指邪气亢盛，而机体正气不虚，正邪相争的证候。由于正邪相争，气血壅盛，故脉道坚满，脉来应指有力。《景岳全书》："实脉，邪气实也，举按皆强，鼓动有力。"凡机体各种实邪亢盛，都可出现实脉。

3. 临床应用举例

出现实脉，一般说明是实证，机体实邪偏盛，治疗应当用泻法，攻邪、祛邪。

例如，患者李某，中年女性，40岁。病人每到下午3时左右就发烧，有时晚上亦发热，体温在37 ~ 38 ℃之间。曾按阴虚内热治疗，但无效，反复发作一年多，多次进行检查，发热原因不明。就诊时发低烧，体温37.5 ℃。病人食欲差，进食少，心烦，口干舌燥，腹胀满，大便秘结，3 ~ 5日大便一次，粪便干燥坚硬。舌红苔黄。脉沉实有力。根据《伤寒论》212条"不大便五六日，上至十余日，日晡所发潮热"为阳明腑实证的论述，予以大承气汤一剂。处方：大黄12克（后下），芒硝15克（沸化），厚朴12克，枳实9克。水煎服。服药1剂，病人一天大便8次，泻下的都是污浊之水和硬粪。从此未再发热，脉静身和，其病获愈。（《伤寒论通释》）

【按】 病人每到午后身发低热，这种按时发热的症状中医称之为潮热，就是说发热如同潮汐一样有定时，有规律。一般来说潮热多属于阴虚。但是除了阴虚以外，阳明腑实证也可以出现潮热。如果是阴虚潮热，脉象多细数。若是阳明腑实证，则脉象沉实有力。此例病人午后潮热一年多，医家多认为是阴虚，屡用滋阴药无效。诊察病人脉象，其脉沉实有力，可知不属阴虚潮热，不是虚证，而是实证，是邪热与燥屎相搏结，停滞胃肠的阳明腑实证。实证治疗当用泻法，攻邪、祛邪，而不能应用补法，所以滋阴补阴没有效果。于是应用大承气汤，通里攻下：服药 1 剂而愈。

现代名医关幼波的一则病案，也说明了在临床诊疗中根据脉诊辨病证虚实的重要意义。凡脉来鼓指，应指尚有力量，便说明是有实邪，治疗应当注意祛邪。

关幼波早年曾抢救治疗一例流行性出血热的病人。患者在外地救治未愈，送来北京会诊治疗，关幼波参加了会诊。当时此病北京亦不多见，于是关幼波就向西医专家请教有关流行性出血热的情况。了解到本病病原为特殊的病毒，发病急骤，死亡率很高。临床以发热、出血、休克和肾功能障碍为特征。临床分为发热期、低血压期、少尿期和多尿期。关幼波又向护送病人来北京的中医大夫请教。当地的中医大夫认为，发热期相当于热毒入于血分，用犀角地黄汤加减治疗；低血压期，也就是休克期以西医西药为主抢救治疗。肾功能障碍多尿期为肾虚，治疗应当以补肾为主，用六味地黄丸加减治疗。本例病人正处于多尿期，曾经服用六味地黄一类治疗，但效果不明显。了解了这些情况之后，关幼波又详细诊察病人，发现患者少气懒言，精神萎靡，虽然已不发热，但是仍有口渴，喜欢冷饮。舌苔白，舌质红。仔细诊察脉象，发现虽然脉象细数，但是略有鼓指，感到脉来应指尚有力量。由此认识到，此为热毒深入血分，耗伤了气阴，病人虽然气阴大伤，但是里热未清。从脉象可以看出，里热未清，仍然有实邪，所以使用六味地黄之类的方药一派补益，为时尚早。于是改用竹叶石膏汤与人参白虎汤合方加减，既补益气阴，更清解邪热。服药三剂，病人症状改善。后来又用六味地黄之类加减而收功。（《名老中医之路》）

明代医家李中梓治太学朱修之，病人患手足痿废之症 8 年，更换医家数以百计，毫无寸功。千里迢迢，招李中梓诊治。李中梓诊之，感觉病人六脉有力，饮食如常。李中梓认为，此属实热内蕴，心阳独亢。用承气汤一剂，病人泻下六七次，左脚便能伸缩。又用大承气汤一剂，泻下十余次，手可以持物。又用黄连、黄芩各一斤，酒蒸大黄八两，做成蜜丸。让病人每日服四钱，以人参汤送服。治疗一个月，病人泻下积滞不可胜数，四肢皆能舒展。

（《医宗必读·痿》）

【按】 病人患手足痿废8年，更医数百，服药无数，不见寸功。最后经李中梓用承气汤及大黄、黄连、黄芩等施治而愈。李中梓之所以应用泻下之剂，依据的就是脉象。病人六脉有力，提示为实证，攻下祛邪便是不二法门，结果服药1剂，脚可伸缩；服药2剂，手可持物。调治一个月四肢舒展而痊愈。

4. 脉诊歌诀

《濒湖脉学》：

体状诗　浮沉皆得大而长，应指无虚愊愊强。

　　　　热蕴三焦成壮火，通肠发汗始安康。

主病诗　实脉为阳火郁成，发狂谵语吐频频。

　　　　或为阳毒或伤食，大便不通或气疼。

分部诗　寸实应知面热风，咽疼舌强气填胸。

　　　　当关脾热中宫满，尺实腰肠痛不通。

《诊家正眼》：

体象　　实脉有力，长大而坚，应指愊愊，三候皆然。

主病　　血实脉实，火热壅结。

　　　　左寸心劳，舌强气涌。右寸肺病，呕逆咽痛。

　　　　左关见实，肝火胁痛；右关见实，中满气疼。

　　　　左尺见之，便闭腹痛；右尺见之，相火亢逆。

常见的病脉（二）

第 *1* 天
细如丝线的细脉

1. 细脉的脉形特点是怎样的

细脉的特点是脉细如线，《诊家枢要》说："细，微渺也。指下寻之，往来微细如线。"虽然脉体很细，但应指分明。所以《濒湖脉学》说："细脉：小大于微而常有，细直而软，若丝线之应指。"

诊脉时感觉脉道狭窄，手指下的脉就像一根细线，脉体细小，故细脉又称为小脉。《濒湖脉学》说："细来累累细如丝，应指沉沉无绝期。"

2. 细脉主什么病证呢

细脉多见于气血亏虚、阴血亏虚，还见于湿邪内阻的病证。

脉为血之府，是气血运行的通道。若气血亏虚，尤其是阴血不足，则不能充盈脉道，气不足则无力鼓动血行，所以脉来细小而且无力。

另外，湿邪所导致的各种病症，亦常出现细脉。这是因为湿邪的性质重浊黏滞，若是湿邪内盛，常常会阻遏压抑脉道，使气血运行不利，从而出现细脉。湿证也是细脉重要的主病。

对于细脉的主病，《濒湖脉学》概括说："细脉萦萦血气衰，诸虚劳损七情乖。若非湿气侵腰肾，即是伤精汗泄来。"

细脉主病概括　细脉

　　　　　　　① 气血亏虚、阴血不足

　　　　　　　② 湿证

3. 临床应用举例

（1）细脉主虚

细脉主气血不足，如果诊病时摸到了细脉，常常说明病人气血亏虚。

有一位妇女，两手脱皮，双手好似剥了皮的兔肉，颜色鲜红，手微痛，不肿不痒。得病已有五个月，生活不能自理，感到非常痛苦，病人四处求医，打针吃药，内治外治，未能奏效。来诊时检阅病人之前所用方药，只见有的清热泻火，有的凉血解毒，有的清热祛湿，还外用过杀虫药膏。凡此种种，皆未见效。

详细询问病情，得知病人身无他疾，惟有近年来行经时月经量过多，经血颜色淡。脉细，手足发凉。此为素体阳气不足，且长期月经过多而致血虚，不能温养四末。法当养血，温经，通脉，当归四逆汤加阿胶主之。病人服药20余剂，病好了一大半，后来减去细辛，继续服用一个月而痊愈。（《岐黄用意》）

【按】　病人两手脱皮5个多月，询问病史得知长期月经过多，诊察脉象，脉细。由此可知，患者长期经血过多导致血虚。由于血虚严重，加之素体阳气不足，气血不能温养手足四末，所以两手脱皮。治疗应当以养血为主，温养气血，温通经脉。于是应用当归四逆汤加阿胶治疗而愈。

有位患者，姓沈，中年男性，35岁，因失眠多梦而就诊。询问病史得知，曾发生上消化道大出血，当时惊恐不已，从那以后就睡觉不好，失眠多梦。虽多方治疗，仍缠绵不愈。患者精神萎顿，气短，头晕，脘腹隐隐疼痛，还有阳痿早泄。舌淡苔白，脉细。辨证为失血以后，心肝血虚，神魂失所养。药用：酸枣仁9克，川芎5克，茯苓9克，党参9克，当归9克，白芍6克，柏子仁9克，龙齿15克，远志9克，合欢花5克，炙甘草3克。

服药一周，患者睡眠改善，夜间能入睡，做梦亦减少。后来复诊时遇到其他医生，医者见其有阳痿、早泄，认为是肾虚而改用了补肾之剂，结果服药以后病人遗精频发，失眠加剧。又转用前面补血养血方药，加减治疗2个月，病人睡眠渐安，其他症状也渐渐消除。（《气血理论临证指南》）

【按】　病人消化道大出血之后出现失眠多梦，其脉细，可知所以失眠，是因为大失血，使气血大伤，心神失养而致。由于气血亏虚，尤其是血虚，脉道不充，所以脉体细。脉细提示血虚不能养心是其主要的病机。他医见患者有阳痿、遗精，便认为是肾虚，给予补肾治疗，由于不符合根本病机，所以服药后失眠加重。中医认为心主血，肝藏血，心藏神、肝藏魂，血虚使神魂失养导致失眠，所以给予补养心肝之血、养心安神的方药治疗而获效。

（2）细脉主湿

虽然细脉多主气血亏虚，尤其是血虚，但是不可一概以气血亏虚而论。细脉还可见于湿邪导致的各种病证。切不可一见细脉就认为是虚。孔令诩教授的一则验案便体现了这一点。

孔令诩教授是北京四大名医之一孔伯华的孙子。所治病人姓刘，中年男性，34岁，患者近3年来便秘，大便3～4日一次，伴有乏力，嗜睡，心悸，口干喜冷饮，舌苔白腻，脉细。孔令诩教授辨证为湿邪过重，郁遏气机，治疗以化湿为主，辅以健脾。方药：黄连 10 克，香薷 15 克，白扁豆 10 克，茯苓 10 克，佩兰 15 克，生白术 10 克，荷叶 10 克，陈皮 10 克，儿茶 10 克，甘草 10 克。患者先后服药 14 剂，诸症悉减，大便通畅。（《中医杂志》1999 年第 2 期）

【按】　本例患者便秘 3 年，曾服攻下之药治疗。服攻下药后，虽然大便可得一时之快，但是过后便秘更加严重。患者也曾遍服补益之品，但效果均不理想。病人舌苔腻，脉细，提示便秘的根本病机在于湿邪阻遏气机，导致升降失常，传导失职。所以应用化湿、祛湿的方药治疗，取得了满意的疗效。此例患者脉细，为辨证治疗提供了重要的依据。很多人一见细脉便想到虚证，其实细脉不仅主虚，还主湿，是我们临证不可忽视的。

4. 脉诊歌诀

《濒湖脉学》：

体状诗　细来累累细如丝，应指沉沉无绝期。

　　　　春夏少年俱不利，秋冬老弱却相宜。

主病诗　细脉萦萦血气衰，诸虚劳损七情乖。

　　　　若非湿气侵腰肾，即是伤精汗泄来。

分部诗　寸细应知呕吐频，入关腹胀胃虚形。

　　　　尺逢定是丹田冷，泄痢遗精号脱阴。

《诊家正眼》：

体象　细直而软，累累萦萦，状如丝线，较显于微。

主病　细主气衰，诸虚劳损。

　　　细居左寸，怔忡不寐；细居右寸，呕吐气怯。

　　　细入左关，肝阴枯竭；细入右关，胃虚胀满。

　　　左尺若细，泄痢遗精；右尺若细，下元冷惫。

第*2*天
状如洪水的洪脉

先说一个故事，是刘力红的师傅李阳波当年治疗的病案。有一年的冬天，刘力红的师傅到一位朋友家赴宴，吃饭之前这位朋友请求李阳波为她的父亲诊脉。诊完脉，李阳波也没有说什么。吃完饭以后，朋友送李阳波出门，李阳波这才说：你父亲的身体要注意，不然的话，明年夏天会出大问题的。朋友听了这番话，心里很紧张，因为她亲眼见过李阳波大夫的一些预言后来都兑了现。所以就迫不及待地问，有什么办法可以避免。李阳波就开了一张处方：一味生石膏，一味苏木，嘱咐熬水以后当茶饮。

那么李阳波诊脉时发现了什么呢？原来诊脉时摸到的是洪脉。洪脉是在夏天出现的脉象。夏天自然界阳气亢盛，所以脉有洪象。冬天自然界阳气正在收藏，人体的气化与之相一致，是不应该出现洪脉的。那么在冬天摸到一个夏天的洪脉，就说明机体阳热过于亢盛。在冬天阳气收藏的时候尚有天地的因素在束缚这个脉气，还会出现这样的脉象，如果到了夏天，气候约束的因素没有了，那当不将山洪暴发？所以李阳波断定夏天肯定会出问题。阳热亢盛的病证应当用白虎汤治疗，所以李阳波开了个白虎汤的变方，更简单方便。

这位朋友回家后就对父亲说：李大夫说您应该吃一些中药调理调理，这样对身体有好处。可她的父亲是一位老干部，非常固执，认为刚刚做过全面体检，什么问题也没有，吃什么药呢？所以就没有理会。结果到了夏天，大概是七月份的时候，突发脑溢血，被送到医院救治。但抢救无效，不到一个星期就去世了。(《思考中医》)

那么我们会问了，洪脉是什么样的脉象呢？脉形特点是怎样的呢？洪脉都主什么病证呢？下面我们将进一步做详细的介绍。

1. 洪脉的脉形特点是怎样的

洪脉的脉形特点是脉体宽大，浮大有力，来盛去衰，状如洪水，波涛汹涌。

《濒湖脉学》说："洪脉：指下极大，来盛去衰，来大去长。"《诊家正眼》说："洪脉极大，状如洪水，来盛去衰，滔滔满指。"

洪脉的特征是脉体宽大，脉位较浅，脉来有力。因此诊脉时有应指浮大有力，滔滔满指的感觉。轻取、重按时脉来大而鼓动有力，像洪水一样充满寸关尺三部。

洪脉再一个特点是来盛去衰，状如洪水，波涛汹涌，所以称为洪脉。所以《濒湖脉学》说："洪脉来时拍拍然，去衰来盛似波澜。"所谓来盛去衰是指脉来时应指有力，脉去时力量很快减弱。其升支较高而陡，降支直下，指下似有大起大落的感觉。

2. 洪脉主什么病证呢

出现洪脉说明阳明气分热盛、邪热亢盛。洪脉还可见于虚阳外越的病证。

邪热炽盛的实热证之所以出现洪脉，是由于邪热亢盛，充斥于表里内外，邪热鼓动气血，气盛血壅，脉道扩张，正邪剧争，脉道坚满，故脉浮大有力，来盛满指。所以《诊家正眼》说："洪为盛满，气壅火亢。"

如果病人并无邪热炽盛的病状，而是久病体弱，这时出现了洪大之脉，要特别注意脉象有没有根。如果沉取应指无力，甚至摸不到，则是洪大无根，此时的洪脉说明是机体虚阳外越，虚阳欲脱，是病情危重的征象。

洪脉主病概括　洪脉

　　　　　　　① 里热亢盛——洪大有力

　　　　　　　② 虚阳外越——洪大无根

3. 临床应用举例

（1）主阳明气分热盛

若外感病证出现高热，脉象洪大，此为阳明气分证。

有一个女孩姓刘，5 岁。患了感冒，发烧三日不退，请刘渡舟教授诊治。患儿体温40℃，周身汗出，但是汗出而发热不退。患儿烦躁，口渴，要水喝，口干唇燥。舌苔黄，脉洪大。此为阳明气分热盛。刘渡舟开了白虎汤：生石膏30克，知母9克，甘草6克，粳米一大撮，水煎服。患儿吃了两副药，热退汗止而愈。（《通俗伤寒论讲话》）

【按】　患儿外感发热，高热不退，汗出，口渴，脉象洪大。脉症均符合阳明气分热盛，刘渡舟教授便应用了白虎汤原方，清解气分邪热。由于方证相应，服药2剂，即热退而愈。

（2）主阳热亢盛

如果患者并未患外感病证，但是却出现了洪脉，则说明机体阳热极为亢盛，亦可用白虎汤治疗。前述李阳波的病案以及下面的病案便说明了这一点。也就是说，若杂病见洪脉当以火热论治。

某综合厂一位干部，姓赵，患剥脱性皮炎，遍身红疹，奇痒难忍，搔之则溃烂流水，进而全身肿胀，症状十分严重，屡用西药无效，且日趋严重，来诊时已遍体流水，几乎体无完肤，当即收入院治疗。

察其脉，六脉洪大。舌红，发热，口干，尿黄，便干。经再三考虑，决定凭脉用药，投以大剂白虎汤加减：生石膏 60 克，山药 30 克，知母 18 克，苍术 13 克，薏苡仁 30 克，蛇蜕 3 克，浮萍 15 克，黄柏 15 克，甘草 6 克。水煎服。患者服药 2 剂，肿胀即消退，水疱结痂，热退，能够安睡。原方又服 2 剂，除遍身遗留白屑外，其余则健如常人。又予调胃养阴之药数剂，前后共计治疗 9 天，即痊愈出院。（《北方医话·韩学信医案》）

【按】 此例病人所患为剥脱性皮炎，病势急重。病人发热，口干，便结，尿黄，一派热象，尤其是脉象，六脉洪大。病人所患虽然不是外感热病，但脉来洪大，表明机体阳热亢盛，气分热盛。于是医家凭脉用药，而不拘泥于皮肤病的治疗思路，予以白虎汤加味。将粳米换为山药，并加苍术、黄柏、薏仁等清热利湿之品，服药 4 剂，皮疹即愈，可谓效若桴鼓。

（3）主虚阳外越

洪脉除可见于阳明气分证、机体邪热亢盛以外，还可见于虚阳外越的情况。当机体虚阳外越时，脉表现为洪大无根，这是病情危急、危重的征象。

喻嘉言曾治一病人，叫徐国桢，患了伤寒六七日，发热，目睛红赤，口渴严重，要水喝。但是端水到了跟前，却又放到一边不喝。病人身热，异常大躁，令人将门窗大开，躺卧在地上，仍感烦热难耐，辗转不快，更求把他放入井中，可见其烦热之甚。见此情状，一个医生急制承气汤与之服。喻嘉言诊病人的脉，只见脉象洪大无伦，但是重按却无力。由此喻嘉言断定：此为内有真寒，外显假热，阳欲暴脱。喻氏说，应用姜、附等温阳药，恐怕还不能够回阳，怎敢以纯阴寒凉之药，再重伤其阳？于是以附子、干姜各五钱，人参三钱，甘草二钱，煎成之后让病人冷服。病人服药后全身寒战，上牙碰下牙，啮齿有声，冷得用厚厚的棉被蒙着头，为他诊脉他不肯伸手，这时阳气衰微的病状开始显现出来。又给病人服药一剂，微微汗出，热退而安。（《寓意草》）

【按】 本例病人发热口渴，面红目赤，异常大躁，脉象洪大，似为热证，而且热势极盛，所以一个医家急欲以承气汤治之。喻嘉言察见病人得水而不欲咽，特别是脉象，脉虽洪大无伦，但重按却无力。由此断定为真寒假热，阳欲暴脱之证。于是以通脉四逆汤加人参，回阳救逆，服药2剂，转危为安。

李中梓曾治疗一位病人，叫吴文哉，患了伤寒，烦躁面赤，昏乱闷绝，时时索要冷水喝。而且病人狂躁不安，扬手掷足，以致难以诊脉，需五、六个人制之，方得就诊。其脉洪大无伦，然而重按则感到细小如丝。李中梓认为，脉浮取洪大，沉取则细小，此为阴证似阳，若与附子理中汤当能救治。病人的弟弟听后非常吃惊，说其他医者不是用柴胡、承气，就是用竹叶石膏，如今你怎么敢用热药呢？李中梓坚持说：服温热药犹可生还，若是服凉药则立刻毙命。于是用理中汤加人参四钱，附子二钱。将药煎成后放入井中，冰冷之后给病人服用。服药一时许，病人狂躁已定，又服一剂而神爽。服人参至五斤而安。（《医宗必读·伤寒》）

【按】 此例李中梓之所以坚持用温热药，主要是依据脉象。病人的脉浮取洪大无比，重按则细小如丝。这样的洪脉绝不是实热证的脉象，而是阳气虚衰，虚阳外浮的明证。所以李中梓坚持应用温热药而获效。

4. 脉诊歌诀

《四言举要》：有力洪大，来盛去悠。

《医宗金鉴·四诊心法要诀》：来盛去衰，洪脉名显。

《濒湖脉学》：

体状诗 洪脉来盛去还衰，满指滔滔应夏时。

若在春秋冬月份，升阳散火莫狐疑。

主病诗 洪脉阳盛血应虚，相火炎炎热病居。

胀满胃翻须早治，阴虚泄利可踟蹰。

分部诗 寸洪心火上焦炎，肺脉洪时金不堪。

肝火胃虚关内察，肾虚阴火尺中看。

《诊家正眼》：

体象 洪脉极大，状如洪水，来盛去衰，滔滔满指。

主病 洪为盛满，气壅火亢。

左寸洪大，心烦舌破。右寸洪大，胸满气逆。

左关见洪，肝脉太过；右关见洪，脾土胀热。

左尺洪兮，水枯便难；右尺洪兮，龙火灼燔。

附：与洪脉相似的大脉

大脉与洪脉相似，都是脉体宽大的脉象，切脉时感到指下脉道比较宽，脉管较粗。与洪脉不同的是，脉来无汹涌之势。在《内经》中是将脉的"大"与"粗"并提的。《素问·脉要精微论》说："脉粗大者，阴不足，阳有余，为热中。"可见大脉是与脉体的粗细相关的。大脉特点是脉形宽大，与细脉相反。张璐《诊中三昧》说："大脉者，应指满溢，倍于寻常，不似长脉之但长不大，洪脉之既大且数也。"

那么大脉主什么病证呢？大脉一方面可见于健康人，另一方面出现大脉，说明邪气亢盛。在疾病过程中，如果脉象变大，说明病情发展，是病情加重的表现。

如果我们诊脉时摸到一个大脉，那么这个脉是正常的脉象还是病脉呢？常脉和病脉最主要的鉴别，就是看脉象有没有胃气。我们知道，身体健康的人，脉来应当是和缓、柔和的，这是有胃气的表现，说明没有邪气鼓动。所以身体健康的人所出现的大脉，多脉来从容，具有和缓之象，这是机体气血充盛，体魄强健的表现。

患病时出现的大脉，脉来应指有力，但缺少和缓的感觉，这样的大脉说明机体邪气亢盛。若是在疾病过程中，感觉脉原来不甚大，后来脉逐渐变大，则提示病情加重，如《素问·脉要精微论》所说："大则病进"。相反，经过治疗以后，如果脉的跳动力度减小了，或者说变得柔和、和缓了，这说明邪气在减退，人体的正气在逐渐恢复，是病情好转的表现。这就是我们通常所说的脉象"大则病进，小则病退"。我们在诊病时要注意诊察脉体大小的变化，这对于推断病情进退变化有重要价值。

另外，还有脉大为虚的说法。虚证的大脉多表现为浮大无力，而实证出现大脉多应指有力，中取、沉取较浮取时为盛。新病得大脉，脉来应指有力，多是邪气盛实而正气未虚；久病得大脉，脉浮大无力，则是正气不足，主虚，而且提示虚损严重。

我们知道，阳具有升浮、升发的特性，阴具有沉降、收敛的特性。如果机体阳气虚衰比较严重，虚阳浮越于外，阳气鼓动血脉，可致脉浮大。如果机体阴血严重受损，阴津耗竭，失去沉降的作用，不能制约、收敛阳气，阳气外浮，鼓动血脉，脉象也会变得浮大。所以《诊家枢要》说："大，不小也。……为血虚气不能相入也。"

对于大脉的主病，黄宫绣《脉理求真》总结说："主邪盛，亦主正虚。"也就是脉实大有力，主实证；脉虚大无力，为虚证。如《诊宗三昧》所说："大脉有虚实阴阳之异。经云：大则病进。是指实大而言。仲景以大则为虚者，乃盛大少力之谓。"

如明代医家李中梓治一患者，因劳累积郁，致胸膈满闷，不能饮食。服消食之剂无效，改服理气之剂；无效，又改服利痰之剂；无效，又改服开郁之剂；无效，又改服清火之剂。半年之间，服药百余剂，而病势日益加重，最后请李中梓诊治。李中梓先检阅此前所服方药，然后诊其六脉。叹曰：脉大而软，两尺如丝，此是火衰而不能生土，反投以伐气寒凉之品，这何异于人既入井，而又下石乎？遂以六君子汤加益智仁、干姜、肉桂各一钱，服药十剂病情减轻，但是进食甚少，李中梓又加附子一钱，兼用八味丸，调补百余日而恢复正常。（《医宗必读·不能食》）

【按】　病人胸膈满闷，饮食少进，医者消食、祛痰、理气、开郁、清火，诸法用遍，结果越治越重。李中梓诊其脉，脉大而软。知为虚证，病人阳气虚弱，火不生土，脾肾阳衰。遂以六君子汤益气健脾化痰，并加干姜、益智仁、肉桂等温补脾肾之品，服药10剂病情好转，又合桂附八味丸进一步温补肾阳，调补百日而愈。

第**3**天

如盘走珠的滑脉

1. 滑脉的脉形特点是怎样的

滑脉的脉形特点是往来流利，应指圆滑，如盘走珠。《濒湖脉学》说："滑脉：往来前却，流利辗转，替替然如珠之应指"。

具体来说，滑脉的特点是，手指下脉的搏动有一种圆滑流利的感觉，就像圆溜溜的珠子在光滑的盘子里滚动一样，又如同露珠在荷叶上滚动一般，没有一点阻碍和滞涩，非常的流畅。如《濒湖脉学》体状诗所说："滑脉如珠替替然，往来流利却还前。"《诊家正眼》则说："滑脉替替，往来流利，盘珠之形，荷露之义。"

2. 滑脉主什么病证呢

滑脉多见于痰湿、食积、实热等病证。还可见于正常的青壮年、妊娠的妇女。所以《濒湖脉学》说："痰生百病食生灾，…… 女脉调时定有胎。"

机体痰湿内盛，或消化不良，食积不化，停积于内，或实热之邪内盛，由于实邪壅盛，气实血涌，鼓动脉气，所以脉来应指流利圆滑，出现滑脉。《诊家枢要》说："滑，不涩也。往来流利，如珠走盘，不进不退，为血实气壅之候，盖血不胜于气也。"

正常人的滑脉多是滑而且有和缓之象，青壮年尤其多见，脉有滑象，说明营卫充实，气血充盛调和。《景岳全书·脉神章》说："若平人脉滑而冲和，此是荣卫充实之佳兆。"

滑脉一般说明血管弹性良好，外周阻力比较低。妇女妊娠之所以出现滑脉，是因为妇女妊娠之后身体会有很多变化，例如血容量增加，但是血液的有形成分未增加，所以血液的黏稠度降低，外周阻力就降低，因而会出现滑脉。

滑脉主病概括　　滑脉可见于　①实热
　　　　　　　　　　　　　　　②痰湿
　　　　　　　　　　　　　　　③食积
　　　　　　　　　　　　　　　④平人
　　　　　　　　　　　　　　　⑤孕妇

4. 临床应用举例

（1）滑脉主实热

有位病人姓李，中年女性，32岁。患病将近三个月，每到夜间就发热，入睡则汗出。定时发热，我们称之为潮热；睡时汗出，也就是盗汗。病人潮热盗汗，心烦，手脚心发热，夜卧不安。遍用青蒿鳖甲汤、当归六黄汤、龙胆泻肝汤、麦味地黄丸等，均无效验，于是求诊于刘方轩先生。先生问其病情，得知大便干结，小便色黄。望其舌，舌苔白厚。诊其脉，脉滑而有力。诊为积滞化热，仿枳实导滞丸意治之：大黄、枳实、川朴、鸡内金各15克，胡黄连、猪苓、茯苓各12克，银柴胡、泽泻各18克，焦三仙各30克。服药4剂，热退汗止而愈。（《中医杂志》1995年第8期）

【按】　一般而言，病人潮热盗汗，五心烦热，多是阴虚而致。所以大夫使用青蒿鳖甲汤、当归六黄汤、麦味地黄丸等滋阴退热敛汗的方药治疗，但是均无效验。名老中医刘方轩先生详诊病情，诊得病人便结，尿黄，舌苔厚，脉滑而有力。脉症合参，可知病人潮热盗汗不是阴虚所致，而是积滞内停，郁积化热而致。由于积滞化热，逼津外溢而致盗汗。于是以清热导滞为治。方中大黄、枳实、厚朴清热导滞；鸡内金、焦三仙消积化滞；猪苓、茯苓渗湿和脾；银柴胡、胡黄连清热除蒸。诸药合用，使内热积滞得除，不止汗而汗自止，其病得愈。

（2）滑脉主痰湿

李中梓治一病人张宁之，素体强壮，纵饮无度，忽然小便后有精液流出。开始病人没有治疗，三个月以后，虽不小便，也时有精液流出，并感觉头目眩晕。医者以固精涩脱药治疗两个月，不见功效。李中梓诊之，但见六脉滑大，认为此为嗜酒过度，湿热下注而致，遂以白术、茯苓、橘红、甘草、干葛根、白豆蔻为方，加黄柏少许，两剂后即见效，不过十日而康复如常。（《医宗必读·遗精》）

【按】　遗精一证多属于肾虚。此例病人遗精数月，头目眩晕，医家自然认为属于肾虚，下元不固。可是应用常法补肾涩精固脱，治疗两个月无效，而经李中梓治疗，十余日则康复如常。李中梓所以能获得疗效，在于他能不为常法所拘泥。病症有常有变，并非所有遗精都是由于肾虚导致。本例病人脉象滑，提示为湿盛。李中梓依据脉象，洞察其病机，凭脉施治，以化湿清热而治愈。

王孟英曾治病人刘午亭，年六十三岁，久患痰喘自汗。群医皆以为是虚证，补益之剂备施，然而竟无效。王孟英诊之，只见病人汗如雨下，挥扇不停挥，目睛突出，面浮颈粗，胸满痞塞，脉滑而长。病人妻女哭泣哀求，担心他发生暴脱。王孟英说：病人将满闷壅塞而死，何有暴脱可云？遂予导痰汤加旋复花、海浮石、泽泻、白前等，一剂而症减，月余而愈。（《洄溪医案·痰》）

【按】 一般而言，自汗多属气虚、阳虚，此例病人痰喘自汗，众医皆以为是虚证，施以补益之剂治疗。一般亡阳之证，常见大汗淋漓，汗出不已。此例病人憋闷喘剧，汗如雨下，故其妻女担心他阳气暴脱。

然而阳气暴脱之脉多浮大无根，或脉微弱欲绝。今病人脉滑而长，与亡阳之脉迥异。滑脉主痰，由此可知病机为痰邪壅盛，再加上过用补益之药，致使痰盛气壅，气机滞塞，所以王孟英给予导痰汤加味，化痰理气降逆而愈。

（3）滑脉主食积

有一个小男孩，姓刘，5岁。患儿素来消化不良，腹胀，常常嗳气有伤食的气味，大便则夹有不消化的食物。近来患儿常在饭后发生昏厥，发则不省人事，手脚发凉，四肢拘急抽动，口唇撮紧，指甲、口唇青紫，腹部胀满，身有低热，常需要 1 小时左右才能苏醒。前医曾按癫痫处理治疗，但是服药无效。望其舌，舌苔厚腻。切其脉，脉象滑实有力。脉症合参，诊断为食厥。治以消食导滞，调理气机。方用四逆散加味：柴胡 4.5 克，枳实 3 克，甘草 1 克，白芍 4.5 克，焦神曲、焦山楂、焦麦芽各 10 克。水煎服。患儿共服药 2 剂，病就好了，未再出现饭后昏厥、抽搐。以后再也未发作。（《脏象理论临证指南》）

【按】 小儿脾常不足，本例患儿原本脾胃虚弱，运化无力，以致食积内停，使气机受阻，阳郁不伸，阴阳之气不相顺接，故而发生昏厥。患儿脉象滑实有力，可知食积内停是其根本病机。故用焦三仙，即焦山楂、焦神曲、焦麦芽三味药，消食导滞，合上调畅气机的四逆散，2 剂而愈，药到病除。

4. 脉诊歌诀

《濒湖脉学》：

体状诗　滑脉如珠替替然，往来流利却还前。

　　　　莫将滑数为同类，数脉惟看至数间。

主病诗　滑脉为阳元气衰，痰生百病食生灾。

　　　　上为吐逆下蓄血，女脉调时定有胎。

分部诗　寸滑膈痰生呕吐，吞酸舌强或咳嗽。

　　　　当关宿食肝脾热，渴利癫淋看尺部。

《医宗金鉴·四诊心法要诀》：

　　　　滑司痰病，关主食风，寸候吐逆，尺便血脓。

《四言举要》：

　　　　往来流利，是之谓滑。

　　　　滑脉主痰，或伤于食。下为蓄血，上为吐逆。

《诊家正眼》：

体象　　滑脉替替，往来流利，盘珠之形，荷露之义。

主病　　滑脉为阳，多主痰液。

　　　　寸滑咳嗽，胸满吐逆。关滑胃热，伤食壅气。

　　　　尺滑病淋，或为痢疾，男子尿血，女子经郁。

第4天
轻刀刮竹的涩脉

话说有一位苏大夫，中年男性，33 岁。阳春三月的一天，有好友来访，两人相谈甚欢，彻夜长谈，不知不觉，一夜嗑尽了 2 斤瓜子。第二天苏医生即感觉口中清涎上泛，大便发黑，并且胃脘疼痛。经过中西医治疗，黑便消失，但是胃脘仍然疼痛，不缓解。患者 3 月份发病，由于一直胃痛，到 5 月份就作了一个钡餐透视检查，提示：十二指肠球部溃疡。到 9 月上旬胃痛已经半年，就来叶秉仁老中医处求诊。叶老查阅之前所服方药，只见皆是疏肝理气，暖胃和中的药。叶老了解到，患者胃脘疼痛，部位不移，睡觉时感觉俯卧舒服些。而且上腹部发凉喜按，喜欢热饮食，食欲不好，吃饭极少。舌苔薄白，脉迟细而短。

综观诸症，似乎属于胃寒无疑，那么为什么应用温中理气药治疗没有效果呢？关键是病人的脉象迟细而短，叶老由此断定，病人胃寒是假，瘀血阻滞是真。既然胃脘疼痛是瘀血阻滞所导致，治疗就应当活血化瘀通络。药用：桃仁泥 10 克，红花 6 克，全当归 10 克，赤白芍各 10 克，川楝子 10 克，佛手 6 克，延胡索 10 克，失笑散 18 克（包），九香虫 5 克，炒麦芽 12 克，煅瓦楞 24 克，炙甘草 3 克，血竭 3 克（研细末分两次冲服）。服药 5 剂，患者胃脘疼痛减轻，进食量增加。连服 15 剂，胃痛消失，食欲渐旺。停药以后饮食调养而康复。（《中医杂志》1990 年第 11 期）

为什么根据脉象迟细而短，就可判定是瘀血阻滞呢？脉象迟细而短，其实就是涩脉。正如《濒湖脉学》所说："细迟短涩往来难"。而涩脉主要主血瘀证。可见，虽然这位病人胃脘冷痛，喜暖喜按，喜欢热饮食，但并不是脾胃虚寒所致。而是由于瘀血内阻，致使中焦阳气不得宣通，瘀血阻络，而致胃脘冷痛。病机原本不是阳气虚弱，投以温中理气药怎么会有效果呢？由于根本病机是瘀血阻络，结果最终以活血化瘀通络之法治疗，获得效果。那么涩脉是什么样的脉，有什么脉形特点呢？涩脉主要见于什么病证呢？下面我们就进一步详细介绍。

1. 涩脉的脉形特点是怎样的

涩脉的特点是形细而行迟，往来艰涩不畅，如同轻刀刮竹。《诊家枢要》说："涩，不滑也。虚细而迟，往来极难，参伍不调，如雨沾沙，如轻刀刮竹然。"

可见涩脉的脉形特点是，脉体偏细，脉跳得较慢，给人的感觉是往来不流利，指下感到涩滞不畅，往来艰难。《四诊抉微》说："迟而不流利为涩。"《濒湖脉学》对涩脉进行了生动形象的比喻："细迟短涩往来难，散止依稀应指间。如雨沾沙容易散，病蚕食叶慢而艰。"

2. 涩脉主什么病证呢

涩脉多见于气滞血瘀和精伤血少的病证。气滞血瘀多见脉涩而有力；精伤血少多见脉涩而无力。所以《诊家正眼》说："涩为血滞，亦主精伤。"

我们知道，血脉为气血运行的通道，若气滞血瘀，也就是气血运行不流畅了，脉的往来就不流畅，就会出现涩脉。前面所说的叶秉仁老中医所治胃脘痛病案，就反映了涩脉的这一主病。如果机体精血津液不足，血脉得不到充盈，气血亦不能畅快地运行，亦可导致脉来艰涩不畅。精血匮乏，津血亏虚，血滞血瘀，脉来则表现为迟涩无力。所以《濒湖脉学》说："涩缘血少或伤精"。

涩脉主病概括　涩脉
　　　　　　　① 气滞血瘀 —— 涩而有力
　　　　　　　② 精伤血少 —— 涩而无力

3. 临床应用举例

（1）涩脉主精伤血少

清代医家余听鸿治一病人，孝廉邵蔓如，患关格兼痿证。饮食不得入，每日只能饮人乳一杯，米粉粥一盎。四肢痿软，手不能举，足不能行。余听鸿诊之，得知患者嗜酒过度，且患有便血症，便血甚多。阅前医处方，皆为芳香温燥药。诊病人脉弦涩而空，舌干燥少津。余听鸿认为此乃血不养肝，津液干涩，食管不利而致。关格皆属津枯，痿证多属血少，不能荣养筋络。而患者多服燥烈芳香之品，致胃汁枯，津液伤，关格、痿证日渐加重。于是给以养血润燥之品。服药五六剂，饮食渐开。但考虑到草木柔润之剂难生气血，亦不能入络，又因病人嗜酒，而且便血太多，所以给以血肉有情之品，如虎骨、鹿骨、龟板等胶，牛筋、蹄筋、鹿筋、羊胫骨及苁蓉、鱼线胶、枸杞、归身、巴戟等，大队滋补重剂。服药十余剂，关格大开，渐能饮食，手足痛势已舒，手略能举，步稍能移。此后又将此方加羊肾、海参、淡菜等共十七味，浓煎收膏。连服四五料，病人步履如常，饮食亦复。（《诊余集·关格兼痿》）

【按】 本例病人既患关格，又患痿证。关格是指饮食阻隔不得入，痿证是指肢体痿废不灵，二者多为津血亏耗而致。病人素日嗜酒，又患便血之疾，失血甚多，加之过服辛温芳香燥烈之品，致津血更伤，使食管不利，筋脉不荣，病情日重，所以脉见弦涩而空。津血亏耗，筋脉不得柔润，所以脉弦；血脉不得柔养滑利，所以脉涩；血脉不得充养，所以脉空。故脉象弦涩而空，提示津枯血涸。余听鸿遂应用滋阴养血润燥药物治疗，而且应用血肉有情之品，重剂滋补，最终饮食复常，步履如常，得以痊愈。本例所用药物如虎骨等，现已不能用。鹿骨、鹿筋等亦不常应用。但其治疗原则和思路对我们仍有启发、借鉴意义。

李中梓曾治一病人，翰林李集虚，劳而无度，醉而使内，患病汗出多痰。服宽膈化痰之药，转觉胸中滞闷。诊其脉沉而涩，两尺尤甚。李中梓说：痰证得涩脉，一时难以治愈，况且尺中涩甚，此为精伤之象，法在不治。勉用补中益气加半夏、茯苓，服药两剂，略有效，众人皆喜。而李中梓则说：涩象不减，脉法无根，死期近矣。果然病人十余日而殁。（《医宗必读·痰饮》）

【按】 此例病人劳倦过度，痰多汗出。李中梓诊见病人脉涩，知为精伤。而且病人脉涩，两尺尤甚，尺部候肾，由此更认识到病人肾中精气耗伤严重，难以治愈。果然，经治后其脉涩象不减，而且无根，十余日后身亡。

（2）涩脉主血瘀证

下面是云南的医家诸葛连祥在农村乡间诊治传染病时的病案。1961 年春季，云南省某县乡流行一种严重的咽干口燥喝水的疾病。病人患病后，皮肤逐渐变得枯黑，上下肢不能活动而死亡。病情非常危急，县人民医院组织医疗队进行抢救，诸葛连祥大夫参加了救治工作。收治点设在一个乡医院里，大约收治了 30 多个病人，男女老幼都有，病情也轻重不同。病情轻的一般情况尚好，病情重的则肌肉尽削，皮肤枯黑，形容枯槁，有的肢体活动都极其困难。病人床前都放有装水的器皿，装着水供病人饮用。询问病情，病人都说喉咙太干燥，饮水是为了滋润咽干。病人都不想进食，因为咽干，食物无法吞咽。诊察患者咽部，不红不肿。舌质多淡。诊察脉象，六脉皆细涩。肌肤按之冰冷。这些病人在此之前都曾服过生石膏制剂以及养阴滋液的药，但是都无效。

观察患者，虽然咽干喝水，但都不发热。病人喝水并非是因为口渴，所以应当排除热炽耗津的情况。另外患者亦无阴虚火旺的征象。《金匮要略》云："口燥，但欲漱水不欲咽，无寒热，……为有瘀血。"而且脉涩，说明此为瘀血阻滞而致。这一次疾病流行，发病者青壮老幼皆有，或一家有二、三人发病，无问大小，病状相似，故本病属于"疫疠"，为传染病一类。由于风热邪毒自口鼻侵入，伏于咽部，深入经络营血，热毒瘀结不解而致。由于瘀血阻滞，致咽部干燥不已。咽干食物不入，使气血生化无源，渐致肌肉脱削，皮肤枯黑。肝肾精血日亏，筋骨经脉失养，致使上下肢痿软，以致不能活动。

明确病机为瘀血阻滞以后，故治以活血化瘀，疏通经络。拟定处方：当归、丹参、桃仁、红花、连翘、桑寄生各 10 克。按发病人数用大锅煎药，嘱病人每喝一口药，先在咽部含漱，然后徐徐咽下。晚上 8 点、10 点病人各服药 1 煎，到夜晚 12 点巡视病人时，患者咽干、欲饮的症状都得到缓解，遂煎第 3 遍药。服了第 3 煎药以后，病人后半夜都能安然入睡。第二天早晨，已无一人咽干饮水，病情严重手足不灵活者，病情也都有了好转。于是按原方继续煎服，并且早上煮稀粥一大锅，以滋养胃阴。到了中午，病情较轻的病人已经能够正常进食了。第 3 日，又按原方服药一剂，进一步巩固疗效，结果诊点的病人都得到了救治。(《长江医话·诸葛连祥医案》)

【按】　一般而言，口燥咽干多属于津亏。或由于热盛津伤，或由于阴虚津亏而致。本例病人口燥咽干严重，但是应用生石膏等清热之剂以及养阴生津药治疗无效。而且病人咽喉不红不肿，舌色淡，说明病机不是一般的热盛津伤、阴虚津亏。病人最明显的病征是脉涩，由此提示为瘀血阻滞而致。所以应用桃仁、红花、当归、丹参等活血化瘀药，前后只服药三剂，病人就得痊愈。由于诊察脉象精确，辨证准确，原本病情危急、病死率极高的传染病，得到了有效的治疗控制，收治的病人都得到了救治。

古代医话中也有诊得涩脉，以活血化瘀治愈疾病的案例。有一人叫孙旗丁，妻子产后 10 多天，感觉气机不舒，后来两只眼睛看东西，直的都变成了弯曲的。诸医生诊治，均感束手无策。凑巧这时有京城名医到当地为运粮官治眼病，孙旗丁的妻子便来求治。切其脉沉涩，由此断定该症是由于产后瘀血阻滞所致。于是用当归、桃仁各三钱，五灵脂一钱五分，酒炒大黄、肉桂各一钱，以行其瘀，柴胡八分，以疏其肝。服药 1 剂，病人泻下黑色血块数次，视物逐渐变直。又服 1 剂药，又下黑色血块数次，视物就与从前一样了。(《岐黄用意》)

4. 脉诊歌诀

《医宗金鉴·四诊心法要诀》：

涩虚湿痹，尺精血伤。寸汗津竭，关膈液亡。

《四言举要》：迟细为涩，往来极难，易散一止，止而复还。

涩脉少血，或中寒湿。反胃结肠，自汗厥逆。

《濒湖脉学》：

体状诗　　细迟短涩往来难，散止依稀应指间。

如雨沾沙容易散，病蚕食叶慢而艰。

主病诗　　涩缘血少或伤精，反胃亡阳汗雨淋。

寒湿入营为血痹，女人非孕即无经。

分部诗　　寸涩心虚痛对胸，胃虚胁胀察关中。

尺为精血俱伤候，肠结溲淋或下红。

《诊家正眼》：

体象　　　涩脉蹇滞，如刀刮竹，迟细而短，三象俱足。

主病　　　涩为血滞，亦主精伤。

寸涩心痛，或为怔忡。

关涩阴虚，因而热中。右关土虚，左关胁胀。

尺涩遗淋，血痢可决。孕为胎病，无孕血竭。

第5天
如循长竿的长脉

1. 长脉的脉形特点是怎样的

长脉的特点是首尾端直，超过本位。《濒湖脉学》说："长脉：不大不小，迢迢自若。如揭长竿末梢，为平；如引绳，如循长竿，为病。"《诊家枢要》说："长，不短也。指下有余，而过于本位，气血皆有余也。"

长脉的脉形特点是脉体较长，首尾均溢出三指之外，即脉动应指的范围超过寸、关、尺三部。在寸之前、在尺部之后按之仍然应指搏动。故《脉理求真》说："长则指下迢迢，上溢鱼际，下通尺泽，过于本位，三部举按皆然。"

2. 长脉主什么病证呢

长脉主肝阳有余，热阳亢盛等有余之证。如《外科精义》所说："长脉之诊，按之则洪大而长，出于本位。其主阳气有余也。"

为什么肝阳有余，热阳亢盛的病证会出现长脉呢？长脉是有余过盛之象。如果机体阳亢热盛、痰火内蕴，邪气有余，而机体正气不衰，正邪相争，气血壅盛，则脉管充实，致使脉的搏动过长，超过寸尺，则形成长脉，按之如循长竿。

若脉长而弦硬多为肝阳亢盛；若脉长而滑数多为热盛血壅，或痰热内盛。凡脉长而有兼脉者，则属病脉。总之，长脉主阳热盛实的证候，所以《诊家枢要》说："长，……为阳毒内蕴，三焦烦郁，为壮热。"

长脉还可见于正常人。若脉道长而无兼脉和症状，而且脉体柔和，脉来和缓，这是身体强壮的征象。说明机体精气盛满，气血旺盛。由于中气充足，气机调畅，因而脉气充盈有余，搏击之势过于本位。所以《素问·脉要精微论》说："长则气治。"《诊宗三昧》说："然必长而和缓，方为无病之脉。"

3. 临床应用举例

刘渡舟教授有一次带学生在矿区实习，有一位姓黄的女工，26 岁，患了颞颌关节炎，口不能张，张口则疼痛难忍，故饮食极为困难。并见口渴、心烦等热象。然大便不秘结，惟小便发黄。舌苔薄黄，脉长大充盈。

病人口紧难张开，考虑病位属于足阳明胃经，因为足阳明胃经环口绕承浆。而脉长、口渴，又为阳明有热之证。因其阳明胃经邪热不解，而使气血不利，故有此象。处方：葛根18克，生石膏30克，玉竹12克，白芍10克，甘草10克。其中葛根疏散经络之邪，升阳明之津液；生石膏清阳明气分之热；玉竹生津滋液润燥；白芍、甘草酸甘化阴，以解筋脉之急。服药6剂，口已能逐渐张大，张口已不疼痛，病获痊愈。(《燕山医话·刘渡舟医案》)

【按】 病人颞颌关节疼痛，张口困难，病位属于阳明胃经。其脉长大充盈，长脉主阳热亢盛，邪热有余。脉症合参，可知病人为阳明有热之证。邪热蕴阻阳明胃经，致使气血不畅，经脉不利，故而有此象。于是刘老应用生石膏、葛根、玉竹、白芍、甘草诸药，清解阳明邪热，疏散阳明经络，生津润燥，舒筋缓急。虽然药仅5味，但切合病机，丝丝入扣，故服药6剂便愈。

4. 脉诊歌诀

《濒湖脉学》：

体状诗　过于本位脉名长，弦则非然但满张。

　　　　弦脉与长争较远，良工尺度自能量。

主病诗　长脉迢迢大小匀，反常为病似牵绳。

　　　　若非阳毒癫痫病，即是阳明热势深。

《诊家正眼》：

体象　　长脉迢迢，首尾俱端，直上直下，如循长竿。

主病　　长主有余，气逆火盛。

　　　　左寸见长，君火为病；右寸见长，满逆为定。

　　　　左关见长，木实之殃；右关见长，土郁闷胀。

　　　　左尺见之，奔豚冲竞，右尺见之，相火专令。

第**6**天

两头短缩的短脉

1. 短脉的脉形特点是怎样的

短脉的特点是首尾俱短，不满三部，常常只见于关部。《濒湖脉学》说："短脉：不及本位，应指而回，不能满部。"《诊家枢要》则更为明确地说："短，不长也。两头无中间有，不及本位，气不足以前导其血也。"

总之，短脉的脉形特点是，脉动应指的范围缩小，不足寸、关、尺三部。多在关部应指比较明显，在寸部或尺部不明显，不能触及，或在寸部和尺部都不应指。《诊家正眼》说："短脉涩小，首尾俱俯，中间突起，不能满部。"《濒湖脉学》说："两头缩缩名为短，涩短迟迟细且难。"这些歌诀，都是对短脉形象生动的描述。

2. 短脉主什么病证呢

短脉主气病，短而有力为气郁；短而无力为气虚。故《素问·脉要精微论》说："短则气病。"那么气郁或者气虚为什么会出现短脉呢？

如果机体饮食积滞内停，或气滞血瘀，或痰邪凝积，则气机阻滞，运行不畅，使脉气不得伸展，可出现短脉，此时脉多短而有力。

如果机体气虚不足，则无力鼓动血行，气血难以布达四末，脉道不得充盈，脉气不充，致使脉动不满于三部，也可出现短脉，此时脉多短而无力。

短脉主病概括

短脉　主气病　气郁 —— 短而有力

　　　　　　　气虚 —— 短而无力

3. 临床应用举例

齐先生，是广州某大学的研究生，24 岁。因贪食黑枣过多，导致胃脘胀闷作痛，请著名医家陈华丰大夫诊治。病人时时嗳气，恶心，欲吐而吐不出。检查发现胃脘部膨隆，按之坚硬如石，推之不动，压痛明显。诊脉时，发现其脉短而有力，兼有促象。这是由于食滞于胃，运化失职，结聚成积，阻碍脉道而导致，所以脉来短促有力。于是用消积的三棱、莪术、牵牛子、大黄、

槟榔、枳壳，佐以厚朴、沉香行气，党参扶正益气。齐先生服药 2 剂，就胀满消除而痊愈了。(《初学脉诊一点通》)

【按】 本例病人贪食黑枣过多，致食滞胃脘，结聚成积。有形积滞，阻碍脉道，使脉气不畅，脉气阻遏不伸，故脉体短，且有歇止，应指有力。于是使用三棱、莪术、大黄、槟榔、牵牛子等药消积导滞，并配以枳壳、厚朴、沉香等药理气行气，服药 2 剂，胀满便得消除而痊愈。

4. 脉诊歌诀

《四言举要》：短则气病，不能满部。不见于关，惟尺寸候。

《濒湖脉学》：

体状诗　两头缩缩名为短，涩短迟迟细且难。

　　　　短涩而浮秋喜见，三春为贼有邪干。

主病诗　短脉惟于尺寸寻，短而滑数酒伤神。

　　　　浮为血涩沉为痞，寸主头痛尺腹疼。

《诊家正眼》：

体象　　短脉涩小，首尾俱俯，中间突起，不能满部。

主病　　短主不及，为气虚证。

　　　　短居左寸，心神不定。短见右寸，肺虚头痛。

　　　　短在左关，肝气有伤；短在右关，膈间为殃。

　　　　左尺短时，少腹必痛；右尺短时，真火不隆。

第**7**天

厥厥如豆的动脉

1. 动脉的脉形特点是怎样的

这里所说的动脉是二十八种病脉当中的一种，并不是指解剖学中所说的动脉与静脉。动脉的特点是脉体短缩，仅见于关部，而且兼有滑数之象，滑数有力。《濒湖脉学》说："动乃数脉见于关，上下无头尾，如豆大，厥厥动摇。"《诊家枢要》说："动，其状如大豆，厥厥动摇，……多于关部见之。"

具体来说，动脉的脉形特点是，脉体短缩，首尾不见，寸、关俱不应指，摸不到，而且脉率比较快，并且感到指下往来流利，应指圆滑。也就是说，动脉具有短、数、滑三种脉象的特点。这样一种脉，给人的感觉就像在指下一粒圆圆的豆子在跳动，所以《濒湖脉学》说："动脉摇摇数在关，无头无尾豆形团。"《脉经》说："动脉见于关上，无头尾，大如豆，厥厥然动摇。"

2. 动脉主什么病证呢

动脉常见于惊恐、疼痛等病证。如《濒湖脉学》所说："动脉专司痛与惊"。

那么为什么惊恐、疼痛等病证会出现动脉呢？动脉形成的根本原因是阴阳相搏，如《濒湖脉学》所言：动脉"其原本是阴阳搏"。在惊恐、疼痛之时，阴阳失和，气机逆乱，气血运行乖违，冲动紊乱，所以脉象躁动不安，因而出现动脉。临证时除了疼痛、惊恐，其他病症只要存在阴阳失和、气机逆乱的病机，都会出现动脉。

3. 临床应用举例

有一位女士，姓吴，26 岁，怀孕以后两足水肿，在分娩后第 2 天，洗浴时就会发生气喘，只能端坐不能平卧。这样的症状持续了 5 个月，而且还经常恶寒怕冷，得暖稍有缓解。曾在多家医院治疗都没有效果。吴女士经朋友介绍，来到陈华丰大夫处看诊。大夫诊察她的脉象，发现两关部出现动脉，而寸部、尺部脉象都摸不到。于是用牡丹皮、桃仁、桂枝、茯苓、干姜、枳实、厚朴、桑皮、紫苏子、五味子、瓜蒌子等煎汤服用。吴女士服药一剂，

就觉得症状有所减轻，又服了 2 剂药，就能躺下睡觉了，气喘、恶寒的症状也消失了。(《初学脉诊一点通》)

【按】　患者吴女士在妊娠之后，机体阴阳失调，气血失和，所以出现两足水肿。然而分娩之后，机体阴阳失调未得到调整，甚至更加严重。由于阴阳乖违，升降失调，气逆不降，所以气喘不已。正因为阴阳相搏，气血逆乱，所以表现出动脉。陈大夫针对这一病机，应用牡丹皮、桃仁、桂枝等活血理血，枳实、厚朴等理气降气，桑皮、紫苏子、瓜蒌子等宣肺降逆，如此调理气血，宣降逆气，结果服药 3 剂，病即得愈。

4. 脉诊歌诀

《四言举要》：数见关中，动脉可候。厥厥动摇，状如小豆。

《濒湖脉学》：

体状诗　动脉摇摇数在关，无头无尾豆形团。

　　　　其原本是阴阳搏，虚者摇兮胜者安。

主病诗　动脉专司痛与惊，汗因阳动热因阴。

　　　　或为泄痢拘挛病，男子亡精女子崩。

《诊家正眼》：

体象　动无头尾，其形如豆，厥厥动摇，必兼滑数。

主病　动脉主痛，亦主于惊。

　　　左寸得动，惊悸可断；右寸得动，自汗无疑。

　　　左关若动，惊悸拘挛；右关若动，心脾疼痛。

　　　左尺见之，亡精为病；右尺见之，龙火迅奋。

常见的病脉（三）

第1天
如按琴弦的弦脉

1. 弦脉的脉形特点是怎样的

弦脉的特点是端直以长，如按琴弦。《濒湖脉学》说："弦脉：端直以长，如张弓弦。按之不移，绰绰如按琴瑟弦。状若筝弦，从中直过，挺然指下。"《景岳全书》亦说："弦脉，按之不移，硬如弓弦。"

具体来说弦脉的脉形特点是，脉体较硬，脉势较强，缺少柔和之象，应指有挺直和劲急的感觉，切脉时感觉脉在手指下直起直落。

2. 弦脉主什么病证呢

弦脉多见于肝胆病证、疼痛、痰饮等。

弦脉是脉气紧张的表现，形成的根本机理是气机不调畅，主要是肝失疏泄，肝气不条达。所以肝胆的病证常常出现弦脉。《濒湖脉学》说："弦脉迢迢端直长，肝经木旺土应伤。"

肝主筋，而脉的柔软、弦硬，与筋的弛缓、强劲之性是一致的。肝主疏泄气机，当肝气舒畅条达时，机体气血调和，筋、脉便柔和、畅顺。若是肝胆有病变，或情志所伤，情志不遂，常常导致肝疏泄失常，气机不调畅，脉因此失去柔和的状态，而表现为弦硬。故朱丹溪说："弦为春令之脉，非春时而见者，木为病也。"

另外，疼痛常出现弦脉，这是由于疼痛多是气血不畅所致，中医说"不通则痛"，不通就是气血不通，由于气血阻滞，气机不畅，所以可见到弦脉。痰饮的病症出现弦脉，是因为痰饮内停，最容易阻滞气机，导致脉气紧张，因而出现弦脉。

出现弦脉一般反映机体血管弹性较差，张力增加，血管顺应性降低，外周阻力增高。弦脉多见于高血压病、动脉硬化、慢性肝病等。

弦脉主病概括　弦脉

① 肝胆病证

② 痛证

③痰饮

3. 临床应用举例

（1）弦脉主肝胆的病症

弦脉为肝脉，临证时肝胆的病症常有肝气不舒，肝郁气滞，出现弦脉，治疗应当注意配合疏肝解郁。

有一位病人姓廖，患肝硬化，肝区胀痛不适，时有针刺感，口苦咽干，烦躁易怒，纳食不香，倦怠无力。检视其颈、胸前有数个蜘蛛痣，手掌发红。舌暗红，舌尖边有瘀点。诊其脉，脉弦稍数。拟疏柔化通之法，药用柴胡、川楝子、白芍、酸枣仁、生地黄、丹参、郁金、延胡索、鳖甲、枳壳、丝瓜络等，加减出入，服药50余剂，肝区胀痛，掌红、蜘蛛痣等基本消失，胃纳增加，精神好转，恢复正常上班，后随访十多年未有复发。（《长江医话·刘炳午医案》）

【按】　本例病人患慢性肝病，脉弦，肝区疼痛，烦躁易怒，为肝郁气滞的表现。病人患肝硬化，出现蜘蛛痣、肝掌，舌色暗红，舌有瘀点，为血瘀凝结的征象。说明肝气郁结，日久气滞血瘀。医家针对其病机，运用柴胡、川楝子、枳壳疏肝理气，延胡索、郁金、丹参活血化瘀，白芍、生地、酸枣仁养肝柔肝，鳖甲、丝瓜络软坚通络。诸药并用，疏柔化通，服药50余剂而痊愈。

（2）弦脉主肝郁

肝胆的病症多出现弦脉，有时并非肝胆的病症，但临证时若出现弦脉，就说明存在肝气郁结，肝失疏泄，气机不调畅的病机。

有一位患者，姓李，青年男性，24岁，技术员。患者诉两胁胀闷不舒已一个多月，近半个月来更觉右胁疼痛。自己怀疑为肝炎，但是肝功能检查，并无异常，服维生素、消炎痛等亦无效。唯感叹气后舒适。因而问其有无思想包袱，良久方答道，因为恋爱失败，心情不好，情绪消沉。除胁肋胀痛以外，尚有头晕，失眠，不欲食，口微苦，大便不爽等症。舌苔薄白，脉弦。辨证为肝气郁结证，用柴胡疏肝散加减：柴胡10克，白芍12克，枳壳10克，香附6克，郁金10克，甘草3克。水煎服。服药4剂，病人胁肋胀痛果然减轻，心情也随之好转，情绪较前开朗。后改用逍遥散加减，又服药4剂而痊愈。（《中医诊断学自学指导》）

【按】　本例患者因失恋而致情志不畅，肝气不舒，胁肋胀痛，善太息。其脉弦，为肝气郁结的表现。所以应用柴胡疏肝散加减，疏肝理气解郁，调畅气机而愈。

湖南长沙秦裕辉医师曾治一年青妇人，两眼入暮则视物不见，到天亮则复明，如此一个多月。病人形体壮实，饮食、睡眠一如常人，劳作如故，无任何的不适。舌淡红，苔薄白。脉弦。秦医师思虑再三，决意从肝论治，开了逍遥散原方。病人服药5剂，明显好转，又服药5剂，病就全好了。（《岐黄用意》）

【按】　本例病人患夜盲症，入夜两眼不能视物，天亮则正常。夜盲症多为肝血亏虚、肝肾不足而致，而病人形体强壮，无任何不适，饮食、睡眠、舌象均正常。惟有脉弦，提示肝郁气滞。医家凭脉施治，应用逍遥散疏肝解郁，养血和肝，服药10剂痊愈。

有一位女性病人，51岁，姓刘，患口眼干燥综合征2年。病人眼干燥不适，口干，欲频频饮水以润之。吃饭时需用水及稀饭送服馒头、米饭，否则难以咽下。皮肤也干燥，手及足跟可见皲裂。伴有抑郁易怒，胁肋胀痛，月经前乳房胀痛，善太息。舌淡红，舌苔薄白而干。诊其脉，脉弦。

患者以前曾多次服用滋阴润燥类中药，但效果不满意。脉症合参，辨证为肝气郁结，气机不畅，津液输布失常。治以疏肝理气，调和肝脾，方用逍遥散加减：柴胡9克，白芍12克，当归12克，茯苓9克，白术9克，香附12克，枳壳9克，甘草6克。服药6剂，诸症减轻。又服药20多剂，症状基本消失。后来嘱坚持服用逍遥丸以巩固疗效。（《病机理论临证指南》）

【按】　本例病人口眼、皮肤均干燥，前医考虑为阴津匮乏而致，但屡用滋阴润燥中药无效。诊察病人，见胁肋、乳房胀痛，抑郁易怒，善太息，尤其脉弦，知为肝郁气滞而致。肝郁气滞之所以可导致干燥诸症，是由于机体津液的输布有赖于气的作用。肝气郁结，气机不畅，津液输布失常，则使机体失于濡养。于是医家应用逍遥散疏肝解郁，调畅气机。使肝气舒畅，气机调和，津液布达，燥证自愈。

（3）弦脉主痛

弦脉虽然为肝脉，常见于肝胆的病变，但是还见于疼痛的病证。

何姓患者，中年女性，45岁。农民。项背部沉重疼痛一个多月，曾服西药无效。近日来项背部及双肩沉痛加重，右上肢时有麻木感，头晕。检查患者颈椎5、6棘突压痛。颈椎拍片显示：4、5、6椎体前缘有明显骨质增生，颈椎曲度变直。舌质红，舌苔薄白。脉弦。此为气滞血瘀，络脉阻滞而致。给予血府逐瘀汤加味，行气活血，通络止痛：桃仁9克，红花9克，熟地黄

24克，当归12克，川芎9克，葛根30克，威灵仙18克，甘草3克。服药6剂，患者头晕、项背沉痛明显减轻，又服药10剂，诸症消失。嘱咐病人长期服用骨仙片，以善其后。随访一年未再发作。(《气血理论临证指南》)

【按】 病人患颈椎病，颈项肩背沉重疼痛。其脉弦，提示为气滞血瘀，脉络瘀阻不通而痛。故应用桃仁、红花、当归、川芎、葛根、威灵仙等药活血化瘀通络而缓解、痊愈。

有一王姓女患者，52岁，头部痉挛性剧痛1个多月。发作时患者双手抱头翻滚，反复发作不已。诊其脉，弦而有力，舌质淡红，舌苔薄白。初步诊为肝阳上亢头痛。但是医者心中又暗想，辨证不难，为何病人头痛久治无效呢？于是检阅病人此前所服方药，结果看到前医也是从肝阳上亢论治，屡用羚羊角、天麻、钩藤、石决明等，无有效验。前车当鉴，因而细细思考。抽掣挛痛，非惟肝阳、肝风可致，寒邪亦可导致，因为寒性主收引。更了解到患者发病的原因，起于夜间冒风受凉。然而屡进凉肝熄风之品，使外邪失于表散，致使寒邪内伏，不得外解，疼痛因而愈演愈剧。观察病人头痛时双手抱头，头裹围巾，再结合病因，辨证为风寒头痛。遂用川芎茶调散，将其改作汤剂。结果患者服药1剂，头痛大减，服药3剂，其病痊愈。(《长江医话·周博文医案》)

【按】 患者头部痉挛剧痛，脉弦有力，据此前医认为是肝阳上亢而致。但屡用羚羊角、天麻、钩藤、石决明等凉肝熄风无效。详审病人，头痛怕冷怕风，病起于受风受寒之后，故辨证为风寒头痛。可见此例病人脉弦有力，并非肝风、肝阳而致，而是疼痛所致。弦脉固然常见于肝病，然而亦见于痛证。《景岳全书》曾说：弦脉，"为疼痛，为拘急"。此例病人的弦脉为风寒内侵，寒凝血脉，经脉挛急，剧烈疼痛所致。因而应用了祛风散寒、活血止痛的川芎茶调散。川芎茶调散由薄荷、川芎、荆芥、防风、羌活、白芷、细辛等组成。由于方药切合病机，3剂即愈。

(4) 弦脉主痰饮

浙江年青知名中医唐云，曾治疗一夏姓女患者，43岁，患梅尼埃综合征三年多，这次因劳累过度而发病。病人自觉天旋地转，恶心呕吐，不能进食，水入即吐。只有闭目静卧在床上，感觉会好一些，稍一动则又剧烈眩晕。患者头部昏沉，语音低微。已经一天没有吃东西了，可是仍然时时感到恶心，泛恶欲呕。在就诊的过程中就跑到诊室门外呕吐了两次，呕吐物都是清水样的东西。望其舌，舌淡，苔白腻；诊其脉，脉象弦。根据饮停内耳的思路，唐云大夫就为病人开了泽泻汤：泽泻 30 克，炒白术 45 克。嘱咐病人煎药时用一碗半水，最后浓煎成半碗，温服。还嘱咐病人，服药时不要一口气都喝完，而是先喝一口，过几分钟，如无不适，再喝一口，如此慢慢将这半碗药喝完。患者如法服药，喝完竟没有呕吐，渐渐安睡，一觉睡到大天亮才醒，醒后眩晕、呕吐竟然好了。后用健脾化湿药调理 2 日，身体全安，以后也没有再复发。（《走进中医》）

【按】 此例病人所患病症为内耳眩晕，是内耳迷路积水所致。病人头晕恶心，呕吐清水，加之脉弦，均为水饮内停的表现。此病人脉弦，为饮邪内停的征象。如《诊家正眼》所说："弦为肝风，主痛主疟，主痰主饮。"所以唐云大夫为病人开了利水化饮的泽泻汤，药简力专，水饮得化，眩晕即止，一剂而愈。

4. 脉诊歌诀

《医宗金鉴·四诊心法要诀》：

> 弦关主饮，木侮脾经。寸弦头痛，尺弦腹疼。

《四言举要》：长而端直，弦脉应指。

> 弦脉主饮，病属肝胆。弦数多热，弦迟多寒。

《濒湖脉学》：

体状诗　　弦脉迢迢端直长，肝经木旺土应伤。

　　　　　怒气满胸常欲叫，翳蒙瞳子泪淋浪。

主病诗　　弦应东方肝胆经，饮痰寒热疟缠身。

　　　　　浮沉迟数须分别，大小单双有重轻。

分部诗　　寸弦头痛膈多痰，寒热癥瘕察左关。

　　　　　关右胃寒心腹痛，尺中阴疝脚拘挛。

《诊家正眼》：

体象　　　弦如琴弦，轻虚而滑，端直以长，指下挺然。

主病　　　弦为肝风，主痛主疟，主痰主饮。

　　　　　弦在左寸，心中必痛；弦在右寸，胸及头痛。

　　　　　左关弦兮，疟疾癥瘕；右关弦兮，胃寒膈痛。

　　　　　左尺逢弦，饮在下焦；右尺逢弦，足挛疝痛。

第**2**天

如按转索的紧脉

1. 紧脉的脉形特点是怎样的

紧脉的特点是脉来搏动劲急，左右弹指，如按转索。《濒湖脉学》说："紧脉：来往有力，左右弹人手。如转索无常。数如切绳，如纫箪线。"《诊家枢要》则说："紧，有力而不缓也。其来劲急，按之长，举之若牵绳转索之状。"

紧脉脉形的特点是脉势紧张，坚劲搏指，脉管的紧张度、应指的力度比弦脉还要强，指下的感觉比弦脉更加绷急、绷紧，如同按在绷紧的转动的绳索上，有左右弹指的感觉。所以《濒湖脉学》说："举如转索切如绳，脉象因之得紧名。"

2. 紧脉主什么病证呢

紧脉多见于实寒证、疼痛、食积等。

紧脉的形成与弦脉相似，根本病机亦是脉气紧张。紧脉是阴多阳少，阴邪搏结，脉气紧张之象。寒邪为阴邪，性质凝缩收引，若寒邪侵袭，则使脉道拘急敛束，正邪相争，则脉来绷急而搏指。所以表寒外袭，里寒独盛，都会出现紧脉。脉象浮紧为表寒证，沉紧为里寒证。

疼痛时出现紧脉，是由于疼痛多是气血不通而致，特别是寒凝气滞而致疼痛，由于气血凝滞，所以出现紧脉。《诊家枢要》说："紧，……为邪风激搏，伏于荣卫之间，为痛，为寒。"

总之，紧脉最主要的主病是寒证和疼痛，如《濒湖脉学》所说："举如转索切如绳，脉象因之得紧名。总是寒邪来做寇，内为腹痛外身痛。"

另外，饮食积滞内停，也可以出现紧脉，这是因为食积不化，积滞与正气相搏，气机阻滞，致使气血向外鼓激，左右冲击，故见脉来绷急，左右弹指，出现紧脉。

《诊家正眼》说："紧主寒邪，又主诸痛。""左关人迎，浮紧伤寒；右关气口，沉紧伤食。"是对于紧脉主病较全面的概括。

紧脉主病概括　紧脉
① 寒证
② 痛证
③ 食积

3. 临床应用举例

（1）紧脉主寒证

中医大夫傅兆渊在学校学习中医时，有一天因过度长跑，身体疲乏，喝了大半碗配有 30 克附片的助阳散寒的汤药，夜间口渴而醒。醒后，喝了几口冷水，第二天早晨发现双下肢不能动弹。双腿尚有知觉，但一切活动均需人背扶。当天以感冒论治，服药后无效，然后另请一位医生。这位大夫察色、切脉，询问了发病经过后，根据面色已改变，呈青暗瘀色，脉紧，处方为：桂枝 15 克，薤白 12 克，瓜蒌壳 9 克，枳实 9 克，厚朴 9 克，茯苓 15 克，牛膝 9 克。服药一剂，下肢渐能活动，再无需人背扶，2 剂服完后，完全康复。（《长江医话·傅兆渊医案》）

【按】　此例病人出现紧脉，为骤然寒邪内客，阳气暴遏，不得宣通，气机阻滞而致。病人忽然下肢不能活动，病发于夜间饮冷水之后。中医认为"清阳实四肢，浊阴走五脏"。由于饮冷，致寒邪内客，阴寒内盛，阳气暴遏，不得宣通，使清阳之气不能布达以充实四肢，所以下肢骤然不能活动。针对此病机，应用桂枝、薤白、瓜蒌等宣通阳气之药，使阳气得以宣畅通达，清阳敷布，四肢得以充养，故服药 2 剂痊愈。

病人姓吴，中年男性，41 岁。患者有慢性胃炎病史 2 年多，两日前因盛夏中午天气炎热，一次顿食冰棍 10 余支，下午即感胃脘疼痛，恶寒喜暖，脘腹得温则痛减，喜温喜按，口不渴，舌苔薄白，脉弦紧。此患者原本体虚，又过食冰冷，寒伤胃阳，阳气被寒邪所遏，而不得舒展，致气机阻滞，而胃脘疼痛。治宜温中补虚，和里缓急。拟方黄芪建中汤：黄芪 30 克，桂枝 10 克，白芍 20 克，干姜 10 克，甘草 6 克，大枣 6 枚，饴糖 30 克。服上药 6 剂，胃痛愈。（《病机理论临证指南》）

【按】　本例患者素有胃病，脾胃本虚，暑天贪凉，过食寒冷，致寒邪骤然客胃，中阳暴遏，寒凝气滞，所以出现紧脉。医家以黄芪建中汤益气温中散寒，和里缓急止痛而愈。

（2）紧脉主疼痛

著名中医学家戴丽三治一病人，姓赵，男，21 岁。患左臂疼痛 2 个多月，曾用西药镇痛及中药温阳除湿祛风等剂均无效，后请戴丽三诊治。症见左上肢疼痛剧烈，抬举行动困难，无红肿，无汗，恶寒。舌质正常，苔薄白，脉浮紧。询问其得病的原由，是因夜卧受寒受风。戴丽三认为此属风寒湿邪客于经络，法当除湿祛风散寒治疗。于是用麻黄加术汤，合麻杏薏甘汤加桑枝：麻黄绒6克，桂枝9克，杏仁9克，白术12克，生薏苡仁15克，甘草6克，桑枝15克。连服2剂，患者微微汗出，病遂痊愈。（《戴丽三医疗经验选》）

【按】　患者夜卧感受风寒，致手臂疼痛。虽然病人怕冷恶寒，但其脉浮紧，知为风寒湿邪客于经络，感受寒邪，表阳被遏。所以应用麻黄加术汤、麻杏薏甘汤合方，祛风散寒除湿。使用经方，药虽简而效验，2剂而愈。

一患者姓张，中年男性，44岁，工人。患胆囊炎、胆石症，心窝部疼痛反复发作7年，此次发病右上腹疼痛，恶心呕吐，两日来不能进食，已四天未大便。诊察病情，只见病人精神不振，两目发黄，手足不温。舌红，苔黄。脉沉紧。右上腹部疼痛拒按。体温38.6℃。治则清热泻下，处方大陷胸汤加味：元明粉10克，川军10克，甘遂6克，枳实10克，厚朴10克，茵陈20克。服药后6小时，泻下稀溏大便3次，排出花生米大的结石4粒，第二天症状改善，后以逍遥散加郁金、茵陈而收功。（《浙江中医药学院学报》1985年第5期）

【按】　紧脉多主寒。本例患者脉象沉紧，此紧脉却非寒证。病人患胆囊炎、胆石症，发热，舌红，苔黄，目黄，表明为湿热蕴结肝胆。由于湿热互结，有形邪气阻滞肝胆，气机不利而致胁肋疼痛，出现紧脉。

此例病人出现紧脉，为实邪阻滞，邪热内盛，气机闭阻，气血不畅，"不通而痛"所导致。故医家应用大陷胸汤清热通下，推荡结石，疏通气机。服药6小时后病人就排下结石，疼痛缓解，又以逍遥散加郁金、茵陈等疏肝理气、清利肝胆而收功。

4. 脉诊歌诀

《四言举要》：有力为紧，弹如转索。

　　　　　　　紧脉主寒，又主诸痛。浮紧表寒，沉紧里痛。

《濒湖脉学》：

体状诗　　举如转索切如绳，脉象因之得紧名。

　　　　　　总是寒邪来作寇，内为腹痛外身痛。

主病诗　　紧为诸痛主于寒，喘咳风痫吐冷痰。

　　　　　　浮紧表寒须发越，紧沉温散自然安。

分部诗　　　寸紧人迎气口分，当关心腹痛沉沉。

　　　　　　尺中有紧为阴冷，定是奔豚与疝疼。

《诊家正眼》：

体象　　　　紧脉有力，左右弹指，如绞转索，如切紧绳。

主病　　　　紧主寒邪，又主诸痛。

　　　　　　左寸逢紧，心满急痛；右寸逢紧，伤寒喘嗽。

　　　　　　左关人迎，浮紧伤寒；右关气口，沉紧伤食。

　　　　　　左尺见之，脐下痛极；右尺见之，奔豚疝疾。

第**3**天

数而时止的促脉

1. 促脉的脉形特点是怎样的

促脉的特点是脉来急数，时有一止，止无定数。《脉经》说："促脉，来去数，时一止复来。"《诊家枢要》则说："促，阳脉之极也。脉来数，时一止复来者，曰促。"可见促脉的脉形特点有两个：一是脉率比较快，二是出现歇止，脉来有不规则的间歇。

2. 促脉主什么病证呢

促脉见于阳盛实热、气血痰食停滞的病证，还主脏气衰败。

促，有急促、急迫之意。若机体阳热盛实，则迫血疾行，因阳热亢盛，不能和阴，阴阳逆乱，脉气不能接续，故脉跳得快，时有歇止。《诊家枢要》说："促，……阳独盛，而阴不能相和也。"《濒湖脉学》说："促脉数而时一止，此为阳极欲亡阴。"

若机体有气滞、血瘀、痰饮、食积等有形邪气阻滞，且郁滞化热，致使脉气不畅，脉气接续不及，亦可出现间歇。

如果患病日久，病人正气虚弱，心气衰败，心勉其力鼓动，亦可导致脉气不得衔接而出现间歇。

如果邪气内扰，脏气失常所致，脉多促而有力。如果脏气虚弱而致，脉多促而无力。

促脉主病概括

促脉　① 阳盛实热

　　　② 气血痰食停滞

　　　③ 脏气衰微

3. 临床应用举例

（1）促脉主虚

这是上海名医柯雪帆的一则病案。患者姓周，中年女性，是一位儿科医生。患早搏已经 10 多年，近半年来病情加重，早搏每分钟 7～8 次，胸闷，心慌，气急。先后用过炙甘草汤、生脉散、养心汤、甘麦大枣汤、导赤散等，后来又加用多种抗心律失常的西药，治疗 3 个多月，早搏始终没有消失，自觉症状明显，因而请柯雪帆诊治。患者胸闷，心悸，时有面红升火，容易出汗，有时怕冷，活动多了感到气短。诊见患者身材瘦小，两颧红润，说话虽然流利，但有一些短气。舌质偏红，舌苔薄净。诊脉时感到病人两手欠温，脉来细缓，72 次/分，停跳频繁，每分钟 8～10 次，停跳之后，脉来稍快。心电图提示频发性室性早搏。综合病人的病情，考虑为心肌炎导致心律失常。认为是外邪侵袭，邪气入里，损伤心之气血，致使阴阳两虚，应当用炙甘草汤治疗。

医者认为，患者以往用过炙甘草汤而无效，可能与剂量不足有关。应遵循《伤寒论》原本的原则和要求，加大药量，并且水、酒同煎。药用：生地 250 克，麦冬 45 克，桂枝 45 克，党参 30 克，麻子仁 60 克，炙甘草 60 克，生姜 45 克，大枣 30 克，阿胶 30 克（烊化）。用水 2600 毫升，加黄酒 400 毫升同煎。煎至约 600 毫升，除去药渣，加入阿胶烊化，搅拌均匀。两日 1 剂，日服 2 次。服完第一付药，病人感觉早搏消失。又服药 1 剂，复查心电图，显示早搏消失，心电图正常。为了进一步巩固疗效，将前方药量减半，又吃了 2 付药。一个月后再做心电图，未见早搏，病已基本痊愈。（《疑难病证思辨录》）

【按】 本例病人心悸、胸闷，脉来细缓，72 次/分，停跳频繁，停跳之后，脉来稍快，可见为促脉。此为患病日久，心之阴阳不足，心阴亏虚，脉气不续而致。医家应用《伤寒论》的炙甘草汤补益心之气阴，宣通心阳，尤其是给以大剂重剂，酒水同煎，使心之阴阳气血得补，心之阴血充足，脉气通畅，数剂得愈，效若桴鼓，显示了经方的神妙。

（2）促脉主食积

有一位男青年，每次饱餐后就出现心慌、胸闷，反复发作 5 年。患者饭后嗳气频频，嗳气酸腐，泛酸恶心，心悸，胸闷，常在进食干饭及饮酒后加重，饭后被迫端坐。曾因此病 3 次急诊入院，心电图检查均显示频发房性早搏，应用异搏定治疗无效，患者只得少食或少餐，以和缓心悸，日久形体消瘦，神疲乏力。患者平时大便不畅，夹有不消化食物，且有酸臭气。舌淡，苔黄腻。脉促。

证系食滞伤胃，胃病及心，应用保和丸加减：焦山楂、焦神曲各 10 克，白茯苓 10 克，制半夏 10 克，莱菔子 10 克，谷芽、麦芽各 10 克，陈皮 5 克，炙鸡内金5克，连翘10克。服药3天，患者心慌消失，心电图检查正常，每餐进食一斤亦无妨，大便正常。又继续服药5剂后，改服成药保和丸，以巩固疗效。其后随访一直未复发。(《长江医话·沈祖法医案》)

【按】 本例患者餐后胸闷、心悸，脉有间歇，且泛酸嗳气，嗳气酸腐，大便夹有不消化食物，有酸臭气味，提示为饮食积滞内停。由于食积不化，有形实邪阻滞，阻抑心气，使脉气不畅，因而心悸、胸闷，脉来歇止。其促脉为食积内停而致，《诊家正眼》说："促因火亢，亦因物停。""促居右关，脾宫食滞。"所以应用保和丸 —— 一般常用的消食化积方药，仅服药3剂，5年之疾即得痊愈。

4. 脉诊歌诀

《濒湖脉学》：

体状诗　促脉数而时一止，此为阳极欲亡阴。

三焦郁火炎炎盛，进必无盛退可生。

主病诗　促脉惟将火病医，其因有五细推之。

时时喘咳皆积痰，或发狂斑与毒疽。

《诊家正眼》：

体象　促为急促，数时一止，如趣而蹶，进则必死。

主病　促因火亢，亦因物停。

左寸见促，心火炎炎；右寸见促，肺鸣咯咯。

促见左关，血滞为殃；促居右关，脾宫食滞。

左尺逢之，遗精堪忧；右尺逢之，灼热为定。

第4天
迟而时止的结脉

1. 结脉的脉形特点是怎样的

结脉的特点是脉来缓慢，时有歇止，止无定数。《脉经》说："结脉，往来缓，时一止复来。"《外科精义》则说："结脉之诊，按之则往来迟缓，时一止而复来。"

总之结脉的脉形特点是跳得比较慢，时而出现停歇，歇止没有规律。所以《诊家正眼》说："结为凝结，缓时一止，徐行而怠，颇得其旨。"

2. 结脉主什么病证呢

结者，阻也，滞也。结脉是由于脉气不畅，脉来有阻抑停歇之象，所以称为结脉。结脉多见于阴盛气结、寒痰食滞血瘀等病证，还见于心阳虚弱、气血虚衰。如《濒湖脉学》所说："结脉缓而时一止，独阴偏盛欲亡阳。"

若机体阴寒偏盛，则脉气凝滞不畅，可出现结脉。若机体有气血痰食等积滞不散，阻滞血行，则使脉气失于宣畅，故脉来迟慢而有歇止。《诊家枢要》说："结，……阴独盛，而阳不能相入也。为癥结，为积聚，为七情所郁。"

如果久病气血虚衰，尤其是心气、心阳虚弱，则脉气运行无力，使脉气不相衔接，可见脉来缓慢而时有歇止，结而无力。

结脉主病概括

结脉　① 阴盛气结

　　　② 痰食瘀血

　　　③ 气血虚衰

3. 临床应用举例

结脉主阳气虚弱，阴盛气结，痰食瘀血阻脉。其实，这几个方面是相互联系的。心阳虚弱，阳气不振，阳气失宣，则阴寒偏盛，阴盛气结，使气血运行不畅，瘀血凝滞，脉气阻滞，不相衔接，则脉来时有间歇。

杨姓女患者，48 岁。患冠心病 4 年多，常有胸闷、胸痛、心悸，曾因房室传导阻滞 3 次住院治疗。本次因劳累，情绪激动而发病，心悸、胸闷加剧，来医院急诊而收入住院。患者神情倦怠，面色㿠白，畏寒肢冷，舌质淡紫，有齿痕。脉象沉结。心电图提示：心率 42 次/分，Ⅲ度房室传导阻滞。中医辨证属少阴证，用麻黄附子细辛汤加味：麻黄 30 克，附子 15 克，细辛 9 克，肉桂 15 克，龙骨 30 克，牡蛎 30 克，檀香 9 克，郁金 12 克，红花 12 克，川芎 12 克，炙甘草 10 克。连服 4 剂，患者心率提高，44~50 次/分，但是心电图变化不明显。仍循原方宗旨，麻黄改为 60 克。又服 4 剂，病情变化不大，于是将原方麻黄改为 120 克，熟附块 30 克，此二味药先煎。嘱病人每付药煎 400 毫升，每次服药 30 毫升，每 2 小时服药 1 次。如此服药 4 剂后，患者自觉症状明显好转，心电图提示正常窦性心律，心率 75 次/分。又服药 4 剂后，将剂量减半，嘱病人再服 10 剂以巩固疗效，其间心电图检查一直正常，痊愈出院。(《长江医话·顾选文医案》)

【按】　病人胸闷、胸痛、心悸，倦怠，面色㿠白，畏寒肢冷，舌色淡紫，脉象沉结。脉症合参，证属阳气虚衰，心阳不振，鼓动无力，血脉不畅。治疗当温阳活血通脉，所以用麻黄附子细辛汤加檀香、郁金、红花、川芎等活血化瘀药。尤其是大剂量应用麻黄、附子，温阳散寒、宣通血脉，频服不间断，使药力相接续，持续发挥作用，终获良效。

清代医家余景和治一病人陈厚卿，为人俭朴笃实，足不出户，身体肥胖。这年秋天，感觉神疲肢倦，饮食减少，以往可食饭三碗，逐渐减至一碗许。请医生治之，先服胃苓汤、平胃散、香、砂、枳、术之类，后又以为是胸痹，进薤白、瓜蒌等药，不效。后又进以参、苓、白术等，亦无效。病人二十余日未进食，四十余日未大便，脉见歇止。一医者曰：病久脉见结代，五日内当危。举家惊惶，于是邀余景和去诊治。

余景和见病人毫无所苦，惟独脉有歇止，脉三息一止，四息一止，而不食不便。曰：脉之结代，以鄙见论之，系服燥药淡渗之品太多，肠胃枯涩，二十余日未食，四十余日未便，是无谷气以生血脉，血脉干涩，不能流利，故脉见结代也，未必为死症。于是立一方，以附子理中合建中法，通阳布阴，滑利肠胃：党参 5 钱，于术 4 钱，炙甘草 1 钱，干姜 8 分，附子 4 分，桂枝 5 分，当归 4 钱，白芍 3 钱，淡苁蓉 5 分，枸杞子 4 钱，饴糖 5 钱，红枣 5 枚，鹿角霜 5 钱。旁人见方，哗然曰：病人四十余日未大便，是火气热结，再服桂、姜、附子等温热药，是增加其燥热也。

在余景和的坚持下，照方服药后，病人稍能进食稀粥。将原方桂枝换为肉桂，鹿角霜换为鹿角片，党参换为高丽老山参。又服两剂，再送服半硫丸 2 钱，患者感觉腹痛，大便稀水淋漓，三日夜，共下坚硬燥屎四十余节，每节二三寸。又以参附汤助之，大便之后，服归脾汤而愈。

后来旁人问道：大便四十余日未解，而服如此热药反能通下，是何道理呢？余景和说：人之大便不通，如同河道中船不能航行。此症是河中结冰，冰冻不解，所以不能行舟航船，若不用温药，使曝日当空，春回寒谷，东风解冻，其舟断不能通。阴结之症，非用温药才能奏效。（《诊余集·不食不便》）

【按】　本例病人不食不便，大便四十余日未解，惟脉有歇止。脉来或三息一止，或四息一止，当属于结脉。如前所述，结脉主阳气虚衰，阴盛气结，如《濒湖脉学》所说："结脉缓而时一止，独阴偏盛欲亡阳。"可见本例病人根本的病机是阳气虚弱，中焦虚寒，阴盛气结。中焦脾胃虚寒，运化无力，水谷不得化，所以不欲饮食。

本例病人四十余日未解大便，医者以为气火内盛，热邪结聚而致，视温药如猛虎。而余景和则认为，此乃中焦阳气虚衰，温通无力，阴寒过盛，气机阻滞而致。如同严冬凛寒，冰封河面，河水断流，舟船不得航行。而且脾胃虚寒，营阴化生亦不足，加上服燥药淡渗之品太多，阴血耗伤，肠胃枯涩，以致大便不通。

治疗中焦虚寒之证，非温热则寒邪不除，非补益则虚损难复。所以医家以附子理中汤合小建中汤，加当归、肉苁蓉、枸杞子、鹿角霜等，温阳益气，养血益阴，调和阴阳，建立中气，通阳布阴，滑利肠胃，使燥屎得下，大便得通。

4. 脉诊歌诀

《濒湖脉学》：

体状诗　结脉缓而时一止，独阴偏盛欲亡阳。

　　　　浮为气滞沉为积，汗下分明在主张。

主病诗　结脉皆因气血凝，老痰结滞苦沉吟。

　　　　内生积聚外痈肿，疝瘕为殃病属阴。

《诊家正眼》：

体象　结为凝结，缓时一止，徐行而怠，颇得其旨。

主病　结属阴寒，亦主凝积。

　　　左寸心寒，疼痛可决；右寸肺虚，气寒凝结。

　　　左关结见，疝瘕必现；右关结形，痰滞食停。

　　　左尺结兮，痿躄之疴；右关结兮，阴寒为楚。

第**5**天

止有定数的代脉

1. 代脉的脉形特点是怎样的

代脉的特点是脉来时有一止，止有定数，良久方还。《诊家枢要》说："代，更代也。动而中止，不能自还，因而复动，由是复止，寻之良久，乃复强起，为代。"

代脉最主要的特点有两个，一是止有定数。每隔一定的至数就会出现停跳，例如感到跳两下停一下，或者跳三下停一下，表现为有规律的歇止。心电图检查常显示为二联律，或三联律。二是歇止的时间比较长。感觉比促脉、结脉停歇的时间长。《诊家正眼》说："代为禅代，止有常数，不能自还，良久复动。"《医宗金鉴·四诊心法要诀》则说："缓止曰结，数止曰促。凡此之诊，皆统至数。动而中止，不能自还，至数不乖，代则难痊。"

值得注意的是，我们有时在临床诊疗中表述并不那么严格，经常将结脉和代脉并称。常常习惯将代脉表述为脉结代，或将结脉称为脉结代，有时甚至将脉有歇止都称为脉结代。

2. 代脉主什么病证呢

代脉多见于脏气衰微，疼痛、惊恐、跌扑损伤等。那么这些病证为什么会出现代脉呢？

如果患病脏腑虚衰，脏气衰微，特别是心气不足，心气虚衰，则无力鼓动血脉，以致脉气不能接续，所以脉来时有中止，良久方来。所以《濒湖脉学》说："代脉原因脏气衰"，《医宗金鉴》说："代则气乏"。此时脉多代而无力。

如果疼痛，或突然惊恐、跌仆损伤等，则使气机紊乱，脉气不相衔接，因而也会出现代脉。此种情况脉多代而有力。

另外，妇女妊娠时会出现代脉。代脉的出现还与人体津液的大量丢失有关。若妇女妊娠时出现呕吐，由于津液受损往往会出现代脉。《脉理求真》说："妊娠恶阻，呕吐最剧者，恒见代脉。谷入既少，血气尽并于胎，是以脉气不能接续"。

对于代脉的主病，《医宗金鉴·四诊心法要诀》总结说："代则气乏，跌打闷绝。夺气痛疮，女胎三月。"

代脉主病概括

代脉可见于 ① 脏气衰微 —— 代而无力
② 疼痛、惊恐、跌扑损伤 —— 代而有力
③ 妇女妊娠

3. 临床应用举例

（1）代脉主心气虚衰

有一位患者，姓周，老年男性，59 岁。心悸、胸闷 4 ~ 5 年，每因劳累、情绪激动则发作。近一个月来，经常心悸、胸闷，乏力，睡眠欠佳。心电图检查为频发性室性早搏，呈二联律，心率 83 次/分。舌质暗，苔薄白。脉沉细代。证属胸痹、心悸，治以益气活血，育阴宁心。方药：党参 18 克，丹参 18 克，川芎 18 克，生地 15 克，桂枝 9 克，生姜 9 克，瓜蒌 18 克，薤白 18 克，郁金 18 克，五味子 16 克，红花 9 克，菖蒲 16 克，鸡血藤 18 克，炙甘草 9 克，珍珠母 24 克。

服药 6 剂后，心悸、胸闷减轻，睡眠好转。上方加枣仁 15 克，继续服药 6 剂，心悸、胸闷消除，精神好转。舌质暗，苔薄白，脉沉细，心律规整，早搏消失，嘱病人继续服药 6 ~ 12 剂以巩固疗效。（《气血理论临证指南》）

【按】 病人患冠心病，频发室性早搏，脉沉细，有间歇，呈二联律，很明显属于代脉。病人心悸、胸闷、乏力、舌色暗红。脉症合参，可知为心气虚弱，气虚血瘀。由于心气不足，鼓动无力，以致脉气不能接续。而且气虚无力推动血行，血脉不畅，所以出现代脉。针对病人气虚血瘀的病机，以益气活血为主要治则。其中党参、桂枝益气通阳；丹参、川芎、红花、郁金、鸡血藤等活血化瘀；瓜蒌、薤白等宣通心脉；并配合生地、五味子、酸枣仁、珍珠母等育阴宁心安神。诸药合用，取得较好的疗效。

（2）代脉主惊恐

有一位病人，青年女性，20 多岁，是部队的美工。患者心悸心慌，睡眠不安。作心电图检查，显示心律失常，为三联律。舌质淡，苔薄白，脉结代。询问患病经过，得知患者单位有一人因电击意外身亡，这位美工在单位领导和医务人员的配合下，曾为死者化妆。从此后夜深人静之时，常想起死者，不由心中恐惧，心悸不已，不能安睡。在部队医院作心电图检查，诊断为心

律异常，但治疗不效，转而请中医进行针灸治疗。分析病情，其病由惊恐而起。惊则心气散乱，恐则伤肾，致使心肾不交，而心悸、失眠、脉结代。故用交通心肾法，取心肾的背腧穴心俞、肾俞，取手少阴心经和足少阴肾经的原穴神门、太溪，在针刺治疗的同时，配合朱砂安神丸和六味地黄丸内服。治疗10天，患者诸症消失，再作心电图检查，已恢复正常。(《岐黄用意》)

【按】　病人心悸心慌，睡眠不安，出现代脉。分析病情，其病是由于惊恐而起。惊则心气散乱，恐则伤肾，致使心肾受损，气机失调，因而心悸、失眠。由于卒受惊吓，气机逆乱，脉气不得顺接，故出现代脉。

因为是七情惊恐，心肾受损，所以治疗重在调治心肾，取心俞、肾俞、神门、太溪，予以针刺。之所以选这些穴位，是因为心俞、肾俞是心、肾两脏的背腧穴，而背腧穴是经脉之气输注的部位，能够调节脏腑机能。神门是手少阴心经的原穴，太溪是足少阴肾经的原穴，而原穴直接反映了脏腑的病变，并对本脏腑、本经络具有很好的调治作用。在进行针刺治疗的同时，还让病人配合朱砂安神丸和六味地黄丸内服。朱砂安神丸能够清心养心安神，六味地黄丸则补肾益肾。针对病机，针药并用，治疗10天痊愈。

4. 脉诊歌诀

《濒湖脉学》：

体状诗　动而中止不能还，复动因而作代看。

　　　　病者得之犹可疗，平人却与寿相关。

主病诗　代脉原因脏气衰，腹疼泄痢下元亏。

　　　　或为吐泻中宫病，女子怀胎三月兮。

《医宗金鉴·四诊心法要诀》：

　　　　　缓止曰结，数止曰促。凡此之诊，皆统至数。

　　　　　动而中止，不能自还，至数不乖，代则难痊。

　　　　　代则气乏，跌打闷绝。夺气痛疮，女胎三月。

《诊家正眼》：

体象　代为禅代，止有常数，不能自还，良久复动。

主病　代主脏衰，危恶之候。

　　　　脾土衰败，吐利为咎；中寒不食，腹疼难收。

　　　　两动一止，三四日死；四动一止，六七日死。

　　　　次第推求，不失经旨。

第**6**天
伏匿不显的伏脉

北京名医宗修英生于中医世家，他的父亲宗维新为京城名医。宗修英曾记述父亲早年救治危急暴厥病人的一则病案。宗修英的父亲早年开业之时，有一天，一位病家来邀请出诊，说是家中有妇人患病，病情危急，请速去救治。宗父急忙随之前往，来到病人家门，已闻家中哭嚎喧嚣，料想病人已经病逝。来邀出诊者称，患病妇女为青壮之年，平素身体康健，得病才二日，量不至死，希望能挽救于万一。宗父进入室中，只见病人已卧正寝，床头焚化冥银，环室老幼，捶胸顿足，哭号聒耳。摸一摸病人的手足，手足已冷，但胸脘微温，目瞪唇青，额头汗出。诊其脉，脉已不可得，但细细循之，重按至骨，隐约可见。再启其齿，有痰溢出。于是急令家人速速购买竹沥水 4 两。给病人拭去痰涎，将竹沥徐徐灌下。只见痰浊时时涌出，就再拭再灌，大约灌进一两多竹沥水，听见病人喉中痰鸣，并见其鼻翼微动。于是继续灌药。药灌进约有一半时，病人有了呻吟之声，周身微微有汗。见此情形，举家欢呼雀跃。后来予以清热化痰之剂治疗，其病获愈。

宗修英向父亲请教其中的道理，宗父说：患妇身体素健，得病才两天，邪气正盛，正气未必虚。诊其脉，六脉皆沉伏不显，说明是邪气内闭而导致的暴厥之候。患者口中痰涎外涌，知其证属痰热郁闭，肺气膹满，不得宣降。病情危急，故先用竹沥清热豁痰，以救其急，幸得转危为安。否则，如果再误片刻，便难以救治了。（《燕山医话·宗修英医话》）

医案中病人的脉象就是伏脉。那么伏脉是一种什么样的脉象呢？伏脉主什么病证呢？下面我们将进一步详细介绍。

1. 伏脉的脉形特点是怎样的

伏脉的特点是重按沉取，推筋着骨才能摸到，有时甚至还伏匿而不显。《脉经》说："伏脉，极重指按之，着骨乃得。"《濒湖脉学》说："伏脉：重按着骨，指下裁动，脉形筋下。"《诊家枢要》则说："伏，不见也。轻手取之，绝不可见；重取之，附着于骨。"

伏为潜藏伏匿之意。伏脉的脉形特点是，脉伏隐于里，脉位比沉脉更深，轻取、中取均不应，须用重指力按至筋骨，方感到应指，有时甚至伏匿不显现。所以《濒湖脉学》说："伏脉推筋着骨寻，指间裁动隐然深。"

2. 伏脉主什么病证呢

伏脉多见于邪闭、厥证以及痛极的病证。

伏脉的形成主要是由于实邪内伏，气机闭塞，致使脉气不得宣通。凡实邪内郁，气血阻滞，所致气闭、热闭、寒闭、痰闭等，都可出现伏脉。

厥证是由于邪气内闭，气机不得宣通，导致的神昏不清，四肢厥冷的病证，所以会出现伏脉。

一般来说，剧烈的疼痛多是有形实邪闭阻气机而致，所以也可出现伏脉。

可见伏脉最根本的病机是邪气深伏于里，郁闭气机。故《外科精义》说："伏脉之诊，比沉而伏，举之则无，按之至骨方得，与沉相类，而邪气益深矣。"临证时，气血痰食阻滞，或剧烈疼痛，一时脉伏不显，不可误认为虚寒之证。诊到伏脉说明邪气深伏于内，而且多是病情危急的情况，应当急去其邪。前述宗维新老大夫的病案便说明了这一点。

3. 临床应用举例

（1）伏脉主邪闭

这是天津的名老中医何世英治疗的病案。患者男性，50 岁。先发热十天，退热后二十天不饮，不食，不语，仰卧，昏睡而不闭目，有时长出气。病人已半个月无大便。诊其舌，舌苔白腻遍布；诊其脉，两手俱无脉。中西医均拒绝治疗，已备好衾椁，等待气绝。何世英按邪热内陷，痰热郁结，阻滞中脘，气机痞塞论治，予以小陷胸汤原方。服药 2 小时以后，病人即能闭目深睡，减少了长出气。第二天早晨病人突然坐起，感到饥饿，索要食物，家人惊惧不已，以为是"回光返照"。待疑惧稍定，给病人饮食，见病人食后又安睡，知道确实是病情好转，于是由惧转喜，再邀何世英复诊。何世英继续用小陷胸汤加元明粉治疗，服药后病人大便畅通，由此神态自如，其病若失。（《名老中医之路》）

【按】 病人患热病之后，不饮，不食，不语，半个月无大便，满舌遍布白腻舌苔，两手无脉。脉症合参，何世英认为此乃邪热内陷，痰热郁结，阻滞中脘，气机痞塞而致。由于气机痞塞，导致脉气不通，所以两手俱无脉。何世英给予小陷胸汤原方治疗。小陷胸汤由半夏、黄连、瓜蒌组成，功能清热化痰，宽胸散结启闭。由于方药正合病机，所以药用 2 剂，其病若失。已备后事的病人竟得康复。

又如现代名医赵金铎早年曾治一病人，壮年男子，身体素健，患了热性病十多天不愈，慢慢地神志昏昧，口不能言，身不能动，目不欲睁。患者四肢厥冷，时发惊悸。周围稍有声响，就惊悸不已，心中惮惮大动，头身汗出，难以自持。病人阖家惊慌，不断地请医生诊治。一日赵金铎受邀出诊，来到病家。只见室外有人巡视，以禁喧哗；病室闭门塞牖，关着门，堵着窗，以求寂静；室内地上铺满苫褥之类，以免行走有声。因为稍有声响，病人就惊悸心慌。赵金铎检视前面医生所开方药，都是从虚论治，养心阴，益心阳，安神定志等。诊察病人，只见患者神识昏昧，问之不答。切其脉，六脉皆沉伏，然而用力切按，感到应指有力。舌红少津，舌根有黄褐厚苔。切按病人腹部，感觉脐下有癥块，用力按压，患者则皱眉头。据证思索，知为阳极似阴，大实有羸状。之所以惊悸汗出，乃因胃家燥热结实，内热熏迫，上扰神明，累及心阳而致。故用大剂调胃承气为主，泻阳热之有余；少佐附子，护心阳之不足。服药后病人泻下燥屎数枚，惊悸止，神气清，调理旬日而安。（《名老中医之路》）

【按】 病人患热病十余天，惊悸汗出，不言不动，脉沉不见。医皆以为虚证，养心阴，益心阳，安神定志等法用遍，不见效验。赵金铎诊其脉，六脉皆沉伏，然而用力切按，感到应指有力。而且切按腹部，感觉脐下有癥块，用力按压，患者则皱眉头，说明有实邪内停。脉症合参，可知此非虚证，而是邪热燥屎搏结于阳明之里的实证，所以使用补益之剂无效，必须攻下里邪。由于邪气深伏于里，阻滞气机，脉气不畅，所以出现伏脉。于是赵金铎使用大剂的调胃承气汤，即大黄、芒硝、甘草，攻下热结。服药之后，很快病人泻下燥屎而愈。

（2）伏脉主痛极

这一案例为中医大家董德懋早年诊治的病案，时在解放前期。有一病人，姓常，在海关工作。骤然少腹剧痛，阴茎缩入少腹，阴囊缩小，面色青白，烦躁欲死，大便不通。急急送往法国人开的医院，医生诊断为"肠梗阻"，说是需要手术治疗。但是要作手术，必须先交大洋三百元。病人苦于大洋筹措不足，只得求中医治疗。董德懋询问病情，得知病人昨晚房事之后，贪凉饮冷，旋即发病。病人足冷厥逆，舌苔黑而润，询之不渴。脉浮取、中取皆无，重按至骨乃得。董德懋用附片、肉桂、茴香、当归、白芍、川楝子、栝楼等药，稍佐风化硝，让病家马上煎药，立即服用。病人服药一剂，大便泻下盈盆，腹痛立止，阴茎复原而安。

肝主筋，前阴为宗筋所聚，肝脉循阴器抵少腹，病人因贪凉饮冷，致使寒凝肝脉，肝脉拘急而致阴缩。故以附、桂、橘核、茴香祛寒理气，归、芍、川楝疏肝，栝楼、风化硝得温药之助而润下。因病起于房事之后，不宜峻下，风化硝其力本缓，少少予之，取其和缓，不伤正气。配合得宜，故能一剂而应。(《医话医论荟要》)

【按】　本例病人房事之后贪凉饮冷，致使寒凝肝脉，气滞不通，肝脉拘急而阴缩、少腹剧痛。由于邪气内闭，气机不通，剧烈疼痛，故而出现伏脉。针对病机，用药祛寒疏肝理气，诸药合用，切合病机，所以服药一剂，其病得愈。

4. 脉诊歌诀

《濒湖脉学》：

体状诗　伏脉推筋着骨寻，指间裁动隐然深。

伤寒欲汗阳将解，厥逆脐疼证属阴。

主病诗　伏为霍乱吐频频，腹痛多缘宿食停。

蓄饮老痰成积聚，散寒温里莫因循。

分部诗　食郁胸中双寸伏，欲吐不吐常兀兀。

当关腹痛困沉沉，关后疝疼还破腹。

《医宗金鉴·四诊心法要诀》：

惟中无力，其名曰芤。推筋着骨，伏脉可求。

《诊家正眼》：

体象　伏为隐伏，更下于沉，推筋着骨，始得其形。

主病　伏脉为阴，受病入深。

伏犯左寸，血郁之愆；伏于右寸，气郁之殃。

左关值伏，肝血在腹；右关值伏，寒凝水谷。

左尺伏见，疝瘕可验；右尺伏藏，少火消亡。

第7天
坚牢不移的牢脉

1. 牢脉的脉形特点是怎样的

牢脉的特点是沉取实大弦长，坚牢不移。《濒湖脉学》说："牢脉：似沉似伏，实大而长，微弦。"《外科精义》说："牢脉之诊，按之则实大而弦，……而有牢坚之意。"

牢有深居于内、坚实牢固之意。牢脉的脉形特点是，脉位极深，轻取、中取均不应指，重按始得。虽然脉位很深，但是搏指有力，大而弦长，脉势强劲，坚牢不移。可见牢脉兼有沉、弦、大、实、长五种脉的特点。所以《濒湖脉学》说："弦长实大脉牢坚，牢位常居沉伏间。""实脉浮沉有力强，紧如弹索转无常。须知牢脉帮筋骨，实大微弦更带长。"

2. 牢脉主什么病证呢？

牢脉多见于阴寒内积、疝气癥积的实证。

牢脉是病气牢固的征象。其形成是由于阴寒内盛，坚积内伏，寒实内积，使阳气沉潜，气血郁遏不得上鼓而致。所以《濒湖脉学》说："寒则牢坚里有余"。

3. 临床应用举例

患者吴女士，39 岁，是一名记者，多年来头痛、眩晕、失眠，西医诊断为高血压病。据说是在分娩时受了寒凉所致。病人来到广东医家陈华丰处诊治。陈大夫诊其脉，脉象沉牢。病人常常觉得冷，而且胃纳不佳。便以附子、干姜为主药治疗。服药后吴女士头痛、失眠减轻，就以温补肾阳的药加吴茱萸、枸杞子等做成药丸，嘱咐病人早晚常服，并经常测量血压。吴女士服药 3 个疗程后，不舒服的症状消失，血压也逐渐趋于稳定。（《初学脉诊一点通》）

【按】 病人在分娩时受了寒凉，导致头痛、眩晕，其脉象沉牢。脉症合参，结合病史，知为阴寒内盛而致。所以大夫用附子、干姜等温阳散寒药为主治疗，其后又让病人服用温阳补肾散寒的药丸。病人坚持服药 3 个月，症状消失，血压也逐渐稳定。

张子和治一人，患病危笃，自述三年以前，盛暑炎热之时出村野，遇到一个酿酒的，赠酒数升。这个人饮冷酒数升之后，便觉左胁下闷，渐渐作痛，结硬如石，至今不散。曾针灸、按摩、用药，都不见寸效。张子和诊之，其两手的脉俱沉实而有力。张子和便用独圣散催吐，服药后病人连吐二三升，气味如酒，胁痛即止。后用和脾安胃之剂治疗而愈。(《古今医案按·胁痛》)

【按】 病人脉象沉实而有力，当为牢脉。病人饮冷酒数升，导致胁下疼痛，硬结如石，此为癥积。由于贪凉而过饮寒凉酒浆，致使阴寒内盛。寒凝气滞，气血郁遏，日久而成癥积。坚积内伏，寒实内积，阳气沉潜，所以出现牢脉。张子和使用催吐法，去其实邪。病邪去，其病解。张子和为金元四大家之一，善于使用攻邪法治病，本例便是很好的体现。

4. 脉诊歌诀

《濒湖脉学》：

体状诗　弦长实大脉牢坚，牢位常居沉伏间。

　　　　革脉芤弦自浮起，革虚牢实要详看。

主病诗　寒则牢坚里有余，腹心寒痛肝乘脾。

　　　　疝㿉癥瘕何愁也，失血阴虚却忌之。

相类诗　实脉浮沉有力强，紧如弹索转无常。

　　　　须知牢脉帮筋骨，实大微弦更带长。

《医宗金鉴》：

　　　　　　浮无力濡，沉无力弱。沉极力牢，浮极力革。

　　　　　　革伤精血，半产带崩。牢疝症瘕，心腹寒疼。

《诊家正眼》：

体象　牢脉沉分，大而弦实，浮中二候，了不可得。

主病　牢主坚积，病在乎内。

　　　　左寸之牢，伏梁为病；右寸之牢，息贲可定。

　　　　左关见牢，肝家血积；右关见牢，阴寒痞癖。

　　　　左尺牢形，奔豚为病；右尺牢形，疝瘕痛甚。

常见的病脉（四）

第1天
如按葱管的芤脉

话说北京有位医家叫谢金荣，一天下午，一位中年男子急匆匆地走进他的诊室，说家中76岁的老母亲尿不出尿已经七天了，恳求大夫出诊到家里给看看。男子介绍病情说，十多天之前他的母亲患病腹泻，一天泻下20多次，水样便，服用黄连素、土霉素等，两天以后腹泻止住了，但是紧跟着大小便都没有了。大便需使用开塞露，或要用手抠，而小便则一直没有。曾插导尿管导尿，但两天前出现了血尿，便将导尿管撤了。导尿管一撤，这两天一点尿都尿不出来。由于年事已高，行动不方便，所以特来请大夫出诊。

大夫来到患者家中，只见老太太骨瘦如柴，卧床不起，双目紧闭，面容憔悴。见到大夫，老太太微微睁开双眼，恳切地说："大夫求求你，救救我吧！我都快憋死了。七天了，尿不出尿，拉不出屎，肚子胀得不能碰。这两天管子一撤，连一点尿也没有了。"检查患者：腹部膨隆，触之较硬，皮肤干燥粗糙。舌质光红无苔，干燥少津。诊其脉，脉象浮大中空。

谢大夫认为患者的无尿之症是阴津大伤而致。由于阴津大亏，致使小便化生无源，又因肝肾阴亏，热郁膀胱，气化失常，故而无尿。于是用知柏地黄汤合一贯煎加减，养阴生津清热：生地10克，山萸肉10克，淮山药15克，云茯苓15克，丹皮10克，枸杞子10克，北沙参15克，天冬10克，麦冬10克，黄精10克，知母10克，黄柏10克，泽泻10克。水煎服。

第2天早上谢大夫到医院上班，一眼就看到患者的儿子等在诊室门口。他见到大夫便说，老母亲昨晚服了一煎药之后，一夜之间共小便11次，几乎1小时一次，也不知是不是病情好转的表现。谢大夫听后告诉他，这是好现象，嘱咐再服药1剂。

第二天大夫来到患者家中，只见老太太坐在床上，精神较前好多了。老人连连向大夫道谢，说现在就是还有些头晕，不太想吃东西。诊察患者，腹部平坦，按之柔软。舌质偏红，仍无苔。诊其脉，脉象弦细。仍属气阴不足之证，以养阴益气清热之法继续调治而愈。（《中医常见病百家谈》）

本案例所出现的脉象浮大中空，就是芤脉。芤脉主津液大伤。患者耄耋之年，因剧烈腹泻致使气阴俱伤，尤其是津液大亏，所以出现芤脉。结果以生津养阴为治而获效。

那么芤脉的脉形特点是怎样的呢？芤脉主什么病证呢？下面我们将做进一步的详细介绍。

1. 芤脉的脉形特点是怎样的

芤脉的特点是浮大中空，如按葱管。《濒湖脉学》则说："芤脉：浮大而软，按之中央空，两边实。中空外坚，状如慈葱。"

具体来说，芤脉的脉形特点是应指浮大而软，中取、沉取时感到空虚无力。说明芤脉脉位表浅，脉形比较大，脉管较软，重按则中空，如同按在葱管上。所以《濒湖脉学》说："芤形浮大软如葱，边实须知内已空。"

2. 芤脉主什么病证呢

芤脉主要见于失血过多，或津液大伤的病证。如《四言举要》所说："诸病失血，脉必见芤。"

为什么失血过多，或津液大伤会出现芤脉呢？我们知道，正常人气血充足，脉管充盈，则脉来充实有力，应指圆滑。若是突然大量失血，如外伤大出血，妇女血崩，大量呕血、咯血等，则使机体骤然阴血大伤；若是剧烈的呕吐、腹泻，由于大吐、大泻，则使机体津液大伤。阴血津液骤伤，脉管因此而不得充实，而且阳气亦无所依附而浮散，因此而出现浮大中空的芤脉。前面提到的老太太严重腹泻后尿闭，出现芤脉，便是阴津大伤而致。芤脉的出现说明是危重的证候。

3. 临床应用举例

（1）芤脉主大失血

一位患者，中年女性，45 岁，姓骆。病人在献血之后，骤然子宫出血不止，出血甚多，色淡，无血块。病人头晕目眩，气短懒言，疲乏无力，汗出战栗，心悸虚烦，不思饮食，唇干口渴。诊其脉，脉芤。舌质淡，苔薄白。病人面白无华，精神较差，低声呻吟，手足不温。此为大量失血，气随血脱。急拟独参汤合当归补血汤，补气固脱，养血摄血。方药：高丽参 6 克（另煎兑服），炙黄芪 20 克，当归身 12 克，炒白芍 10 克，血余炭 6 克，炮姜炭 6 克，地榆炭 12 克，炙甘草 6 克，鹿角霜 10 克，阿胶 12 克（烊化兑服）。患者一连服药 4 剂，血崩得止。复诊时患者步行而来，面带红色，精神较好，诸症皆愈。舌淡红，脉转细弱。由于病后体虚，嘱咐病人加强营养，注意休

息，暂禁房事，调养将息。(《脏象理论临证指南》)

【按】 病人献血，原本阴血受损，又子宫出血不止，出血量多。如此大量失血，气随血脱，所以出现芤脉。危重的情况下，急拟独参汤合当归补血汤加味，补气固脱，养血摄血。其中以高丽参、炙黄芪益气固脱；当归、白芍、阿胶养血补血；血余炭、炮姜炭、地榆炭等收敛止血。诸药合用，血得养，气得固，脉象由芤大转为细弱，病情转危为安。

(2) 芤脉主津液大伤

芤脉主津血、津液大亏。临证遇到芤脉，结合病史，当养血补血，滋生津液。

有一位患者，老年女性，75岁，一个月前因患胆结石作手术，术后饮食减少，腹胀便秘，便自服牛黄解毒丸通便，结果服药后泄泻不止，可是3日后复又便秘。就诊时患者便秘，食少纳差，精神倦怠，心悸，睡眠不好，面色苍白，舌淡无苔。脉芤。拟五仁橘皮汤合四物汤加味：当归30克，熟地30克，杭芍15克，川芎10克，火麻仁30克，郁李仁10克，杏仁10克，桃仁9克，柏子仁15克，陈皮10克，白豆蔻9克，炙黄芪30克。服药2剂，病人大便已通，连服6剂，大便完全恢复正常。(《云南中医杂志》1990年第5期)

【按】 患者75岁高龄，年老体弱，手术后津血大伤而导致便秘。本应养血生津，润肠通便，可患者自服苦寒药物，导致腹泻不止，结果使津液更伤。由于津血大亏，所以出现芤脉。治宜养血生津，大补津血，润燥通便。方中当归、熟地、杭芍养血补血，火麻仁、郁李仁、杏仁、桃仁、柏子仁等润肠通便，佐以黄芪益气，连服6剂，大便完全恢复正常。

4. 脉诊歌诀

《医宗金鉴·四诊心法要诀》：

  虚主诸虚，实主诸实。芤主失血，随见可知。

  惟中无力，其名曰芤。

《四言举要》：

  诸病失血，脉必见芤。缓小可喜，数大可忧。

《濒湖脉学》：

体状诗 芤形浮大软如葱，边实须知内已空。

  火犯阳经血上溢，热侵阴络下流红。

分部诗 寸芤积血在于胸，关里逢芤呕吐红。

尺部见之多下血，赤淋红痢崩漏中。

《诊家正眼》：

体象　芤乃草名，绝类慈葱，浮沉俱有，中候独空。

主病　芤脉中空，故主失血。

左寸呈芤，心主丧血；右寸呈芤，相傅阴亡。

芤入左关，肝血不藏；芤现右关，脾血不摄。

左尺如芤，便红为咎；右尺如芤，火炎精漏。

第2天
如按鼓皮的革脉

1. 革脉的脉形特点是怎样的

革脉的特点是浮而搏指，中空外坚，如按鼓皮。《濒湖脉学》说："革脉：弦而芤，如按鼓皮。"

革为皮革，革脉的脉形特点是浮取坚硬搏指，脉管较硬，重按则感觉脉管空虚，如同按在鼓皮上，有内空虚而外绷急的感觉，所以称为革脉。正如《诊家正眼》所形容："革大弦急，浮取即得，按之乃空，浑如鼓革。"

2. 革脉主什么病证呢

革脉多见于亡血、失精、半产、漏下的病证。如《濒湖脉学》所说："革脉形如按鼓皮，芤弦结合脉寒虚。女人半产并崩漏，男子营虚或梦遗。"那么为什么亡血、失精、半产、漏下会出现革脉呢？

这是因为亡血、失精、半产、漏下等病证，日久可使机体精血大伤。由于精血耗伤，精气不藏，正气不固，气无所恋，浮越于外，所以脉来外浮大，内中空。特别是阴精耗伤，孤阳外越，脉来坚硬搏指，缺少柔和之象，便出现中空外坚的革脉。可见革脉最基本的病机是精血亏虚、气血亏耗，阳气浮越。临证时各种病证，如果存在这样的病机，就会出现革脉。

3. 临床应用举例

42岁的迟先生，曾经某医院诊断患有再生障碍性贫血，诊查病情，见病人面色发白，而且疲倦、腰酸腿软。诊脉发现脉浮取搏指，如按鼓皮，重按则中空无力。这是革脉的特点。说明病人气血亏虚，阴血不足。用补阴益气养血的药物治疗，服药三个疗程后，脉来和缓，血象稳定。（《初学脉诊一点通》）

【按】 病人患再生障碍性贫血，其阴血不足，气血亏虚，阴精耗伤，阳气浮越，所以出现革脉。应用补阴益气养血的药物治疗，阴血得养，气血得充，血象稳定则脉转和缓。

有一位患者姓刘，中年女性，44岁。患血崩2个多月不止，面色㿠白，心悸怔忡不已，不能平卧，唇舌淡白，脉形阔大无伦，按之中空。先按血脱益气之法治疗，给以大剂当归补血汤 2 剂，未见效；又予以归脾汤、补中益气汤之类，皆不收效，而且增添烦躁不安。忽然忆及徐灵胎曾说过："血脱后脉宜静细，反见洪大者，气亦外脱也。"气脱者必须以敛气为主，专事补益则徒劳无益，遂拟方如下：山萸肉 30 克，煅龙骨 18 克，煅牡蛎 18 克，五味子 6 克，党参 15 克，棕榈炭 9 克，甘草 4.5 克。服药一剂后，经血渐少，怔忡稍减，脉形已缩，连服六剂竟痊愈。(《脉法指要》)

【按】　病人患血崩之症，流血 2 个多月不止，其脉阔大无伦，按之中空，是为革脉。由于血脱使气无所依附，气浮越外脱，所以出现革脉。治疗过程中先后用益气固脱、益气补血之法，均无效验。后针对气脱之病机，以山萸肉、五味子酸敛固涩，煅龙骨、煅牡蛎、棕榈炭收敛固涩，以敛气为主治疗而获效。

4. 脉诊歌诀

《濒湖脉学》：

体状主病诗　革脉形如按鼓皮，芤弦结合脉寒虚。

女人半产并崩漏，男子营虚或梦遗。

《四言举要》：虚寒相搏，其名曰革。男子失精，女子失血。

《诊家正眼》：

体象　　　革大弦急，浮取即得，按之乃空，浑如鼓革。

主病　　　革主表寒，亦属中虚。

左寸之革，心血虚痛；右寸之革，金衰气壅。

左关遇之，疝瘕为祟；右关遇之，土虚而痛。

左尺诊革，精空可必；右尺诊革，殒命为忧。

女人得之，半产漏下。

第**3**天

散似杨花的散脉

1. 散脉的脉形特点是怎样的

散脉的特点是浮大散漫，按之无根，至数不匀。《濒湖脉学》说："散脉：大而散，有表无里。涣散不收。无统纪，无拘束，至数不齐，……涣散不收，如杨花散漫之象。"《诊家枢要》则说："散，不聚也。有阳无阴，按之满指，散而不聚，来去不明，漫无根柢。"

散脉的脉形特点是，浮大无根。散脉脉位表浅，轻取即得，应指浮大，浮浮泛泛，散漫不聚，而且节律不齐，脉力不匀。切脉时稍用力按，则摸不到了，渺然无踪，毫无根蒂，所以有"散似杨花无定踪"之说。故《濒湖脉学》说："散似杨花散漫飞，去来无定至难齐。"

2. 散脉主什么病证呢

散脉见于脏腑精气衰败，元气离散的危重病证。元气离散之所以会出现散脉，是由于气血大伤、气血耗散之时，元气不敛，将要离散，以致脉气不能内敛，涣散不收，并且无力鼓动于脉，以致脉浮大无根，至数不匀。所以《诊家枢要》说："散，……为气血耗散，脏腑气绝。在病脉主虚阳不敛，又主心气不足。大抵非佳脉也。"《四言举要》说："虚甚则散，涣散不收。"所以散脉是正气极虚的表现。

3. 临床应用举例

有一位中年妇女，姓张，患有子宫内膜增殖症，复因恚怒，以致子宫出血，量多不止，病已半个多月。某日突然暴崩下血不止，骤发血脱昏厥，急诊入院治疗。住院以后仍出血不止，症见神志不清，呼吸浅弱，气息奄奄，面色苍白，四肢厥冷，头上微汗出。面浮肢肿，口渴喜冷饮，口食冰块。体温39.5℃，血压30~50 mmHg，血红蛋白3克。诊其脉，脉象散细。综观脉症，乃失血日久，陡然气随血脱，真气欲散，元气将欲离绝，病情危重。治如逆流挽舟，热炽虽重，不得用苦寒，以防戕伐五脏生气；虽元气将脱，不得用温补，以防损伤阴液。惟有用甘凉咸平清润之剂，育阴涵木，以澄源塞流，调至阴平阳秘，方能使冲任安谧，达到止血的目的。于是药用白芍、地骨皮、生地炭、天冬、麦冬、玄参、沙参、墨旱莲等养阴清热，以潜浮阳。并用龟板、龙骨、山萸肉等镇摄、收敛元气。用生黄芪固表止汗，补气以摄血。用黄柏炒炭，清热以止血。服药 2 剂，病人子宫出血止住，四肢厥冷回转，又服药 2 剂而愈。（《燕山医话·赵松泉医案》）

【按】 病人失血日久，气血耗散，又陡然暴崩下血，导致气随血脱，真气欲散，元气将欲离绝，所以出现散脉。患者病情危重，治如逆流挽舟，不得有偏差。医家慎重选药，用药养阴清热，收敛浮阳，镇摄元气，共服药 4 剂而痊愈。

4. 脉诊歌诀

《濒湖脉学》：

体状诗　散似杨花散漫飞，去来无定至难齐。

　　　　产为生兆胎为堕，久病逢之不必医。

分部诗　左寸怔忡右寸汗，溢饮左关应软散。

　　　　右关软散胻胕肿，散居两尺魂应断。

《医宗金鉴·四诊心法要诀》：

　　　　三部无力，按之且大，涣漫不收，散脉可察。

《诊家正眼》：

体象　　散脉浮乱，有表无里，中候见空，按之绝矣。

主病　　散为本伤，见则危殆。

　　　　左寸之散，怔忡不卧；右寸之散，自汗淋漓。

　　　　左关之散，胀满蛊坏；右关之散，当有溢饮。

　　　　居于左尺，北方水竭；右尺得之，阳消命绝。

第4天
如水浮绵的濡脉

1. 濡脉的脉形特点是怎样的

濡脉的特点是浮细无力而软。所以濡脉又称为软脉。《脉经》说："软脉，极软而浮，细。"《濒湖脉学》则说："濡脉：极软而浮细，如绵在水中，轻手相得，按之无有。如水上浮沤。"

可见濡脉的脉形特点是脉位浅，脉体细，脉势软。濡脉的脉体细小，脉位表浅，轻取即得，重按则不明显，应指软弱少力。

2. 濡脉主什么病证呢

濡脉所主的病证一是虚证，一是湿证。

濡脉可见于诸虚劳损，如崩中漏下、失精、泄泻、自汗、喘息等病症。诸虚劳损，机体精血阳气亏虚，精血亏虚，不能充盈脉道，故脉体细小；阴血不足，气不得收敛而外浮，故脉浮；气虚鼓动无力，故脉来应指软弱，松弛乏力。所以《诊家枢要》说："濡，……为气血俱不足之候，为少气，为无血，为疲损，为自汗，为下冷，为痹。"

濡脉不仅仅主虚损的证候，还主湿证，如外伤暑湿、湿邪困脾等，由于湿邪困缚气机，阻遏脉道，脉气不畅，因而出现濡脉。

3. 临床应用举例

（1）濡脉主虚

患者方小姐，20岁，是一名大学生。患者月经来后，淋漓不断，延续一个多月，经血颜色较淡，并且时常感觉头晕眼花，疲倦乏力，腹微痛，喜温。请陈华丰大夫诊治。陈大夫诊查脉象，脉浮细而软，也就是濡脉，可知这是气血俱虚的表现。于是应用十全大补丸治疗。方小姐服药一周，出血就止住了，再诊其脉，六脉和缓，其病痊愈。（《初学脉诊一点通》）

【按】 患者经期延长，经血淋漓不断，流血一个多月，导致气血亏虚。血虚脉道不充盈，所以脉体细；气虚则脉应指无力。气血亏虚，正气不固，气血不敛，所以脉浮。因而针对病机，应用十全大补丸，补益气血而治愈。

患者吴女士，26岁。产后患便秘，曾用甘寒润肠通便药、咸寒软坚泻下药等治疗，但是 7 个月来，服药则大便通，停药则便秘，10 多天甚至半个月才大便一次。患者面白无华，心悸心慌，失眠多梦，头晕目眩，视物模糊，神情倦怠，胃呆纳少。舌淡，苔薄白。脉濡细。证属产后气血两亏。处方：党参 20 克，生黄芪、山药各 15 克，白术 9 克，炙甘草 3 克，当归身 9 克，熟地黄 12 克，火麻仁 10 克，陈皮 6 克，炙升麻 3 克，大红枣 5 枚。

患者服药 5 剂后，大便隔日 1 次，渐思饮食，精神稍好。又服药 5 剂，大便 1～2 日一次，精神好，能稍做些家务。又服 5 剂后，予丸药以作善后之计：早晨服补中益气丸 9 克，稀糜粥送服；中午服十全大补丸 9 克，白蜜 60 克，开水送服；晚上服金匮肾气丸 6 克，淡盐汤送服。服药 1 个月后，病人大便完全正常，1～2 日一行。随访半年，未复发。（《气血理论临证指南》）

【按】 病人产后便秘，兼见面白无华，心悸怔忡，头晕目眩，舌淡，脉象濡细。脉症合参，结合病史，知为产后气血两虚而致。气血亏虚，气血失养，气虚推动无力，血虚液亏肠燥，而致便秘。故用气血双补之法，尤以益气为主，并用丸药善后治疗。其中十全大补丸气血双补，补中益气丸则有升清降浊之妙用。

（2）濡脉主湿

当代名医岳美中曾治一青年男子，21 岁，姓徐，患脱发。切其脉濡，舌苔稍白，无其他痛苦。岳美中为病人处方一味茯苓饮：茯苓 500～1000 克，研为细末。每次服 6 克，白开水冲服，一日 2 次。嘱患者坚持服比较长的一个时期，以发根生出为度。患者坚持服药两个多月，来复诊时，发已丛生。（《岳美中医学文集》）

【按】 中医认为肾其华在发，一般脱发常常从肾论治，补肾益肾。但是患者除发秃外，无其他痛苦，并无肾虚的表现。切其脉，脉濡。知为湿邪所致。遂用一味茯苓饮而治愈。

发秃不仅仅可因肾虚导致，亦可因水气内盛而导致。由于水气内盛，上泛颠顶，侵蚀发根，使发根腐而枯落。此例病人除了秃发，一无所苦，惟有脉濡。岳美中据此查明病机，找到癥结所在，使用一味茯苓饮治疗。所以使用茯苓，因为茯苓能够上行渗水湿，而且导引水湿下降，虽然不是直接生发，但能去其湿邪，头发自然就生长了。

有一患者，青年女性，学生。患白癜风，口角旁长了一块硬币大小的白斑。患者学习美术，具有绘画才能，因为得了这个病，在报考美术学院时体检不合格，未被录取。后来想留学日本，又担心面部白斑加重而未能成行。患者口角边的白斑已长了几个月，了解病情得知，由于学习美术，经常在外写生，写生时常常在潮湿处席地而坐。除了面部白斑以外，患者食欲不好，有时感到身体困重。还有白带增多，有时色黄，淋漓不断。月经尚正常。舌红，舌根部苔黄腻。脉象濡。辨证属湿热内蕴，湿邪侵犯肌肤，脾胃失调，气血失和，肌肤失养，发为白斑。治疗应从清热利湿，调理脾胃入手。处方：萆薢、云苓、白术、生薏米、泽泻、车前子、白茅根、黄芩、黄柏、牛膝。

病人一连服药8剂，白带明显减少，但白斑尚无明显变化。原方略行加减，继续服药20余剂，白带基本消失，自觉食欲较佳。此时白斑边缘开始呈现锯齿状，有色素岛出现。调整方药为：何首乌、黑芝麻、白蒺藜、黄芪、云苓、鸡血藤、红花、益母草。益气补肾，祛瘀通络。此后每周复查时均可见到白斑的色素点在增加，一共服药3个月，白斑完全消失。又巩固服药一段时间，白斑无反复。后来赴日本学习绘画，病情无复发。（《中医常见病百家谈》）

【按】　病人患白癜风，且带下量多，身体困重，舌红，舌苔黄腻，脉濡。脉症合参，可知为湿热内蕴。一方面湿邪侵犯肌肤，另一方面湿邪困阻脾胃。脾胃失调，气血失和，肌肤失养，因而发为白斑。初期治疗利湿化湿清热，调理脾胃。其中云苓、白术、生薏米等健脾化湿，萆薢、泽泻、车前子、白茅根等利湿，黄芩、黄柏等清热化湿。后期则以益气补肾益肾为主，祛瘀通络。其中何首乌、黑芝麻等补肾益肾，使色素生长有物质基础；白蒺藜、鸡血藤、红花、坤草等祛瘀通络，以促进色素岛的生长。如此治疗3个多月，白斑完全消失，疗效甚好。

4. 脉诊歌诀

《濒湖脉学》：

体状诗　濡形浮细按须轻，水面浮绵力不禁。

　　　　病后产中犹有药，平人若见是无根。

主病诗　濡为亡血阴虚病，髓海丹田暗已亏。

　　　　汗雨夜来蒸入骨，血山崩倒湿侵脾。

分部诗　寸濡阳微自汗多，关中其乃气虚何？

　　　　尺伤精血虚寒甚，温补真阴可起疴。

《诊家正眼》：

体象　濡脉细软，见于浮分，举之乃见，按之即空。

主病　濡脉主阴，髓竭精伤。

　　　左寸见濡，健忘惊悸；右寸见濡，腠虚自汗。

　　　左关逢之，血不营筋；右关逢之，脾虚湿侵。

　　　左尺得濡，精血枯损；右尺得濡，火败命乖。

第5天
细小沉软的弱脉

话说有一年冬天，著名中医眼科学家陈达夫治一病人，男性，52 岁，是一位中医大夫，因两目视力骤然下降来就诊。患者自述，数日前晚上用冷水洗脚后，当夜遗精，第二天目盲不能视物。患者认为眼睛不能视物发生于遗精之后，而且自己已经52 岁了，《内经》有"七八肝气衰"之说，所以认为自己的病症属于精亏血少之证，就以驻景丸合一贯煎滋养精血治疗，但服药后反而感觉胃脘满闷。又想肝开窍于目，自己平时常有情志不舒之遭遇，因此认为此病证或许为肝气郁结所致，所以又改投丹栀逍遥散加青皮、郁金、香附以治之。结果服药后胃脘满闷增剧，温温欲吐。所以来请陈老诊治。陈老观其面色苍黯，舌淡，舌苔灰滑。触其双手，双手冰凉。切其脉，六脉皆弱。测其视力，仅能看见数根手指。脉症合参，辨证为阳虚寒凝，治以温阳散寒之法。用麻黄附子细辛汤加味：麻黄15 克，细辛5 克，干姜10 克，茯苓20 克，制附片30 克（先煎）。附子另包，先煎 1 小时。连服 4 剂，病人汗出尿畅，胃和目明而痊愈。

中医认为肾藏五脏六腑之精，而五脏六腑之精皆上注于目。目能明察秋毫，全赖肾精充足，肾气通畅。本例患者年近"七八"，元阴元阳偏衰，复于严冬用冷水浸洗双脚，致使寒邪从涌泉直透少阴，戕伐肾阳，闭阻肾气。肾阳虚衰，寒邪侵袭，阳虚寒凝，闭滞少阴肾气和目系经腧，而导致视力严重障碍，发为暴盲。故治疗的关键在于温通，所以用温阳散寒通窍之法而获效。

那么此病案中病人出现的弱脉是一种什么样的脉象呢？弱脉都主什么病证呢？下面我们将进行详细的介绍。

1. 弱脉的脉形特点是怎样的

弱脉的特点是沉而细软。《脉经》说："弱脉，极软而沉细，按之欲绝指下。"

《濒湖脉学》则说："弱脉：极软而沉细，按之乃得，举之无有。"

可见弱脉的脉形有三个方面的特点，那就是脉位深，脉体细，脉势软。

其脉管细小而不充盈，脉位深在，沉取方得，应指细而且软弱无力。如《诊家枢要》所说："弱，不盛也。极沉细而软，快快不前，按之未绝欲绝，举之即无。"

2. 弱脉主什么病证呢

弱脉多见于阳气虚衰、气血俱虚的病证。出现弱脉多说明机体阳气虚衰，气血虚弱严重。

那么阳气虚衰、气血俱虚的病证为什么会出现弱脉呢？我们知道脉为血之府，若是血虚，则不能充盈脉道，故脉形细小；阳气衰少，则无力推动血行，脉气无力向外鼓动，故脉位深，脉势软弱。故《濒湖脉学》说："弱脉阴虚阳气衰"。《外科精义》说："其主血气俱虚，形精不足。"前述陈达夫大夫所治两目暴盲的病案便是由于阳气虚弱，阳虚寒凝而出现弱脉。

3. 临床应用举例

（1）弱脉主阳虚

此为名老中医屠揆先叔父所诊病案。患者中年男子，烦渴引饮，几乎口不能离水，一日夜要喝水数十碗，小便量亦极多。食欲差，进食少，皮枯肌瘦。原来认为是阴虚火旺的消渴症，但屡用养阴生津之方无效。屠揆先的叔父诊察患者，见其舌象不红不光，无易饥多食之象，而脉象沉细，尺脉尤弱，认为虽有烦渴引饮，但非阴虚消渴之病，而是肾阳虚衰之证。由于肾虚不能调摄水分，故溺多；肾阳虚不能蒸腾津液上承，故烦渴。肾火衰则脾运弱，故食少肌瘦而肤枯。于是改用温肾法治疗，方用金匮肾气丸，改作汤剂，再加人参、鹿角胶、覆盆子等，治疗十日之后，病人症状趋向缓和。（《名老中医之路》）

【按】 病人多饮、多尿，一般认为这是阴虚火旺的消渴症，于是屡用养阴生津方药，但是无效。屠揆先的叔父诊其脉，脉象沉细，尺部脉弱尤其明显。弱脉主阳虚，尺部候肾，所以根本病机为肾虚，是肾阳虚衰。故用金匮肾气丸温补肾阳，治其根本。治疗十余日得以缓解。

有一女性患者，姓王，49岁，患早期肝硬化，请上海名医张伯臾诊治。患者近年来肝区胀痛，精神倦怠，纳呆食少，面色灰黄，月经两个月未来，四肢不温，怕冷，盗汗。舌苔白滑，脉沉细无力。辨证为肝气虚，脾阳弱，气血不足。拟温阳而补气血，以观动静：熟附子、炒白芍各9克，鸡血藤15克，白术9克，炙甘草、青陈皮各4.5克，桂枝6克，当归12克。

服药7剂，肝区胀痛减轻，月经已行，纳食增多，但仍然畏寒肢冷，睡眠中多汗，面色萎黄，神疲。方药合度，仍用前法，以冀进步。于前方去青皮、陈皮，加红花6克、炙鳖甲18克。

服药后症情进一步好转，上方加入枣仁、牡蛎、党参、川芎等药，连服两个月，肝区胀痛得除，形寒肢冷转温，面色有华，盗汗亦好。各项化验均正常，并恢复工作。随访年余，证情稳定，未见反复。（《名老中医之路》）

【按】 病人脉来沉细无力，实际就是弱脉。病人患慢性肝病倦怠怕冷，四肢不温，脉症合参，由此辨证为肝气虚，脾阳弱，气血不足。所以用附子、桂枝温阳，党参、白术、白芍、当归、枣仁等补益气血，配合红花、鸡血藤、炙鳖甲等活血通络软坚。诸药合用，连服两个多月，恢复正常。

（2）弱脉主气血虚弱

有一个男孩，姓戴，12岁，间断性鼻出血6年。患儿时发鼻衄，量少色淡。伴见面色萎黄，纳食少，大便稀。虚胖多汗，活动则出汗更多。容易感冒。查血小板：7.5万/L。舌淡，苔薄白。脉弱无力。辨证为脾虚失健，统摄无权。治宜补中益气，健脾统血，补益气血。方药：太子参10克，茯苓10克，白术6克，山药15克，苍术6克，炒薏仁15克，生麦芽12克，生稻芽12克，生黄芪6克，生地10克，仙鹤草30克，藕节10克，甘草6克。

患儿服药5剂，纳食增加，又服药7剂，精神好转，面色转润，其间有2次鼻衄，但是量都比较少，而且能很快止住，自汗仍比较多。于是将生黄芪的量增加到12克，加防风6克，煅牡蛎12克。连服21剂，未再出现鼻衄，出汗逐渐减少，纳食已正常，大便成形。复查血小板9万/L。又服14剂，病已痊愈，年后追访，得知患儿一直未再鼻出血，已不易感冒。（《气血理论临证指南》）

【按】 患儿血小板减少，鼻衄出血，面色萎黄，食少便溏，自汗，舌淡，脉弱无力。脉症合参，可知此为脾气虚弱，无力统血，而致出血。由于出血日久，气血亏虚，所以出现弱脉。故药用太子参、茯苓、白术、山药、炒薏仁、生黄芪等健脾益气，生麦芽、生稻芽等消食和胃，生地、仙鹤草、藕节等止血。服药30余剂，血小板升高，其病得愈。

4. 脉诊歌诀

《濒湖脉学》：

体状诗 弱来无力按之柔，柔细而沉不见浮。

阳陷入阴精血弱，白头尤可少年愁。

主病诗 弱脉阴虚阳气衰，恶寒发热骨筋痿。

多惊多汗精神减，益气调营急早医。

分部诗　寸弱阳虚病可知，关为胃弱与脾衰。

欲求阳陷阴虚病，须把神门两部推。

《诊家正眼》：

体象　弱脉细小，见于沉分。举之则无，按之乃得。

主病　弱为阳陷，真气衰竭。

左寸心虚，惊悸健忘；右寸肺虚，自汗短气。

左关木枯，必苦挛急；右关土寒，水谷之疴。

左尺弱形，涸流可征；右尺若见，阳陷可验。

第6天

微弱欲绝的微脉

有一个余姚人陈载候，居住在杭州武林，某年初春患了眼疾，医生都给以寒凉药治疗，结果越治越重，眼睛竟突出于眶外，疼痛难忍。一医者诊察病情，切得两手脉沉微，于是用麻黄附子细辛汤治疗。当时恰有汪姓医生也在座，说：两目突出，这是肝胆火盛逼迫而致，先生怎么认为是寒证，而用温热药呢？

医者说：因为脉沉微。此病初起时眼睛疼痛，服了凉药之后，目反而突出，其脉沉微，由此便可知道不是火热之证。汪医又说：这是因为肝火太盛，而用药太轻的缘故。医者说：此证本为阴盛于下，格阳于上，阳不得降，所以眼睛才疼痛。然而屡用凉药，更伤其阳气，使阴寒愈盛，复逼迫其阳气。阳无出路，只有向上涌于目，使目突出。患者脉微目突，就是这个道理。此症此脉如果再投以寒凉药物，必将使目珠突出而裂。所以，当用麻黄附子细辛汤，温经散寒。当时陈载候也认为有道理，所以大胆服药，结果服药仅2剂，病就痊愈了。（《岐黄用意》）

在这一病案中，医者根据脉微而大胆判定，患者目珠胀痛为阳气衰微、阴寒内盛而致，绝非肝胆火盛。那么微脉是一种什么样的脉象呢？微脉主何病证呢？下面我们将详细地进行介绍。

1. 微脉的脉形特点是怎样的

微脉的特点是极软极细，按之欲绝，若有若无。《脉经》说："微脉，极细而软或欲绝，若有若无。"《诊家枢要》说："微，不显也。依稀轻细，若有若无。"

微是微弱不显之意。微脉的脉形特点是，脉体极细小，脉势极软弱，以致轻取、中取都不见，重按应指亦不明显，模糊难辨，似有若无。所以《濒湖脉学》说："微脉轻微瀲瀲乎，按之欲绝有如无。微为阳弱细阴弱，细比于微略较粗。"

2. 微脉主什么病证呢

出现微脉，说明机体阳气衰微、气血大虚。如《外科精义》所说："微脉之诊，按之则软小极微，其主虚也。"《诊家正眼》说："微脉模糊，气血大衰。"

由于气血大伤，血大亏，脉道失充则脉体极细；气大伤，无力鼓动则应指极弱。故《濒湖脉学》说："气血微兮脉亦微。"《诊家正眼》说："微脉模糊，气血大衰。"

若机体阳气衰微，鼓动运血无力，则脉来微弱，按之欲绝。《诊家正眼》说："右尺得微，阳衰命绝。"前述目珠突出的病案，医家就是依据微脉主阳气虚衰而大胆施以温热药治愈的。

临证时，若患病日久出现微脉，说明机体阴阳、气血虚甚，阳气衰微，正气将绝；若新病暴病出现微脉，多为机体阳气暴脱，见于亡阳证。

3. 临床应用举例

（1）微脉主阳气衰微

有一患者，青年男性，由其母亲陪同来看病，当时初秋季节，余暑犹盛，天气仍然很热，一般人只穿衬衣，可病人竟然身裹棉袄，头戴棉帽。其母诉述，病者患泻痢已二三年。起先是泻下稀水，后来则下坠不爽，有时夹带脓冻。两三年中断断续续作肠炎、痢疾治疗，服过不少消炎杀菌药，但是未得痊愈，反复发作，病情日渐加重，以致如今之状。

患者现在一天泻下四、五次，夹有白冻，腹部隐痛，全身畏寒怕冷，神疲肢软，食欲差，进食少，每天只能吃二两稀粥。诊察患者，只见面色淡白少华，形体瘦削，语声低微，唇舌淡白，舌苔白滑。按其双手，双手冰凉，肌肤不温。六脉沉微。

综观病人神色脉症，认为乃泻痢日久，脾肾阳气衰微，已形成了形气俱衰的重症。遂以桂附理中汤加味，方中用肉桂 6 克，附片 18 克，干姜 12 克，佐以人参、白术、茯苓等健脾益气。一周后复诊，下利次数减少，精神稍好转，饮食稍有味，中午可脱去棉衣。此乃阳气回复出现转机，按原方加减续服。一个月后，患者饮食增加，四肢转温热，大便每日二三次，质稀，脉沉细。仍守原法，加重益气之品。又服药两个多月，患者面色红润，胃纳佳，大便每日一二次，略稀，惟便后仍有少许黏液，此为余毒未尽，于原方加金银花 30 克，甘草 9 克，服药一月余而愈。（《长江医话·张六通医案》）

【按】　病人患泻痢日久，日泻四、五次，夹有白冻，腹部隐痛，全身畏寒怕冷，四肢厥冷，神疲肢软，饮食少进，面白少华，形体瘦削，语声低微，唇舌色淡，舌苔白滑，脉象沉微。纵观脉症，可知此为脾肾阳气衰微，阳气极虚，形气俱衰的重症。由于久病阳气大衰，鼓动无力，故脉微欲绝。治疗应当温补脾肾阳气，于是药用桂附理中汤加味。其中肉桂、附子、干姜温补脾肾阳气，人参、白术、茯苓等健脾益气。坚持治疗数月，使机体逐渐阳气温复，病人面色红润，精神好转，身暖肢温，食欲恢复，泻痢得止，沉疴重疾得以康复。

（2）微脉主阳气暴脱

临证时，患病日久出现微脉，是正气将绝；新病出现微脉，主阳气暴脱。在临床上阳气暴脱的证候，也就是亡阳证，常常出现微脉。

有一患者姓韩，青年男性，21 岁。发热咳嗽 3 天，乡卫生院胸透检查示：右肺中野大片阴影，诊断为大叶性肺炎。肌肉注射青、链霉素，效果不佳。晨起恶寒高热，体温 40℃，吐铁锈色痰。由于发高烧，患者就自服索密痛 3 片。服药未久，突然大汗淋漓，手足厥冷，渐至肘膝，气短乏力。适有一大夫回乡省亲，便急急延其救治。诊见病人面色苍白，汗出如珠，精神萎靡，舌淡润。脉微细欲绝。血压 60／40 mmHg。此乃厥脱危候，阳气欲脱，急当回阳救逆。于是急投参附汤：党参 30 克，附子 9 克，水煎服。第一煎药约 200ml，病人服了以后马上吐出。于是先针刺内关、足三里，又让病人服第二煎药，约有 150ml，服药 30 分钟后病人又呕吐，大约吐出一半。继续服第 3 煎药约 200ml，未再呕吐。大约 2 小时后，病人面色转红，手足厥冷仅及腕踝，血压回升至 90／70 mmHg，3 小时后血压完全恢复正常。（《病机理论临证指南》）

【按】 此例病人肺部感染，邪热炽盛，高热不退，由于过服发汗药，致使大汗淋漓，使阳气随汗而外脱，故见冷汗淋漓，面色苍白，四肢厥冷，脉微欲绝。由于阳气暴脱，机体阳气衰微，所以脉微弱欲绝。医家急以参附汤回阳救逆。由于患者为青年男性，体质较强，因而服药一剂便脉回厥止。

有一患者，老年男性，54 岁，姓李，患肺心病 10 余年，近日来喘促加剧，西医诊断为肺心病合并肺部感染。患者早晨起来突然大汗淋漓，喘促不安，鼻翼煽动，张口抬肩，面色苍白，唇舌紫绀，四肢厥冷。脉微欲绝。辨为肺肾俱虚，心阳欲脱。急以回阳敛汗固脱治疗，用党参 30 克，附子 9 克，龙骨 25 克，牡蛎 25 克。连服 2 剂，冷汗止住，四肢转温而脉回。后用金水六君煎调理一个多月，病情逐渐好转。（《病机理论临证指南》）

【按】　此例病人老年男性，患肺心病十余年，必致心肺气虚。由于复感邪气，肺部感染，致使邪盛正衰，阳气耗伤而暴脱，出现大汗淋漓，面色苍白，四肢厥冷，脉微欲绝。于是急用参附龙骨牡蛎汤治疗，其中党参、附子温阳益气，回阳救逆；龙骨、牡蛎则收敛固涩。服药 2 剂汗止而脉回。

4. 脉诊歌诀

《濒湖脉学》：

体状诗　微脉轻微瀲瀲乎，按之欲绝有如无。

　　　　微为阳弱细阴弱，细比于微略较粗。

主病诗　气血微兮脉亦微，恶寒发热汗淋漓。

　　　　男为劳极诸虚候，女作崩中带下医。

分部诗　寸微气促或心惊，关脉微时胀满形。

　　　　尺部见之精血弱，恶寒消瘅痛呻吟。

《诊家正眼》：

体象　微脉极细，而又极软，似有若无，欲绝非绝。

主病　微脉模糊，气血大衰。

　　　左寸惊怯，右寸气促。左关寒挛，右关胃冷。

　　　左尺得微，髓竭精枯；右尺得微，阳衰命绝。

第7天
意义特殊的缓脉

之所以说缓脉意义特殊，是因为缓脉不同于其他的脉象，缓脉有两方面的意义。一脉缓是指正常的脉象，是有胃气的表现，是区分常脉与病脉的标准；二脉缓是指病脉。

1. 缓脉的脉形特点是怎样的

我们首先看一下正常的缓脉其脉形特点是怎样的。正常的缓脉表现为从容和缓。《灵枢·终始》说："邪气来也紧而急，谷气来也徐而缓。"这里说的谷气，是指水谷之气，也就是胃气。可见脉象有胃气的表现就是"徐而缓"。

如果脉来和缓有力，不快不慢，应指从容，又无病状，这就是正常的缓脉。《景岳全书》说："缓脉，和缓不紧也。"清代医家周学霆在《三指禅》中将缓脉定义为："不浮不沉，恰在中取，不迟不数，正好四至。欣欣然，悠悠然，洋洋然，从容柔顺，圆净分明。"《濒湖脉学》说："缓脉阿阿四至通，柳梢袅袅飏轻风。欲从脉里求神气，只在从容和缓中。"

脉象和缓是有胃气的表现，如《景岳全书》所说："凡从容和缓，浮沉得中者，此平人之正脉。"《诊家正眼》也说："缓为胃脉，不主于病。取其兼见，方可断证。"

正由于脉有和缓之象是存在胃气的表现，所以如果在疾病过程中，脉象表现为弦硬、紧急、疾数等，经过治疗以后病人的脉象转为和缓，这是疾病向愈、好转的表现。反之，脉来由和缓而变得紧急、弦硬，失去了和缓的特点，则表明病情在恶化。所以《四言举要》说："汗后脉静，身凉则安；汗后脉躁，热甚必难。"

可见，缓脉是我们区别、诊察病脉的标准，是判断病情轻重、预后情况的依据，所以在脉诊中具有特殊的意义。

那么属于病脉的缓脉，其脉形特点是怎样的呢？缓脉看似慢而实际上不慢。主要表现为脉来缓怠无力，弛纵不鼓，脉的紧张度较低。

要注意缓脉不同于迟脉。常常可见将缓脉归于迟脉类。然而缓脉脉率多正常，一息四至。《脉经》说："缓脉，去来亦迟，小駃于迟。"《诊家枢要》说："缓，不逮也。往来迁缓，呼吸徐徐，以气血问衰，故脉体为之徐缓尔。"

关于缓脉与迟脉的不同，前人有许多阐述，如王冰说："缓谓纵缓，非动之迟缓也。"《四诊抉微》说："夫缓以宽纵得名，迟以至数不及为义。至于缓脉，决不相类。以至数论缓脉，是千虑之一失也。"

2. 缓脉主什么病证呢

属于病脉的缓脉主什么病证呢？缓脉主要可见于湿病、脾胃虚弱等病证，《濒湖脉学》说："缓脉营衰卫有余，或风或湿或脾虚。"

为什么湿邪为患的病证会出现缓脉呢？这是由于湿性黏滞，湿邪内蕴，易于困缚气机，阻遏脉管，使脉来缓纵不振，所以湿邪所致的病证会出现缓脉。

脾胃虚弱的病证之所以出现缓脉，是因为脾胃为气血生化之源，若脾胃虚弱，气血不足，则血脉不充，脉气虚乏，鼓指无力，所以脉见弛缓。

由于脾主运化水湿，若是脾胃虚弱，易于导致水湿不得运化，所以若脾虚湿盛更易于出现缓脉。

缓脉主病概括　缓脉可见于

① 湿证

② 脾胃虚弱

③ 正常人

④ 疾病向愈

3. 临床应用举例

（1）缓脉主湿

伤寒名家刘渡舟教授曾治一黄姓妇人，32岁。患者头痛兼发重，如同铁箍裹勒于头上。病人患病一年有余，治疗无效。切其脉，脉沉缓；视其舌，舌体硕大，舌苔白腻。辨证为水饮夹湿，上冒清阳。正如《素问·生气通天论》所说："因于湿，首如裹"。所以采用渗湿利水之法治疗，应用泽泻汤加味：泽泻18克，白术10克，天麻6克。共服药4剂，一年之病竟获痊愈。（《中医杂志》1980年第9期）

【按】　本例病人头痛、头重，屡治无效。刘老详审舌脉，其舌苔腻，脉沉缓，辨证为水湿内盛，上冒清阳而致。《内经》曰："因于湿，首如裹。"是说湿邪内盛，困遏清阳，则见头沉重如裹。病人脉缓，提示为湿邪内盛。于是刘老予以张仲景的泽泻汤加天麻，渗湿利水，药仅3味，服4剂便愈。

（2）缓脉主脾胃虚弱

有一个藏族男孩，12 岁。因患大叶性肺炎住院，经用西药治疗半个月，肺炎好转，发热已退。X 线胸透：两肺纹理增强，炎性病灶已吸收。但患儿仍然咳嗽，吐白痰。并见脘腹胀满，食欲不振，大便稀，小便少，颜面浮肿。舌质胖淡，苔薄白滑。脉象虚缓。辨证属脾胃气虚，治当补气健脾养胃。处方：党参 15 克，白术 10 克，云苓 9 克，橘红 6 克，半夏 8 克，甘草 3 克，生苡仁 18 克，生山楂 7 克，生麦芽 6 克。水煎服。服药 6 剂，患儿食欲增加，体力恢复，精神好转，诸症消失，胸透正常。又给香砂六君子丸，嘱病人每次服半包，每日服 3 次，连服 7 天，以巩固疗效。（《中医诊断学自学指导》）

【按】 患儿肺部感染之后，脘腹胀满，食少便溏，脉象虚缓。脉症合参，可知为脾胃气虚。所以用六君子汤加味，益气健脾，和胃化痰，疗效显著。

汪石山治一患儿，6 岁，阴囊肿大如盏，茎皮光肿如泡。一医者予渗湿行气之法治疗，无效。汪石山诊视，脉皆软缓，说：脉缓无力者，气虚也。《内经》云：膀胱者，津液之府，气化则能出焉。今气虚不足，无力运化，所以水津不出矣。宜升阳补气可也。于是用补中益气汤，去当归、柴胡，加茯苓、牛膝。服药二帖，肿消囊皱，又服三帖痊愈。（《古今医案按·疝》）

【按】 患儿阴囊肿大，皮薄而光亮。一医者以渗湿利湿行气之法治疗无效。汪石山根据病人的脉象——脉缓无力，辨证为脾气虚弱。认为是脾气虚弱，运化无力，水湿不化，以致水津停聚，阴囊肿大。所以用补中益气汤，治病求本，补益中气，助其运化，不专行利湿而使水湿得化，其病得愈。

4. 脉诊歌诀

《濒湖脉学》：

体状诗　缓脉阿阿四至通，柳梢袅袅飐轻风。

　　　　欲从脉里求神气，只在从容和缓中。

主病诗　缓脉营衰卫有余，或风或湿或脾虚。

　　　　上为项强下痿痹，分别浮沉大小区。

分部诗　寸缓风邪项背拘，关为风眩胃家虚。

　　　　神门濡泄或风秘，或是蹒跚足力迂。

《诊家正眼》：

体象　缓脉四至，来往和匀，微风轻飐，初春杨柳。

主病　缓为胃脉，不主于病。取其兼见，方可断证。

　　　浮缓伤风，沉缓寒湿。

脉象的对举、比类与相兼

第1天
脉象的对举法

中医诊脉主要是依赖医生手指的触觉，通过医生手指的感觉来辨别各种脉象。而寸口部脉的搏动时值短，幅度小，各种脉象的变化有时是很细微的。王叔和曾说："脉理精微，其体难辨，……在心易了，指下难明。"那么如果我们心中不明了，指下就更难明了。所以我们学习脉诊，应该首先在理论上将29种病脉熟悉掌握，做到心中明了，然后反复实践，不断体会，逐渐掌握。

由于脉象种类繁多，有的近似，有的相反，我们在学习中可应用一定的方法，如相反的脉象进行对比，相似的脉象进行归纳，从而便于记忆、掌握。

所谓对举法，就是将正好相反的两种脉象放在一起，两两对比、对照，这样归纳条理清晰，有助于对脉象的理解、掌握。其实古代医家很早就提出了这种脉诊的学习方法，如元代医家滑伯仁，在他的脉学著作《诊家枢要》中就详述了脉的阴阳类成。所谓脉的阴阳类成，就是将两种相反的脉象对照比较进行论述。例如他论述了浮沉、迟数、虚实、洪微、弦缓、滑涩、长短、大小、紧弱、动伏、促结、芤革、濡牢等相反的脉象。明代医家李中梓亦提出"脉有相反宜参"之说，具体对举如下：

"浮、沉者，脉之升降也；迟、数者，脉之急慢也；

滑、涩者，脉之通滞也；虚、实者，脉之刚柔也；

长、短者，脉之盈缩也；洪、微者，脉之盛衰也；

紧、缓者，脉之张弛也；牢、革者，脉之内外也；

动、伏者，脉之出处也；促、结者，脉之阴阳也；

濡、弱者，脉之穷于进退者也；

芤、弦者，脉之见于盛衰者也。"

现将相反的各种脉对举如下：

1. 浮脉与沉脉　是脉位深浅相反的两种脉象。

浮脉脉位表浅，轻取即得，重按反弱，"如水漂木"。多主表证。

沉脉脉位深沉，轻取不应，重按始得，"如石投水"。多主里证。

《医宗金鉴·四诊心法要诀》："浮脉皮肤，沉脉筋骨。"

《医学入门》："浮脉不足举有余，沉按有余举则无。"

2. 迟脉和数脉 是脉率快慢相反的两种脉象。

迟脉脉率比平脉慢，一息不足四至。主病多属寒。

数脉脉率比平脉快，一息五至以上，不足七至。主病多属热。

《医宗金鉴·四诊心法要诀》："三至为迟，迟则为冷。六至为数，数则热证。""转迟转冷，转数转热。"

《医学入门》："迟脉一息刚三至，数来六至一呼吸。"

3. 虚脉与实脉 是脉来搏动力量强弱相反的两种脉象。

虚脉为脉体空豁，三部举按均无力。主病属虚。

实脉为脉体充实，三部举按均有力。主病属实。

《医宗金鉴·四诊心法要诀》："三部有力，其名曰实；三部无力，其名曰虚。""虚主诸虚，实主诸实。"

4. 滑脉与涩脉 是脉来流利度相反的两种脉象。

滑脉是往来流利，应指圆滑，"如盘走珠"。滑脉为血多气盛，故流利圆滑。

涩脉是往来艰涩，滞涩不畅，"如轻刀刮竹"。涩脉为血少气滞，故艰涩不匀。

《医宗金鉴·四诊心法要诀》："形状如珠，滑溜不定。往来涩滞，涩脉可证。"

"浮沉已辨，滑涩当明。涩为血滞，滑为气壅。"

《医学入门》："滑似累珠来往疾，涩滞往来刮竹皮。"

5. 洪脉与细脉 是脉体大小和脉势强弱相反的两种脉象。

洪脉的脉体宽大，充实有力，来势盛而去势衰。

细脉的脉体细小如线，其势软弱无力，但应指明显。

《医宗金鉴·四诊心法要诀》："来盛去衰，洪脉名显。大则宽阔，小则细减。"

《四言举要》："洪脉为热，其阴则虚。细脉为湿，其血则虚。"

6. 长脉与短脉 是脉体长短相反的两种脉象。

长脉的特征是脉管搏动的范围超过寸、关、尺三部，即脉长超过本部。

短脉的特征是脉管搏动的范围较短，仅在关部明显，而在寸、尺两部不明显，即脉长不满三部。

《医宗金鉴·四诊心法要诀》："长则迢迢，短则缩缩。"

7. 弦脉与紧脉 这两种脉象相似，是应指有力，脉管较硬，脉气紧张，缺少柔和之象的两种脉。

弦脉主要是脉管较硬，弹性差，端直以长，如按琴弦。

紧脉主要是脉管绷急，弹性高，搏动劲急，如同转动的绳索弹指。

《医宗金鉴·四诊心法要诀》："弦细端直，且劲自弦。紧比弦粗，劲左右弹。"

《濒湖脉学》："弦来端直似丝弦，紧则如绳左右弹。"

8. 紧脉与缓脉 是脉的紧张度相反的两种脉象。

紧脉，脉势紧张有力，如切按绞绳转索，脉管的紧张度较高。

缓脉，脉势怠缓，脉管的紧张度较低，脉体弛纵，指下有懈怠之感。

9. 散脉与牢脉 是脉位与脉势相反的两种脉象。

散脉脉位表浅，脉势软弱，散乱无力，至数不清，中取、沉取均不应指。

牢脉脉位深沉，脉势充实有力，重按反觉实大弦长，坚牢不移。

10. 濡脉与弱脉 二者脉形、脉势相似，只是在脉位方面正好相反。

濡脉脉体细，脉形小，脉势软弱，脉位表浅。

弱脉脉体细，脉形小，脉势极软，脉位较深。

《医宗金鉴·四诊心法要诀》："浮无力濡，沉无力弱。"

《濒湖脉学》："浮而柔细知为濡，沉细而柔作弱持。"

《四言举要》："濡小阴虚，弱小阳竭。阳竭恶寒，阴虚发热。"

11. 促脉与结脉 二者都是脉律不齐，时有歇止的脉象，而且其间歇没有规律。但在脉率快慢方面，两者是相反的。

促脉，脉率偏快，时有歇止，止无定数。脉来数，时有一止。主阳盛热实。

结脉，脉率偏慢，时有歇止，止无定数。脉来慢，时有一止。主阴盛气结。

《医宗金鉴·四诊心法要诀》："缓止曰结，数止曰促。凡此之诊，皆统至数。""促为阳郁，结则阴凝。"

《四言举要》："阳盛则促，肺痈阳毒；阴盛则结，疝瘕积郁。"

由于对举法对于脉诊的学习具有积极作用，所以历代许多医家有所论述，如《脉诀汇辨》说："一曰对举，以明相反之脉，有可因此而悟及彼，令阴阳不乱也。"对此《脉诀汇辨》在李中梓的基础上又有进一步的阐述：

"浮沉者，脉之升降也。以察阴阳，以分表里。"

"迟数者，脉之急慢也。脉以四至为平。""不及为迟，太过为数。迟阴在脏，数阳在府。"

"虚实者，脉之刚柔也。皆以内质有余不足，故咸以按而知。"

"长短者，脉之盈缩也。长有见于尺寸，有通于三部；短只见于尺寸。盖必质于中而后知。过于中为长，不及于中为短。"

"滑涩者，脉之通滞也。千金曰：滑者血多气少，血多故流利圆滑；涩者气多血少，血少故艰涩而散。"

"洪微者，脉之盛衰也。血热而盛，气随以溢，满指洪大，冲涌有余，故洪为盛。气虚而寒，血随以涩，应指而细，欲绝非绝，故微为衰。"

"紧缓者，脉之张弛也。紧为寒伤营血，脉络激搏，若风起水涌，又如切绳转索；缓为风伤卫气，营血不流，不能疾速。"

"结促者，脉之阴阳也。阳甚则促，促疾而时止；阴甚则结，脉徐而时止。"

第2天
脉象的归类及相似脉的鉴别

脉形归类及其鉴别

在 29 种脉中，有好多脉是很相似的，差别细微，因此掌握相似脉象的鉴别对于脉诊的学习很重要，对此历代医家都十分重视，例如明代医家李中梓在《医宗必读》中有"脉有相似宜辨"一节，论述了多种脉象的鉴别。明代医家李时珍在脉学著作《濒湖脉学》中，就专门设了"相类诗"一项内容，对相似的脉象进行鉴别。下面我们将相似的脉象分为几大类，略述其鉴别。

1. 脉位表浅的脉象 即浮脉类的脉象。脉位表浅的脉象有浮脉、芤脉、革脉、散脉，另外还有洪脉、濡脉。它们共同的特点是轻取即得。

浮脉，举之有余，重按稍减但不空，脉体大小无异常。

芤脉，浮大无力，应指软，中间空，如按葱管。

革脉，浮大而弦，搏指硬，外急中空，如按鼓皮。

散脉，浮泛不聚，散乱无根，至数不齐，脉力不匀。

洪脉，浮大满指，洪盛有力，来盛去衰，起伏明显，状如洪水。

濡脉，浮而细小，应指无力，极软而浮细。

《濒湖脉学》：浮如木在水中浮，浮大中空乃是芤。

　　　　　　　拍拍而浮是洪脉，来时虽盛去悠悠。

　　　　　　　浮脉轻平似捻葱，虚来迟大豁然空。

　　　　　　　浮而柔细方为濡，散似杨花无定踪。

《濒湖脉学》：散脉无拘散漫然，濡来浮细水中绵。

　　　　　　　浮而迟大为虚脉，芤脉中空有两边。

2. 脉位深的脉象 即沉脉类的脉象。脉位深的脉象有沉脉、伏脉、牢脉，还有弱脉。它们共同的特点是脉位深，轻取不应指，需重手方能诊得。

沉脉，举之不足，按之方见。

伏脉，较沉脉脉位更深，需推筋着骨始得，甚至有时还伏匿不现。

牢脉，脉位深，虽然轻取不见，但是沉取脉来大实弦硬，长而有力。虽沉取重按，其脉形不变，坚牢不移。

弱脉，脉位深，轻取、中取不应，沉取应指细而极软，按之柔细欲绝。

《濒湖脉学》：沉帮筋骨自调匀，伏则推筋着骨寻。

沉细如绵真弱脉，弦长实大是牢形。

3. 脉率慢的脉象 即迟脉类的脉象。脉率偏慢的脉主要有迟脉、缓脉、结脉，另外涩脉的脉率也是偏慢的。具体来说，迟脉、缓脉、结脉，这三种脉脉率一息都少于五至，偏慢，但是它们各有其特点。

迟脉，一息不足四至，主要是脉率异常。

缓脉，一息四至，其实脉率属于正常范围，主要是脉势异常，来去缓怠。

结脉，脉率偏慢，不及四至，而且脉律有异常，有不规则的间歇。

涩脉，由于脉气不畅，脉往来艰难，所以脉率是偏慢的，而且脉体细。

《濒湖脉学》：脉来三至号为迟，小快于迟作缓持。

迟细而难知是涩，浮而迟大以虚推。

4. 脉率快的脉象 即数脉类的脉象。脉率快的脉象有数脉、疾脉、促脉、动脉。

数脉，一息五至以上，但是不超过七至。

疾脉，比数脉更快，一息七八至。

促脉，不仅脉率一息五至以上，而且脉律不规整，出现不规则的歇止。

动脉，脉体较短，脉有滑象，往来流畅，应指圆滑，同时脉率快。

此外，在诊脉时滑脉和紧脉也常给人快于正常脉象的感觉，但仔细诊察，实际上它们的脉率并不一定快。

《濒湖脉学》：数比平人多一至，紧来如数似弹绳。

数而时止名为促，数见关中动脉形。

5. 实脉类的脉象 即应指有力的脉象，有实脉、洪脉、牢脉等。这三种脉在脉势上都是充实有力的，但是又各有特点。

实脉，是指三部举按均应指有力。

洪脉，脉位浮，脉体大，指下感到大起大落，状如洪水，起伏之势明显。

牢脉，脉位深，重按至筋骨，脉大且长，应指弦硬有力。

《濒湖脉学》：实脉浮沉有力强，紧如弹索转无常。

须知牢脉帮筋骨，实大微弦更带长。

《濒湖脉学》：洪脉来时拍拍然，去衰来盛似波澜。

欲知实脉参差处，举按弦长愊愊坚。

6. 脉体细的脉象　即细脉类的脉象。脉体偏细的脉象有细脉、濡脉、弱脉、微脉，另外还有涩脉。

细脉，脉体细，脉形小，但应指起落明显。

微脉，极细极软，按之欲绝，若有若无，起落模糊。

濡脉，浮而细软无力。

弱脉，沉而细软无力。

《景岳全书》说："微脉，纤细无神，……凡细、小、虚、濡之属，皆其类也。"

《濒湖脉学》：浮而柔细知为濡，沉细而柔作弱持。

　　　　　　　微则浮微如欲绝，细来沉细近于微。

《濒湖脉学》：微脉轻微瞥瞥乎，按之欲绝有如无。

　　　　　　　微为阳弱细阴弱，细比于微略较粗。

《医学入门》：微似蛛丝容易断，细线往来更可观。

　　　　　　　濡全无力不耐按，弱则欲绝有无间。

《医宗金鉴·四诊心法要诀》：

　　　　　　　　三部无力，按之且小，似有似无，微脉可考。

　　　　　　　　濡阳病虚，弱阴虚疾。微主诸虚，散为虚剧。

《四言举要》：浮小为濡，绵浮水面。濡甚则微。不任寻按。

7. 脉气紧张的脉象　即缺少柔和之象的脉。脉气紧张，缺乏柔和之象的脉有弦脉、紧脉、革脉、牢脉。这四种脉都是切脉时感到搏指有力，硬而不柔和。

弦脉，脉体硬且长，直起直落，挺然于指下，如按琴弦。

紧脉，脉来绷急，坚搏抗指，搏动劲急，如转索之状。

革脉，脉位浮，应指坚，搏指硬，内中空，故而如按鼓皮。

牢脉，脉位深，沉取实大有力，弦硬长大不移。

《濒湖脉学》：弦来端直似丝弦，紧则如绳左右弹。

　　　　　　　紧言其力弦言象，牢脉弦长伏沉间。

8. 脉律异常的脉象　即脉律不规整的脉象。脉来节律异常，脉律不均匀的脉象有促脉、结脉、代脉。这三种脉均有歇止，但是同中有异。

促脉，数而时有一止，止无定数。

结脉，迟而时有一止，止无定数。

代脉，脉来时有一止，止有定数，良久方来，脉率或快或慢，或脉率正常。

《濒湖脉学》：数而时止名为促，缓止须将结脉呼。

止不能回方为代，结生代死自殊途。

《医学入门》：促急来数喜渐宽，结脉缓时来一止，代脉中止不自还。

脉象主病的归类

1. 主气血两虚的脉象

在 29 种脉中，许多脉象与气血亏虚的病机有关。如细脉、虚脉、弱脉等，主气血亏虚，而出现微脉则说明气血大伤。

2. 主疼痛的脉象

在 29 种脉中，有些脉象与疼痛有关，如弦脉、紧脉、伏脉、动脉等。中医认为不通则通，通则不痛。疼痛时机体气血不通，气机不畅，故脉气紧张，会出现弦脉、紧脉等，若是邪气内闭而致痛极，则可见伏脉。

3. 主虚又主湿的脉象

在 29 种脉中，有的脉既主虚证，又主湿证，如细脉、濡脉、缓脉等。其中细脉主气血亏虚，主湿证。濡脉主诸虚劳损，精血亏虚，又主水湿内盛。缓脉则主脾胃虚弱和湿邪困脾。

4. 可以见于平人的脉象

在 29 种脉中，还有许多脉可见于正常人，如实脉、大脉、长脉、滑脉、缓脉、迟脉等。摸到了这些脉，怎样才能知道是平脉还是病脉呢？我们知道平脉的特征是有胃、神、根，特别是脉有胃气，应指有和缓从容之象，便是平脉。

第*3*天

相兼脉及其主病

所谓相兼脉，有两种含义，指两种情况。一是指兼有多方面异常的一种病脉；二是指一个病人同时出现多种病脉。

兼有多方面异常的一种病脉，又称复合脉。在 29 种病脉中，许多脉只表现为位、数、形、势某一方面的异常，属于单因素脉。例如浮脉、沉脉，是脉位异常的脉象；迟脉、数脉，是脉率异常的脉象；大脉、细脉，是脉体异常的脉象，等等。但是在 29 种脉中，也有的脉象本身就表现为位、数、形、势等多方面异常。这种兼有多方面异常的脉象，就是相兼脉，又称复合脉。如洪脉，兼有脉位、脉形、脉势三个方面的异常。动脉则兼有滑、数、短三个方面的异常。相兼因素最多的脉是牢脉。牢脉具有实、大、弦、长、沉五种脉的特征。这种相兼脉属于 29 种脉的范围。

相兼脉的另一个含义是指，一个病人同时出现多种病脉。我们知道疾病是极为复杂的，病人患病以后，常常多种病脉同时出现。只要不是脉象构成要素相反的脉，如浮脉和沉脉、迟脉和数脉、虚脉和实脉等，其他各种脉象均可相兼出现。

那么相兼脉的主病是怎样的呢？相兼脉的主病，往往就是各种单一脉象主病的综合。

实际上，我们临证时见到的脉象大部分都是相兼脉，因而了解、掌握各种常见的相兼脉非常重要。所以我们对于各种相兼脉及其主病进行了较详细的记述。

1. 浮脉类相兼脉

浮数脉 —— 表热证、外感风热，内有里热

浮紧脉 —— 表寒证、风寒痹病疼痛

浮缓脉 —— 风邪伤卫，营卫不和

浮滑脉 —— 表证挟痰、外感表邪，内有痰湿

浮弦脉 —— 外感表证兼有疼痛、外感表证，内有肝郁

《医宗金鉴》：浮阳主表，风淫六气。有力表实，无力表虚。

浮迟表冷，浮缓风湿。浮濡伤暑，浮散虚极。

浮洪阳盛，浮大阳实。浮细气少，浮涩血虚。

浮数风热，浮紧风寒。浮弦风饮，浮滑风痰。

《四言举要》：浮脉主表，里必不足。有力风热，无力血弱。

浮迟风虚，浮数风热。浮紧风寒，浮缓风湿。

浮虚伤暑，浮芤失血。浮洪虚火，浮微劳极。

浮濡阴虚，浮散虚剧，浮弦痰饮，浮滑痰热。

《诊家正眼》：无力表虚，有力表实。浮紧风寒，浮迟中风。

浮数风热，浮缓风湿。浮芤失血，浮短气病。

浮洪虚热，浮虚暑惫。浮涩血伤，浮濡气败。

2. 沉脉类相兼脉

沉迟脉 —— 里寒证

沉数脉 —— 里热证

沉缓脉 —— 脾虚，水湿内停

沉细脉 —— 气血亏虚、阴血不足

沉紧脉 —— 里寒疼痛

沉滑脉 —— 痰饮内盛

沉涩脉 —— 血瘀证

沉弦脉 —— 肝郁气滞、饮邪内停

《医宗金鉴》：沉阴主里，七情气食。沉大里实，沉小里虚。

沉迟里冷，沉缓里湿。沉紧冷痛，沉数热极。

沉涩痹气，沉滑痰食。沉伏闭郁，沉弦饮疾。

《诊家正眼》：无力里虚，有力里实。沉迟痼冷，沉数内热。

沉滑痰饮，沉涩血结。沉弱虚衰，沉牢坚积。

沉紧冷疼，沉缓寒湿。

3. 数脉类相兼脉

浮数脉 —— 表热证

洪数脉 —— 气分热盛、阳热亢盛

弦数脉 —— 肝火炽盛、肝阳上亢

滑数脉 —— 痰热内盛、湿热内蕴、食积化热

细数脉 —— 阴虚内热、血虚有热

濡数脉 —— 外感暑热、湿热偏盛

《诊家正眼》：有力实火，无力虚火。浮数表热，沉数里热。

阳数君火，阴数相火。右数火亢，左数阴戕。

4. 滑脉类相兼脉

浮滑脉 —— 表证挟痰

沉滑脉 —— 痰湿内盛、痰食内积

滑数脉 —— 痰热内盛、湿热内盛、食积化热

弦滑脉 —— 肝郁有痰、痰饮内停

细滑脉 —— 脾虚痰盛、湿邪内盛

《诊家正眼》：浮滑风痰，沉滑痰食。滑数痰火，滑短气塞。

滑而浮大，尿则阴痛；滑而浮散，中风瘫痪。

滑而冲和，娠孕可决。

5. 细脉类相兼脉

细数脉 —— 阴虚有热

迟细脉 —— 阳气虚弱，或阳虚寒凝血瘀

细滑脉 —— 脾虚湿盛、湿邪内盛

弦细脉 —— 肝郁血虚，或肝郁脾虚

6. 弦脉类相兼脉

弦数脉 —— 肝火炽盛、肝阳上亢、肝胆湿热

弦紧脉 —— 寒凝肝脉证、肝郁气滞而致疼痛

弦滑脉 —— 痰饮内停、肝胆湿热

弦细脉 —— 肝血虚证、肝郁脾虚

弦滑数脉 —— 肝胆湿热、肝火挟痰、肝阳上亢，兼有痰火内蕴

弦细数脉 —— 肝阴亏虚、肝肾阴虚

《诊家正眼》：浮弦支饮，沉弦悬饮。弦数多热，弦迟多寒。

弦大主虚，弦细拘急。阳弦头痛，阴弦腹痛。

单弦饮癖，双弦阴痼。

第4天
浮脉类相兼脉

　　浮脉主表证，浮脉类的相兼脉有浮数脉、浮紧脉、浮缓脉、浮滑脉、浮弦脉等。其主病如下：

　　浮数脉主表热证，或外感风热，内有里热。

　　浮紧脉主表寒证、感受风寒邪气、风寒痹病疼痛等。

　　浮缓脉主风邪伤卫，营卫不和的太阳中风证。浮缓脉是营卫失调的表现。

　　浮滑脉主表证挟痰，即内有痰饮，痰湿内盛，又感受外邪。

　　浮弦脉主外感表证兼有疼痛，或外感表邪，内有肝郁，或外感寒邪，内兼气滞血瘀，或外感风寒，内有饮邪等。

　　1. 浮数脉主外感风热，内兼里热

　　名医董德懋曾治一位女病人，在医院做了剖腹产手术3天后，开始发热，热势持续不退，继而右下腹出现包块。包块如烧饼大，界限不清，腹胀痛，灼热而拒按，恶露少而色淡。应用多种抗生素治疗而无效。曾邀请某医院专家会诊，诊断为：①炎性包块；②阑尾炎；③异物遗留。建议抗感染治疗，必要时进行手术探查。后来邀请中医会诊。诊见舌红绛，苔黄，脉浮数。

　　统观诸症，认为是表证未解，复有毒热蕴结，内袭营分。为正虚邪实，表里同病的证候。治以疏风清热，佐以凉血化瘀，使其表邪外泄而瘀热内解。方药：黑芥穗6克，连翘10克，金银花10克，蒲公英10克，赤芍5克，嫩桑枝10克，野菊花10克，桑叶10克，白茅根10克，白苇根12克，紫花地丁10克。服药4剂，身热已退，腹部包块缩小。

　　服药后病情见轻，于是前方去辛凉解表药，并加入当归、丹参、牡丹皮以养血活血，祛瘀生新，加香附调理气机。服药5剂后包块消失，诸症消失而出院。（《燕山医话·董德懋医案》）

　　【按】　患者剖腹产后身热不退，腹部有包块，舌红苔薄黄，脉浮数，提示外有邪气袭表，内有瘀血热毒内结，于是以桑叶、菊花、金银花、连翘等辛凉解表；蒲公英、紫花地丁清热解毒；白茅根、赤芍清热凉血而行瘀定痛。

桑枝清热通络。其中黑芥穗一味，为入血分之风药，善于祛风理血。诸药合用，既解散表邪，又清解里热，服药 4 剂，身热便退，包块缩小。后继续凉血散瘀，活血理气，而得痊愈。

2. 浮紧脉主外感寒邪，寒邪束表

有一位患者姓刘，青年男性，22 岁，工人。患者前一日下午劳动后全身出汗，洗浴时不慎着凉，夜间即咳嗽，咳吐白色泡沫痰，鼻塞，喷嚏，流清涕，无汗，微有恶寒发热。在工厂卫生室就医，给"克感敏"等治疗，仍咳嗽不止，舌苔薄白，脉浮紧。体温 37.8℃。证属风寒束肺，拟宣肺散寒治疗。处方：炙麻黄、苏叶各 8 克，杏仁、前胡、炙紫菀、陈皮、桔梗各 9 克，甘草 6 克，生姜 2 片。水煎服。服药 2 剂后，上述症状基本消失，只是还有少许痰，予以小青龙汤糖浆一瓶，以冀收功。(《中医诊断学自学指导》)

【按】 病人洗浴后感寒受凉，打喷嚏，鼻塞，流清涕，咳嗽，伴有恶寒发热。其脉象浮紧，提示寒邪外束，肺气失宣。由于肺失宣发，肺气上逆，所以咳嗽不已。故以麻黄、苏叶、生姜解表散寒，杏仁、前胡、桔梗、紫菀、陈皮等宣肺化痰止咳，服药 2 付，即咳止病愈。

一位男性病人，农民。手指外伤一个月之后，出现四肢抽搐，角弓反张。到某医院治疗，诊断为"破伤风"。经用西药治疗，效果不佳，转住中医院。患者恶寒发热，无汗，牙关紧，口半张，呈苦笑面容，神志尚清楚，语言謇涩，四肢痉直，角弓反张，四肢抽搐，频频发作。舌淡，苔白滑。脉浮紧。

起初用玉真散加朱砂、全蝎等搜风解痉、祛痰镇静治疗，不见效验。根据病人的舌脉，改用发汗解表法，以《伤寒论》的葛根汤治之，并嘱病人喝热粥以助发汗。服药 2 剂，病人周身汗出，强痉解而病除。(《长江医话·龚嘉寅医案》)

【按】 病人手部外伤一个月后，出现四肢抽搐，角弓反张，牙关紧急，呈苦笑面容。根据病情一般多考虑为破伤风，所以首先选用专治破伤风的方子玉真散，药有防风、白芷、羌活、白附子、天麻、胆星，并加朱砂、全蝎等，搜风解痉、祛痰镇静，然而不见效验。

病人脉象浮紧，提示为寒邪在表，寒邪束表而致。寒性凝敛收引，寒邪客于肌表，致使经脉不利，筋脉挛急，故而痉厥、抽搐。于是针对这一病机，改用葛根汤治疗。葛根汤中的药物有桂枝、白芍、麻黄、葛根、生姜、大枣、甘草。实际上是桂枝汤加葛根、麻黄组成。方中麻黄、桂枝、葛根散寒发汗解表，尤其葛根、麻黄增大了开宣肌腠、发汗解肌的力量，并且白芍配甘草，具有缓急、舒挛的作用。诸药合用，解表发汗散寒，解痉舒挛缓急，正合病机，故两剂药便愈。中医治病，重在把握、认识病机，在这一病案中，脉象为认识病机、遣方用药提供了重要的依据。

3. 浮滑脉主外感风寒，内有痰饮

有一个患者姓邓，哮喘反复发作将近4年，每每因受寒而诱发。近半月来宿疾复发，呼吸急促，喉中有哮鸣音，咳痰色白清稀，胸膈满闷，面色晦滞带青，畏寒，出汗，面目虚浮。舌苔白滑，脉浮滑。应用麻黄素等西药治疗，效果不明显。中医辨证为外感寒邪，内有痰浊。治拟温肺散寒，化痰利窍。处方：炙麻黄5克，桂枝4克，白芍20克，干姜8克，细辛3克，法半夏9克，五味子9克，椒目15克。服药3剂，哮喘、咳嗽明显好转，但是仍有气短乏力，体虚汗多，舌苔白滑，脉象细滑。原方加生晒参10克继续服用。服药5剂，病人哮喘已平，多汗亦好转，饮食增加，精神愉快，已上班工作。(《长江医话·吴涛医案》)

【按】 病人有哮喘宿疾，痰饮内伏，复又感受外寒。外寒引动内饮，而致咳喘不已，喉间哮鸣，痰多胸闷。痰饮内盛，脉见滑象；感受外邪，脉见浮象。故用小青龙汤，散寒宣肺，温化寒饮。医家于方中加椒目，出自于朱丹溪用椒目治"诸喘不止"的经验。果然服药几剂，咳喘即平。

4. 浮滑脉主外感风寒，内伤寒湿

名医焦树德治疗一女患者，姓李，26岁，因八月份天气炎热，吃冷饮水果太多，夜卧窗前，睡眠受寒，第二天头痛发热，恶寒无汗，全身酸懒，脘腹胀痛，呕吐4次，腹泻水样便3次，舌苔白腻，脉象浮滑，重按无力。据此脉症，知为暑夏季节，内伤湿冷，外感风寒，肠胃气乱，寒湿不化，而致吐泻；表证不解，而致头痛寒热。治以温散化湿，佐以解暑。药用：藿香10克，紫苏9克，白芷9克，半夏10克，干姜6克，香薷9克，炒扁豆9克，茯苓20克，大腹皮12克，广木香6克，车前子12克（布包），炒白术6克，伏龙肝60克（煎汤代水）。1剂显效，3剂痊愈。(《方剂心得十讲》)

【按】 病人夜卧受凉，外感风寒，致恶寒发热，头痛，其脉见浮；过食生冷，内伤寒湿，致胃肠气乱，上吐下泻，其脉见滑。故以藿香正气散加减治疗，其中藿香辛温散寒，理气和中，芳香祛秽，表里兼治。紫苏、白芷散寒发表，芳香化湿。半夏燥湿降气，和胃止呕；干姜、白术、白扁豆健脾温化寒湿；大腹皮、木香行气化湿；车前子、茯苓淡渗利湿。香薷解表散寒，祛暑化湿，为夏月解表之要药。诸药合用，外散风寒，内化寒湿，3剂病愈。

5. 浮缓脉主营卫不和

脉象浮缓，是营卫不和的表现。不论什么病症，只要出现脉象浮缓，就说明存在营卫失调的病机，治疗应当调和营卫。

刘渡舟教授曾治一病人，老年男性，六十岁。患荨麻疹，瘙痒钻心，数月不愈。其脉浮而弛缓，并见汗出，恶风寒，舌苔薄白。辨证为风邪羁留，营卫不和之证，遂用桂枝汤原方，嘱咐病人服药后，再喝热稀粥，盖上被子发汗。病人服药一剂便疹退痒止。(《伤寒论通俗讲话》)

【按】 荨麻疹为过敏性皮肤病，一般治疗用药常要考虑抗过敏。但是刘渡舟教授根据病人汗出、恶风、脉浮缓，辨证为风邪稽留、营卫失调，所以应用桂枝汤调和营卫。原本皮肤起风团，瘙痒不已，数月不愈，结果服用桂枝汤，一剂疹退痒止而愈。

刘少轩老中医曾治一病人，姓林，青年渔民，素来身体健壮。有一年夏天午饭后身上出汗未干，便潜入海中捕鱼，回家时汗出甚多，自此不论冬夏昼夜，经常自汗出。多处就诊，曾以卫阳不固论治，用玉屏风散及龙骨、牡蛎、麻黄根等治疗；后来亦用桂枝汤加黄芪治疗，均稍愈而复发。由于汗出不止，皮肤被汗浸呈灰白色，汗孔增大，出汗时肉眼可见。病人患病一年多，感觉身体日益疲乏。自觉肢末麻痹，头晕，不能参加劳动，惟饮食如常。脉浮缓，重按无力，汗出多，惟清晨未起床前略止片刻。

此病起于汗出之际，毛孔疏松，骤然入水，水湿侵入肌腠，玄府骤闭，汗污不及宣泄，阻于营卫之间，导致营卫失调，开阖失常。虽然患病日久，但是脏腑之气未受损伤，故脉仍浮缓，应微发其汗以调和营卫。

处方：桂枝梢3钱，杭白芍3钱，炙甘草1钱，大枣7枚，生姜3钱，水一碗，煎六分。嘱咐病人清晨醒后服药，片刻之后再喝热粥一碗，以助药力，然后静卧数小时，避风。第三天复诊，病人全身温暖，四肢舒畅，汗已止。原方又加黄芪5钱，如前法服用。病人又服2剂，竟获全功。其后身体逐渐健壮，病未复发。(《伤寒论教学参考资料》)

【按】 病人自汗不已，虽然患病一年多，但是脉象浮缓，提示邪气仍然阻于营卫之间，营卫失调，故以桂枝汤调和营卫而愈。本例治疗获效的原因，除了正确辨证外，还与掌握服药时机、注意服药方法有关。

第**5**天
沉脉类相兼脉

沉脉主里证，沉脉类的相兼脉有沉迟脉、沉数脉、沉缓脉、沉细脉、沉滑脉、沉涩脉、沉紧脉、沉弦脉等。其主病如下：

沉迟脉主里寒证。

沉数脉主里热证。

沉缓脉主脾胃虚弱、水湿内停。

沉细脉主气血亏虚。

沉滑脉主痰饮内盛。

沉涩脉主血瘀证、精血亏虚。

沉紧脉主里寒疼痛。

沉弦脉主肝郁气滞、痰饮内停。

1. 沉数脉主里热证

有位女患者，44岁。患者近一个月来口干渴，口唇燥裂，鼻腔干痛，口腔黏膜干燥红嫩，触之发麻疼痛，以致难以进食，大便干结，二三日一行，痛苦难言。舌质红绛，无苔乏津。脉沉数。此为燥热伤胃阴，损伤津液。治以增液承气汤加味，增津液，养胃阴，滋润孔窍，增水行舟。处方：生地、玄参各30克，麦冬25克，大黄8克，芒硝5克，石斛、玉竹、沙参各15克，甘草6克。2剂。水煎服。服药后病人大便通畅，口唇干裂、口腔黏膜麻痛减轻，鼻孔仍感干燥，口略渴。上方去沙参，加天花粉15克，又服药2剂，诸症悉除。（《新中医》1987年第5期）

【按】 增液承气汤，为增液汤合调胃承气汤去甘草组成。本例患者口鼻唇舌干燥，口腔黏膜干痛，大便干燥，数日一行。舌红无苔，其脉沉而数。提示阴津匮乏，燥热内盛。故用增液汤生地、玄参、麦冬，加石斛、玉竹、沙参等养阴生津润燥，以大黄、芒硝通便泄下燥热。药后大便通畅，津液滋生，诸窍濡润，诸症缓解。

2. 沉细脉主气血亏虚

有一位患者，老年女性，50岁，患贫血已有七、八年，血红蛋白5~7克。近2周来常常有昏厥之象。病人面色无华，心慌，耳鸣，少气懒言，容易出汗，胃纳差。舌淡，苔薄白。脉沉细。辨证属脾胃虚弱，气血不足。先用归脾汤7剂，继用人参养荣汤大补气血，病人先后共服药34剂，血红蛋白上升至9.5克，各种症状逐渐消失。（《上海中医药杂志》1985年第1期）

【按】 病人患贫血七、八年之久，常发昏厥，面色无华，心慌，耳鸣，少气懒言，容易出汗，舌淡，脉沉细。脉症合参，说明气血不足。血虚，脉道不充则脉细；气虚，无力鼓动则脉沉。治疗应当补益气血。先后应用归脾汤、人参养荣汤，补养气血。两个方中有黄芪、党参、白术、茯苓、甘草等补脾益气，当归、龙眼肉、大枣、远志、熟地、白芍等养血安神。治疗一个多月，血红蛋白上升至9.5克，各种症状缓解、消失。

3. 沉滑脉主饮邪内盛

名老中医邢锡波曾治一位男性病人，52岁，工人。患者平素身体健康，因发热恶寒，头痛身倦，曾服解表发汗剂，但是不出汗，恶寒发热不解。5天后胸部满硬，疼痛拒按，食少，自汗。两手脉沉滑。胸部透视：提示胸腔积液。证属邪热与水互结在胸。治宜大陷胸汤加味。处方：大黄、芒硝、郁金各9克，瓜蒌仁24克，甘遂末1.5克（冲服）。病人早晨空腹服药后，泻下水样便7次，胸满大大减轻，感到呼吸通畅，食欲也好转。因方中药性峻烈，恐怕连服损伤中气，所以投以疏胸和胃方药2剂，之后，又与原方。如此循环服用3次，前后共服大陷胸汤3剂，病人胸中硬满消失，疼痛减轻，呼吸自如。后以疏胸通络清热之剂调理而痊愈，胸部透视胸水全部吸收。（《邢锡波医案》）

【按】 病人患胸腔积液，胸部满硬，疼痛拒按，呼吸不利，发热恶寒。两手脉俱沉滑。此为表证未解，邪热与水饮搏结于胸膈。水热内结，邪气壅盛，所以脉滑；饮邪内盛，阻滞气机，所以脉沉。所以用大陷胸汤泻热逐水。方中甘遂攻逐水饮，大黄、芒硝荡涤胃肠，泻热通下，并佐以郁金、瓜蒌仁引药入走胸胁。为防药性峻烈耗伤正气，将大陷胸汤与和胃方药间隔服用。服药3剂，胸痛硬满消失，后进一步调理而愈。

4. 沉涩脉主血瘀证

有一位患者姓赵，中年女性，41岁。手足心发热、心中烦热1年多。患者平素性格内向，由于家庭不和睦，工作不顺心，后来逐渐出现胸闷，太息，心烦躁扰，手心、脚心灼热，未曾治疗过，最近一个月诸症加重。详询病情得知，患者每于月经前五心烦热加重，烦躁不安，脾气急躁，月经后则诸症减轻。月经前腹痛，经色紫暗有血块，舌有瘀斑、瘀点，脉沉涩。辨证为瘀血内阻，治疗应当活血清热安躁。处方：牡丹皮 15 克，赤芍 10 克，川芎 12 克，当归 15 克，红花 6 克，紫草 20 克，黄连 12 克，黄芩 15 克，知母 12 克，生石膏 10 克，甘草 6 克。嘱咐病人月经前服用，每日 1 剂，月经期停服。病人连续服用 2 个月经周期，诸症消除而愈。（《气血理论临证指南》）

【按】 患者手足心发热、心中烦热，这就是中医所说的五心烦热。一般来说五心烦热多为阴虚而致。而病人脉沉涩，而且有痛经，经血紫暗有血块，提示为瘀血阻滞而致。病人性格内向，由于家庭不和睦，工作不顺心，致使情志不畅，肝气郁结，气滞血瘀。血瘀日久化热，瘀热内扰，而致五心烦热，烦躁不安。故应用牡丹皮、赤芍、川芎、当归、红花、紫草等活血化瘀，清热凉血，配以黄连、黄芩、知母、生石膏等清解邪热，治疗两个月经周期热退病除。

5. 脉沉弦主肝郁气滞

有一患者，中年男性，39 岁，教师。胃脘疼痛反复发作 3 年。自感胃脘部胀痛满闷，攻冲胁肋，频频嗳气，胃纳差。舌质正常，苔薄白，脉沉弦。曾作钡餐透视检查，诊断为"浅表性胃炎"。辨证属肝失疏泄，克犯中州。治拟解郁降逆，益举中气。处方：乌药、沉香（另冲）、炒槟榔、党参、枳壳各 10 克，炒赤芍、柴胡各 6 克。病人服药 4 剂，胃脘胀痛减轻，但是仍有嗳气，原方减去槟榔、柴胡，加半夏和胃降逆，又服了 4 付药，诸症均减轻，后加健脾益气之药，调理善后而愈。（《新中医》1983 年第 7 期）

【按】 患者胃脘胀痛，攻冲胁肋，嗳气频繁，脉沉弦。弦为肝脉，主肝郁气滞。肝气不疏，气机不畅，郁阻于内，所以脉沉弦。脉症合参，可知为肝气郁结，肝失疏泄，肝气犯胃而致。于是用柴胡、枳壳、芍药，也就是四逆散，疏肝解郁，调畅肝气；用乌药、沉香、炒槟榔、党参，也就是四磨汤，行气止痛，理气降逆。服药 8 剂诸症缓解，后加健脾益气之药，善后巩固而愈。

6. 脉沉弦主饮邪内停

有位病人，老年女性，62 岁，自汗 5 年。患者不分春夏秋冬，稍一活动就全身出汗，出汗很多，把衣衫都湿透了。曾服益气固表药、温补肾阳药等无效。诊见：汗出清冷，后背、前胸常有恶寒感，头晕乏力。舌淡，苔白滑，脉沉弦。证属饮邪阻肺，开合失司。治宜温肺化饮，用小青龙汤加减：麻黄、细辛各 3 克，白芍 15 克，干姜、五味子、甘草各 5 克，法半夏、浮小麦各 10 克。水煎服。服药 8 剂自汗止。后以玉屏风散善后，随访数月未复发。(《新中医》1993 年第 9 期)

【按】　自汗多属于肌表气虚、阳虚，卫表不固。然而本例病人自汗 5 年，按气虚、阳虚治疗，久服益气固表药、温补肾阳药无效。诊察病人，其舌苔白滑，脉沉弦。弦脉主水饮内停。饮邪内停，阻滞气机，故脉沉。于是辨证为饮邪阻肺，肺气失宣，导致开合失职而自汗，果断应用小青龙汤温肺化饮治疗。小青龙汤一般多用于治疗寒饮内停于肺的咳喘，很少见用于治疗汗证。然而医家洞察病机，治病求本，故运用麻黄、细辛、干姜、五味子、法半夏等温肺化饮，配合浮小麦收敛止汗。诸药合用，使肌肤开合恢复正常，自汗得止。

第6天
数脉类相兼脉

数脉主热证，数脉类的相兼脉有浮数脉、洪数脉、弦数脉、滑数脉、细数脉、濡数脉等。其主病如下：

浮数脉主表热证。

洪数脉主气分热盛、阳热亢盛。

弦数脉主肝火炽盛、肝阳上亢。

滑数脉主痰热内盛、湿热内蕴、食积化热。

细数脉主阴虚内热、血虚有热。

濡数脉主外感暑热、湿热偏盛。

1. 弦数脉主肝胆火盛

有一位患者，青年女性，姓胡，18岁，售货员。左腰肋部出现小水疱，呈串排列，剧烈疼痛，已3天，患者自己涂擦紫药水未愈而来诊。左腰肋部可见粟粒大小的密集成串的水疱，沿肋间神经分布，潮红，剧痛。病人微发热，口干口苦，尿黄，烦躁，睡眠欠佳。舌淡红，苔薄黄，脉弦数。西医诊断：带状疱疹。中医诊断：缠腰火丹。证属肝火炽盛，治当清肝泻火。处方：龙胆草、柴胡、栀子、黄芩各10克，生地、连翘、车前子、泽泻各12克，紫草、板蓝根各15克，黄连、甘草各6克。水煎服，日1剂。并嘱病人将药渣敷于患处。病人服药3剂，结合外敷治疗，发热已退，诸症均减轻。又服3剂药，疼痛止，疱疹干燥，脱落而愈。(《病机理论临证指南》)

【按】 带状疱疹，由于患者常见腰肋部灼热疼痛，中医称之为缠腰火丹。本例患者腰肋出现水疱，潮红，剧痛，伴有口干口苦，尿黄，烦躁，其脉象弦数。脉症合参，可知为肝火炽盛。所以用龙胆泻肝汤加减，以清泻肝胆之火。让病人一方面煎汤内服，一方面用药渣外敷。经内外合治，6天之后痛止而愈。

2. 细数脉主阴虚证、阴虚内热证

有一个人陪着家属到医院打针，当护士为其家属打针时，这个人却突然

晕倒在地。经抢救后醒过来以后，自己也感到莫名其妙。以后每逢见到尖状物，如笔尖、针尖等指向他时，就有晕倒之势，故称之为"怕尖症"。

由于火性炎上，上炎之火呈尖状，所以认为怕尖与火有关。心本主火，故怕尖之症与心亦有关。询问患者得知，素有心慌心悸，近日又过度劳累。脉象细数，舌红少苔。于是诊为心血、心阴亏虚，虚火扰乱神明之证。方用四物汤合导赤散加减，补养心血，清热安神，治疗一个月而愈。（《燕山医话·高立山医案》）

【按】　本例病人主要是怕尖，见到尖状物就会晕倒，这样的病症极为少见。医者从心属火，上炎之火呈尖状入手来思考，加之病人有心悸心慌的症状，故认为这一病症与心有关。病人脉象细数，则提示为心血虚、心阴虚。医者应用四物汤，地黄、白芍、当归、川芎养心血、益心阴；配合导赤散，生地、竹叶、木通、甘草清泻心火，导热下行，治疗一个月痊愈。

聂某，男，16 岁。患者每天入夜就发热，半夜体温可达 40℃，天亮时则汗出热退。曾去太原及北京儿童医院医治无效。如此夜热早凉，10 年来每年发病几次，每次持续数月，只有每天服"地塞米松" 2～4 片，可以使当天不烧，但第二天又发热如故。患者面色苍白，极度消瘦，神疲乏力。舌红绛少苔，脉细数。经各项检查确诊为"变态反应性亚败血症"。辨证则属阴虚发热，久病损伤正气，治宜滋阴清热。处方：生鳖甲、元参、党参各 30 克，青蒿、生地、知母各 15 克，柴胡、丹皮、银花各 10 克，竹叶 6 克。水煎服，每日 1 剂，分 2 次服。服药当天体温降至 37℃，3 天后热退。后来因生鳖甲缺药，中断服药 2 天，结果又发热，体温 39℃。此后一连服药 20 余剂，停药后未再发热，又观察 10 日，依然未发热，其间患者食欲、体力渐增，面色红润，痊愈出院。（《病机理论临证指南》）

【按】　患者入夜则发热，夜热早凉，如此缠绵不愈 10 年之久。患者消瘦，乏力，舌红，少苔，脉象细数，诸症合参，可知为阴虚而导致发热。故以滋阴清热为治则，其中鳖甲、元参、生地、知母等药滋阴又退热，青蒿、银花清透邪热，丹皮泄血中的伏火，并佐以党参扶助正气。诸药合用，标本兼顾，滋清兼备，服药 20 余剂得愈。

3. 滑数脉主痰热内盛

患者姓张，青年女性，24 岁。幼时曾患"肺炎"，愈后遗留咳喘，久治不愈，渐渐形成冬季轻、入夏重的哮喘病。西医诊断为"过敏性哮喘"，曾进行脱敏治疗，未见效果。入夏以来患者病情严重，急送医院抢救，并请中医参与治疗。只见患者跪伏于床上，臀高头低，颜面青紫，眼睑浮肿，大口喘息，喉中痰鸣。患者不思饮食，大便 2 日未解。诊其脉，滑数有力，望其舌，舌苔黄腻，舌尖边红赤。辨证属痰热壅肺，肺失宣降。用定喘汤加石膏、大黄、厚朴，清热除痰，上宣通肺气，止咳平喘；下通腑降逆。

让患者速煎速服。第一煎药服后 2 小时，痰易咳出，喘息减轻，撤用氧气。4 个小时之后又服第二煎，药后大便通畅，咳喘平息。第二天早晨停用西药。后继续服用中药，住院治疗两个月，病情平稳，第二年夏季暑热更甚亦未见复发。（《燕山医话·陈子富医案》）

【按】 本例患者咳喘反复发作，入夏则发作加重，咳喘不已，不能平卧，喉中痰鸣，便秘，舌红，苔黄腻。尤其脉象滑数，提示痰热壅肺，肺失宣降，肺气上逆而致咳喘。故应用定喘汤清热除痰，宣降肺气，止咳平喘。定喘汤中麻黄、杏仁、白果宣肺平喘；半夏、苏子、款冬花化痰止咳；桑白皮、黄芩清泄肺热，平喘止咳。肺与大肠相表里，病人大便秘结，腑气不通，则肺气难以下降，故配以大黄、厚朴通里攻下。服药 1 剂，咳喘即平，调治 2 个多月，病情得以较长期的缓解。

4. 濡数脉主感受暑热

有一位病人，青年男性，22 岁。盛夏 7 月就诊。患者 5 天前外出，冒暑受热，晚间纳凉又受了寒，当即身热咳嗽，头痛恶寒，服止咳退热药未见效，咳嗽频作，咽部发痒，吐痰色白，胸脘痞闷，口渴，不愿吃饭，小便黄赤，大便 2 日未行。舌苔薄腻微黄。脉濡数。体温 38.8℃。治疗祛暑化湿，清宣肺气。投以新加香薷饮加桑叶、杏仁、川贝母、炒牛蒡子。服药 4 剂，咳嗽明显减轻，发热已退。原方去厚朴，又服 3 剂而愈。（《江苏中医》1995 年第 3 期）

【按】 本例病人既感暑湿，又受风寒。风寒在表，则恶寒发热，头痛，咽痒咳嗽；暑湿内蕴，则胸脘痞闷，口渴纳呆，小便黄赤。邪热内盛，则大便不行。病人风寒暑邪在表，而且暑湿偏盛，故其脉濡，邪热偏盛，故其脉数。治疗用新加香薷饮加味。新加香薷饮由香薷、银花、连翘、扁豆、厚朴组成。功能祛暑解表，清热化湿。又加桑叶、杏仁、川贝母、炒牛蒡子等，宣肺化痰，利咽止咳，方合病机，数剂病愈。

5. 濡数脉主湿热偏盛

一中年男子，41 岁，七月份就诊。两天来腹痛，腹泻，开始泻下稀水样便，后来转为脓血便，夹杂黏液，每日 10 余次，量少，伴有肛门坠胀，进食后脘腹胀闷，口渴不欲饮，尿少。全身发冷，体温 37.6℃。舌红，舌苔黄腻。脉濡数。下腹压痛以左侧为甚。大便检查：红细胞＋＋，脓细胞＋＋＋。病人所患为急性菌痢，辨证属大肠湿热。药用：葛根 12 克，升麻、赤芍各 9 克，甘草 5 克，银花 20 克，黄连 9 克，广藿香 15 克，苍术、木香各 9 克，焦楂 30 克。服药 1 剂，大便次数明显减少，体温正常。原方又服 3 剂，诸症悉除。(《四川中医》1987 年第 7 期)

【按】　患者腹痛、腹泻，下痢脓血，发热恶寒，脉濡数。此为夏月感受湿热之邪，湿热蕴结大肠，而致痢疾。湿邪盛其脉象濡，邪热盛则脉来数。脉濡数为湿热内盛之征。针对病机，医家选用了葛根升麻汤加味。用葛根、升麻既能清解肌热，又能鼓舞清阳上升以止泻。赤芍凉血活血，木香行气化滞。加银花、黄连清热解毒燥湿，广藿香、苍术芳香理气化湿，焦楂导滞止泻。诸药并用，表邪解，湿热去，气血调，泻痢得愈。

第7天
滑脉类相兼脉

滑脉主痰湿内蕴、食积内停、实热内盛等。滑脉类相兼脉有浮滑脉、沉滑脉、滑数脉、弦滑脉、细滑脉等。其主病如下：

浮滑脉主表证挟痰，感受外邪，内有痰湿。

沉滑脉主痰湿内盛、痰食内积。

滑数脉主痰热内盛、湿热内盛、食积化热。

弦滑脉主肝郁有痰、湿热内蕴、肝胆湿热、痰浊内郁。

细滑脉主脾虚痰盛、痰湿内盛。

1. 滑数脉主痰热内盛

患者姓张，中年男性，42岁，煤矿工人，患肺脓疡已6年，反复发作，曾先后4次住院，经中西药治疗，终未根治。最近1周因受凉病复发，高热，胸痛，咳嗽，咳吐脓痰。住院期间曾用多种抗生素治疗，病情不见好转，而且日渐加重，高热持续不退。西医认为有伴发败血症的可能，已下病危通知，患者家属要求请中医诊治。

中医会诊所见：发热，体温39~42℃，已20余日，胸痛，气急而喘，不得平卧，咳吐脓痰，痰色黄腥臭难闻，烦躁不安，时有神昏谵语。患者形体消瘦，但饮食、二便尚可。舌质红，苔黄腻，诊其脉，脉滑数而有力。此病为肺痈，乃邪热壅肺，气血瘀滞，血败肉腐，酝酿成脓。方药：千金苇茎汤合桔梗汤加味。金银花30克，连翘18克，芦根30克，冬瓜仁18克，薏苡仁30克，桔梗30克，黄芩12克，板蓝根18克，桑白皮12克，桃仁9克，甘草6克。

病人服药3剂，病情好转，发热已退，体温37.8℃，脉已不数，按之少力。于是在原方中加黄芪20克，沙参15克，百合15克，以扶助正气。服药2剂，病人突然阵咳不已，半小时后咳出苍耳子1枚。此后热退咳减，又予四君子汤加黄芪、陈皮调理善后，半月后病愈出院。随访3年，未再复发。（《燕山医话·朱桂茹医案》）

【按】 病人患肺痈，高热，胸痛，咳嗽，咳吐脓痰，反复发作6年。舌红，苔黄腻，其脉象滑数有力。脉症合参，说明为痰热壅肺，日久气滞血瘀，肉腐血败，化为痈脓。其痰热壅盛，故以金银花、连翘、芦根、黄芩、板蓝根、桑白皮等清热泻肺，以冬瓜仁、薏苡仁、桔梗、芦根、桃仁等化痰排脓，服药3剂身热退。后在原方中加黄芪、沙参、百合，益气养阴，扶助正气。服药后病人阵咳不已，竟咳出苍耳子1枚。后经调理脾胃善后而愈。

病人肺痈反复发作不愈，当与肺中吸入异物有关，用药扶正祛邪，促使异物排出，其病终获根治。

2. 弦滑脉主湿热内蕴，痹证疼痛

有一位朱姓男患者，突然腰痛，疼痛难忍，连及下肢，足不能步。检查患部无红肿发热之象，而有畏寒怕冷的感觉。口不渴，二便如常，舌质略红，苔白厚满布，脉象弦滑。辨为寒湿痹证，投以五积散，改作汤剂服用。不料连进5剂，痛势更剧，患者彻夜呼喊哭闹。

复诊其脉，久按体察，感觉左关弦滑独见，并且带数象，应主肝热痰浊。细察其舌象，舌体瘦小，舌尖边红绛，舌苔虽白厚满布，但颗粒粗大如豆渣，如此之舌，多主实热湿浊。细察舌脉，皆湿遏热伏之象，应当按湿热痹痛论治，于是改用当归拈痛汤，1剂见效，2剂疼痛大减，连服12剂，诸症消失，患者健步出院。(《长江医话·周博文医案》)

【按】 患者突然腰腿疼痛，难以行走。患处无红肿发热之象，病人有畏寒怕冷之感。口不渴，便不结。所以诊断为寒湿痹证，应用五积散治疗。五积散功能解表散寒，温中燥湿，理气活血，主治寒湿为病。其中麻黄、白芷解表散寒；干姜、肉桂温里散寒，共祛寒积。半夏、陈皮、茯苓，为二陈汤，燥湿化痰，祛痰积。苍术、厚朴、陈皮，为平胃散，苦温燥湿，祛湿积。当归、川芎、白芍活血行血，理血滞。桔梗、枳壳行气调气，理气滞。

然而用药后，非但病情未见减轻，反而加重，于是详审舌脉。病人脉象弦滑偏数。滑脉主实热内盛，湿热壅盛。弦脉主痛。重新辨证，确定为湿热痹证，于是改用当归拈痛汤。方中黄芩、苦参、茵陈、知母清热燥湿。羌活、防风、葛根、升麻解表疏风。白术、苍术健脾燥湿；泽泻、猪苓利水渗湿。诸药合用，功能清热、疏风、除湿。并有党参、当归补益气血，扶助正气。由于方药切合病机，故服药2剂疼痛大减，服药12剂痊愈。

3. 细滑脉主痰湿偏盛

赵姓女患者，27岁。近1年来，身体肥胖日益明显，尤以腹部脂肪肥厚

为著。患者身高 133 厘米，原来体重 40 公斤，来诊时体重 57.5 公斤，1 年来体重增加了 17.5 公斤。患者自觉头晕，记忆力减退。喉间多痰，全身无力，脚下如踩棉花，行路艰难，有时周身发木，饮食、二便均正常。曾在某医院检查，诊断为"单纯性肥胖"。两脉细滑。舌苔薄白。中医认为肥人多痰多湿，而脾为生痰之源。所以拟定治则健脾化湿兼以理气。方药：陈皮 6 克，制半夏 6 克，炒苡仁 30 克，制苍术 6 克，大腹皮 9 克，冬瓜皮 9 克，制香附 9 克，泽泻 9 克，车前草 9 克。病人服药 20 多剂，肥胖显著减轻，体重下降 8.5 公斤，自觉腹胀减轻，腹部轻松。治疗原则未变，用药略有加减，曾用过炒白术、怀山药、炒谷芽、藿香梗等。服药治疗近半年，体重降至 47.5 公斤，外观已不显肥胖。(《脏象理论临证指南》)

【按】 患者身体肥胖，短时间内体重增加明显，痰多头晕，脉象细滑，均提示痰湿偏盛，故以陈皮、半夏、苡仁、苍术等健脾燥湿化痰，大腹皮、香附理气化湿，冬瓜皮、泽泻、车前草利尿渗湿，并配合白术、山药等健脾益脾。调治半年体重下降，接近正常。

病脉的分析

第1天

细脉类相兼脉

细脉主血虚、阴虚，以及湿邪内阻的病证。细脉的相兼脉有细数脉、迟细脉、细滑脉、弦细脉、细涩脉等。其主病如下：

细数脉主阴虚有热、血虚有热。

迟细脉主阳气虚弱，或阳虚寒凝血瘀。

细滑脉主脾虚湿盛、痰湿内盛。

弦细脉主肝郁血虚，或肝郁脾虚、肝血亏虚，气滞血瘀。

细涩脉主血虚血瘀、阴虚血瘀。

1. 细数脉主虚热证

东北名老中医孙允中曾治一女性患者，32 岁。感受风温半月有余，初起恶寒发热，鼻塞流涕，咳嗽气急，右胸疼痛，咯吐铁锈色痰。经西医 X 线检查，诊断为右下肺大叶性肺炎。化验，白细胞 19300。曾用青霉素、红霉素、雷米封等抗生素治疗，并服中药桑菊饮加味，但是病人高热不退，体温 39℃，下午尤甚。面色晦暗，精神萎靡，出虚汗，乏力，胸痛气短。舌红苔黄。诊其脉，脉细数。此为素体阴亏，感受温邪，留连日久，耗伤津液。治以滋阴生津，清退邪热。药用银柴胡、胡黄连、麦冬、白薇、生鳖甲、地骨皮、丹皮、知母、贝母、生桑皮。服药 3 剂，热退，体温 37℃，症状亦减轻。又服药 3 剂，诸症消失，脉静身凉。（《名老中医之路》）

【按】 病人患肺炎后，高热不退，乏力汗出，脉象细数，提示为阴虚热盛。阴津匮乏则脉细，阴虚邪热内扰则脉数。故以鳖甲、麦冬、知母等养阴益阴清热，银柴胡、胡黄连、白薇、地骨皮、丹皮等清透邪热，贝母、桑皮化痰清肺，服药 6 剂，病就痊愈。

2. 细迟脉主阳气虚衰

有一位患者姓衰，中年男性，55 岁，农民。自述一年来舌体烧灼样疼痛，每饮水、进食即疼痛加剧，因此常常恐惧进食，身体日渐消瘦。患者曾多处求医，西医给服核黄素、维生素 C 等，中医均以导赤散、黄连上清丸、知柏地黄丸之类清热泻火、凉血养阴之剂治疗。结果越治舌头越痛，苦不堪言。

病人来诊时，症见身体瘦削，精神萎靡，头面烘热，咽干口燥。试以冷水令其饮，但不欲饮。换为热的，饮亦不多。并见胃脘隐痛，大便溏泄，腰膝酸软，全身乏力，四肢厥冷，小腿以下浮肿。舌质嫩红，舌面布满纵形裂纹，裂纹内有渗血。脉沉迟细。

此乃阳虚之体，误用寒药，使阳气益衰，阴盛格阳而致。治宜峻补命门之火，破阴回阳。处方：熟川附片 30 克（先煎一小时），党参 30 克，桂枝 10克，干姜 10 克，白术 20 克，茯苓 20 克，木香 12 克，炒九香虫 9 克，炙甘草10 克，大枣 15 克，炒川连 6 克。连服 15 剂，舌痛消失，进食如常，下肢浮肿亦消，大便成形，精神转旺。唯舌面仍有裂纹，但渗血已止。（《中医杂志》1991 年第 5 期）

【按】　此例病人虽然舌体灼热疼痛，头面烘热，口燥咽干，但是四肢发凉，其沉迟而细。可知此非热证，而是阳气虚弱的虚寒证。舌体灼痛乃是由于机体阳气衰微，阴寒过盛，迫使虚阳浮越于上而致。由于本证并非热证，而是阳虚的虚寒证，所以越用寒凉药，阳气越受损伤，舌头痛得越厉害。正确的治疗是使用温热药，温补阳气。于是应用熟附片、桂枝、干姜、党参、白术、茯苓等，峻补命门之火，破阴回阳，温阳益气，并反佐一味炒川连。由于胃脘疼痛，加用一味炒九香虫，治疗半月痊愈。

3. 弦细脉主肝血亏虚，肝风内动

有一位患者，姓王，中年女性，43 岁，干部。患者一年前出现左侧颜面部肌肉阵发性抽搐，以眼肌抽搐为甚。在精神紧张及疲劳时加重，安静时、睡眠时抽搐消失。曾服用卡马西平、舒乐安定等药，病情未见好转。近一个月来自觉症状加重，入院时症见：左侧面肌阵发性不自主抽搐，以眼肌及口角肌肉抽搐为甚。伴有头晕头痛，睡眠不好，月经量少。舌淡，苔白，脉弦细。辨证属肝血不足，筋脉失养，肝风内动。治宜养肝熄风止痉。方用补肝汤加减。处方：天麻、熟地各 12 克，当归 15 克，炒枣仁 20 克，川芎、白芍、木瓜、僵蚕各 10 克，甘草 5 克，蜈蚣 2 条。服药 12 剂面肌抽搐减轻，头晕头痛、睡眠差等症消失。服药至 30 剂左右，面肌抽搐停止，痊愈出院。（《病机理论临证指南》）

【按】　患者面肌痉挛，抽动不已，中医认为风盛则动，因而此证属于肝风内动。其脉象弦细，说明为肝血亏虚，使筋脉失养，筋脉挛急而动风。因而使用了补养肝血的代表方补肝汤加减治疗。补肝汤由当归、白芍、川芎、

熟地、酸枣仁、麦冬、木瓜、甘草组成。医家用熟地、当归、炒枣仁、白芍等补养肝血，木瓜舒筋缓急，白芍配甘草酸甘化阴，柔肝缓急，并加天麻、僵蚕、蜈蚣平肝熄风。调治一个月，取得较好的疗效。

4. 弦细脉主肝血亏虚，气滞血瘀

一女性患者，姓朱，35岁。自幼体弱多病，自14岁月经初潮起，经行前后即少腹隐痛，有时胀痛和刺痛。经期口干心烦，两胁胀满。22岁结婚后，痛经日渐加重，经期提前，经量减少，经血紫暗夹有血块，结婚十余年未怀孕。某医院妇科检查，阴道后穹窿触及多个痛感结节，诊断为"子宫内膜异位症"，遂多次邀中医诊治，皆认为是"血瘀癥瘕"之症，服用水蛭、虻虫、三棱、莪术之类的药甚多，不但无效，反而病情更重。

闻其病情及诊治经过，细察其舌，舌质暗红，详诊其脉，脉弦而细。细思前医之误何在？仔细思考，忆及《景岳全书》曾说："凡治经脉之病，或其未甚则宜解。初病而先其所因，若其已剧，则必计所归而专固其本，甚至脾肾大伤，泉源日涸，由色淡而短少，由短少而断绝，此其枯竭已甚也。昧者犹云积血，通之破之，祸不旋踵矣。"

此例正是肝血不足，气滞血瘀，疏泄失常，瘀阻胞脉所致。而前医一味使用攻瘀破血之品，正违此训。据其脉证，当以养血疏肝为法，并配合行气化瘀。处方：生地黄30克，老生姜15克，延胡索10克，当归10克，白芍12克，没药9克，广木香6克，桃仁12克，潞党参15克，制香附12克，鸡血藤15克，炒大黄6克，鲜韭菜根15克，水煎汁，送服三虫二甲散。每日3次，每次5克。

三虫二甲散是指：蜣螂1对，红糖水拌炒，土元5个酒炒，九香虫5个，生鳖甲15克，炒穿山甲5克，山楂肉15克，共研细末，混匀。如此汤散并用，攻补兼施，服药20剂后，经行好转，痛经消失，继续服药10余剂，诸症痊愈。再做妇科检查，阴道后穹窿结节完全消失。（《南方医话·王聘贤医案》）

【按】 病人患子宫内膜异位症，长期痛经，月经紫暗有血块，妇科检查触及结节，婚后不孕，一般考虑为瘀血阻滞胞宫，然而应用水蛭、虻虫、三棱、莪术之类活血破瘀攻积的药物，非但无效，病反加重。反思前医之误，详诊其脉，脉弦而细。由此而知为肝血亏虚，使肝失疏泄，气滞血瘀。于是治病求本，以生地黄30克，配以当归、白芍等滋养肝血，配党参以益气扶正，延胡索、没药、广木香、桃仁、制香附、鸡血藤、炒大黄等活血化瘀。

并用蜣螂、土元、九香虫等破血逐瘀，鳖甲、穿山甲软坚散结。如此攻补兼施一个月，痛经痊愈，结节消散。

5. 脉细涩主阴血亏虚，血虚血瘀

一患者青年女性，姓施，28 岁，工人。盗汗 10 多天。近 10 来天睡觉时全身汗出，汗湿衣衫，自觉烘热，手足心热，口干喜冷饮，目眶黯黑，月经量少，色紫有血块，舌紫有瘀斑，脉细而涩。患者 5 个月前曾做人工流产手术。脉症合参，从阴虚血瘀，瘀阻酿热治疗。处方：炙鳖甲 10 克（先煎），生地 10 克，功劳叶 10 克，地骨皮 10 克，白薇 12 克，赤芍 10 克，牡丹皮 10 克，丹参 10 克，桃仁 10 克，川芎 6 克，怀牛膝 10 克，茺蔚子 10 克。服药 10 剂盗汗止，又服 4 剂，恰好行经，排下多量血块，此后月经正常。（《气血理论临证指南》）

【按】　患者夜寐盗汗，手足心热，似为阴虚内热。然而病人目眶黯黑，月经量少，色紫有血块，有人工流产手术史，提示有瘀血内阻。其脉细而涩，说明为阴血不足，阴虚而血瘀。故用鳖甲、生地益阴养阴，赤芍、牡丹皮、丹参、桃仁、川芎、怀牛膝、茺蔚子等活血化瘀。地骨皮、白薇、功劳叶清退虚热。服药 10 剂盗汗止。

第2天
弦脉类相兼脉

　　弦脉主肝胆病证、痛证、痰饮内停等。弦脉类相兼脉有弦数脉、弦洪脉、弦紧脉、弦滑脉、弦细脉、弦滑数脉、弦细数脉等。其主病如下：

　　弦数脉主肝火炽盛、肝阳上亢、肝胆湿热。

　　弦洪脉主肝郁化火，阳热亢极。

　　弦紧脉主寒凝肝脉证、肝郁气滞而致疼痛、寒凝气滞疼痛、痰饮内阻。

　　弦滑脉主痰饮内停、痰浊内伏、肝胆湿热。

　　弦细脉主肝血亏虚、肝郁脾虚、肝郁血虚、肝阴虚、肝肾阴虚。

　　弦滑数脉主肝胆湿热、肝火挟痰、肝阳上亢，兼有痰火内蕴。

　　弦细数脉主肝阴亏虚、肝肾阴虚。

1. 弦数脉主肝郁化热

　　患者中年男性，55岁，姓徐。患慢性胃炎、神经衰弱10多年。近年来胃脘冷痛，如置冰块，得热食则缓。屡用温中祛寒方药皆无效，因而反复更换医生。追问病况，了解到患者因为工作不顺心，情志抑郁，时有胸闷，喜叹息，五心烦热，口中苦，大便干结不畅。舌质偏红，舌苔薄黄少津。脉弦数。此为肝失疏泄，气机郁滞，中焦气机失畅而致。阳气不得宣达，胃失温煦，所以胃部冷痛。胃冷为假象，内热是真候，气郁是根本的病机。故用丹栀逍遥散疏肝气，解郁热，调畅气机。药用：丹皮12克，栀子10克，柴胡10克，白芍10克，当归10克，白术10克，茯苓12克，薄荷4克，枳壳12克，山药12克，生姜3克，甘草3克。服药3剂后，自觉胃部有温热感，胸闷好转，烦热减轻。初见成效，守前方又服7剂，诸症减轻。按上方加减变化共服药18剂，胃脘冷痛已除，胃纳增加，大便调畅，而获痊愈。(《中医杂志》1999年第1期)

　　【按】　患者胃脘冷痛，寒冷如冰，进热饮食则缓解，当属胃寒证，然而屡用温中祛寒方药皆无效。患者脉象弦数，提示为肝郁气滞，内有郁热。结合情志抑郁的病史及胸闷，喜叹息的症状，更提示肝气郁结，气郁化火，中焦阳气不宣，而致胃脘冷痛。故用逍遥散疏肝解郁，丹皮、山栀清解郁热。治病求本，针对其根本病机治疗，未用一味温热之药，而胃脘冷痛得愈。

2. 弦洪脉主肝郁化火，火热炽盛

患者穆某某，老年男性，58 岁，干部。鼻出血不止 10 余天。患者因其子行为不规而怒不可遏，郁闷在心，以致鼻中出血，日夜不止。两天后住院治疗，针药并治一周，仍血出如涌。用药棉、纱布蘸药液堵塞鼻孔，血则从口中流出。因出血过多，便输血与输液同时进行，或交替进行，可是仍然边输血边出血。症见：口中出血不止，面色苍白，头面浮肿，胸闷气促，口苦头晕，大便秘结。患者彻夜不眠，精神恍惚。自觉后脑一发热即血出如涌。血压 190/110mmHg。舌红绛，脉弦洪。辨证为肝郁化火，阳明热炽，腑气不通，气火升腾，血液奔迫，急当镇肝通腑，清胃凉血。处方：生代赭石 50 克，怀牛膝 30 克，生龙牡各 30 克，生石膏 30 克，知母 10 克，黄芩 10 克，栀子 10 克，白茅根 15 克，生地 15 克，赤白芍各 12 克，川楝子 10 克，大黄 10 克，山药 15 克。开药 2 剂，急煎。服药 1 剂，患者鼻出血即停止，2 剂药服完，血压恢复正常。观察 2 日出院。(《中医杂志》1992 年 第 8 期)

【按】 中医说"气有余便是火"。患者因为生气，怒不可遏，致使肝火暴张，气火暴升，血随气涌，以致鼻出血不止。弦脉为肝郁不畅之象，洪脉为阳明热盛之征。脉弦洪说明为肝郁化火，肝胃火盛。大肠属于阳明，患者大便秘结，为阳明热盛，腑气不通。故针对病机，用生代赭石 50 克，生龙骨、生牡蛎各 30 克，大剂量应用矿物石类以重镇，镇肝平冲；用生石膏 30 克，知母 10 克，清阳明气分邪热；黄芩、栀子、白茅根、生地、赤白芍等清热凉血；川楝子疏解肝郁，大黄通腑泄热，牛膝引血下行。服药 1 剂，鼻血即止，危急之势缓解，2 剂药后痊愈出院。

3. 弦细脉主肝血、肝阴亏虚

患者姓顾，中年女性，35 岁。自诉两目干涩，眼酸胀已两个多月。经某医院眼科检查无异常发现，服药乏效。近两周来，两眼干涩加重，伴有畏光怕风，视物欠清，两眼乏力，闭目则舒，泪少灼热，眼睑瘙痒，头晕眼花，神疲倦怠，胁肋隐痛，腰膝酸软，口干微苦，饮食减少，大便偏干，小便尚可。舌质红，舌苔薄白欠润，脉象弦细。辨证为肝肾阴虚，肝血不足，血燥生风。治则：滋肾养肝，益阴润燥，补血祛风。方药：杞菊地黄丸合一贯煎加减。枸杞子 15 克，熟地黄 15 克，白菊花 12 克，刺蒺藜 15 克，制首乌 15 克，天门冬 15 克，山萸肉 10 克，生地黄 15 克，怀山药 15 克，丹皮 9 克，黄芩9克，密蒙花9克，青葙子9克，生甘草6克，蝉衣9克，白芍12克，女贞子15克。

服药5剂，各症明显好转，惟感两目干涩，眼睑微痒，舌脉同上。上方去黄芩、青葙子，加玉竹15克。又服10剂，病人两目干涩大减，余症消失，舌脉正常。又服7剂后痊愈。随访一年，病未再发。（《病机理论临证指南》）

【按】　中医认为肝开窍于目，患者两目干涩，视物不清，泪少灼热，其脉象弦细，为肝肾阴虚，肝血不足，目失所养而致。所以用枸杞子、熟地黄、制首乌、天门冬、山萸肉、生地黄、怀山药、白芍、女贞子等滋养肝肾之阴，补养肝血；以白菊花、刺蒺藜、密蒙花、青葙子、蝉衣等祛风明目。服药20余剂，取得较好的疗效。

4. 弦细脉主肝郁脾虚

某医院一职工，久泻不愈，检查肝功能谷丙转氨酶升高。患者长期病假卧床，邀陈友芝医师前往诊治。症见：泄泻急迫，大便稀薄不成形，形体消瘦，神疲乏力，面色青黄，语声低弱，心烦易怒，胁肋胀痛，脘腹不适，胃纳不振，厌食油腻。舌红苔白，脉弦细。肝功能检查示谷丙转氨酶136单位/升，谷草转氨酶114单位/升。患者平素忧思郁怒，情志不畅，致使肝气郁结，疏泄失达，横逆克犯脾土，脾虚运化失健。治则：抑肝降酶，健脾止泻。处方：柴胡12克，防风12克，垂盆草30克，郁金12克，茵陈30克，炒白术12克，茯苓12克，炒山楂12克，川黄连5克，炒扁豆12克，杭白芍12克，仙鹤草30克。服药5剂，泄泻止，胁痛除，胃纳好。肝功能检查示谷丙转氨酶15单位/升，谷草转氨酶22单位/升。恢复工作。（《岐黄用意》）

【按】　本例病人患慢性肝病，长期腹泻。胁肋胀痛，脘腹不适，食欲不振，形体消瘦，神疲乏力。脉象弦细。脉弦主肝郁气滞，脉细主脾气虚弱。故以柴胡、白芍、防风、郁金等疏肝理气，炒白术、茯苓、炒扁豆等健脾益脾。并配合擅于止泻的仙鹤草，服药5剂，症状明显改善，肝功能恢复良好，取得较好疗效。

5. 弦滑脉主肝郁痰阻

有一位壮年男子，患笑证五年。病起于情志不遂，忧思交加。症见时悲时笑，不欲饮食，心烦意乱，感觉胸中闷，笑则舒，不笑则窒闷，所以时时自己发笑，一日多达20余次。舌苔白腻，脉弦滑。前医有用镇静安神药的，有用疏肝解郁药的，均罔效。根据脉症分析，属痰郁为患，故以导痰汤治之。处方：半夏10克，陈皮9克，茯苓15克，枳实12克，胆南星9克，甘草6克。服药2剂，病情减轻，欲笑时可以控制不笑，又服药9剂药而病愈，后

随访一直未复发。(《黄河医话·樊文有医案》)

【按】 本例病症由于情志失调而起。情志所伤，使肝气郁结，气郁日久则生痰，痰浊阻滞，扰乱心神，而致胸闷、发笑。肝气郁结，则脉弦；痰浊内盛，则脉滑。故处以导痰汤，其中半夏、茯苓、胆南星化痰，陈皮、枳实理气。痰化则气行，气行则郁解。气机调畅，痰郁得解，心神安和，故笑止。

6. 弦滑脉主肝气不疏，火热内郁

医家王幸福在《杏林薪传》中记述了他治疗的一则病案。一位中年男子，三十六七岁，系街道上的联防队员，人身高体壮，慕名来诊。诉一年四季背部发凉，尤其是腰以下冰凉似铁，晚上睡觉盖两三床被子还不热，要再加用暖水袋才行。曾在中医研究所、中医院专家门诊看过，吃过半年的药，没有治好。又寻访民间老中医，看过几位，也是没有效果。听人介绍，前来就诊。诉吃过人参、鹿茸、黄芪、当归、干姜、附子等。特别是附子，一剂药曾用到过 100 克。什么金匮肾气丸、十全大补丸、补肾壮腰丸、追风透骨丸等，所服不可胜数，但还是感到冷和凉。诊察患者，面色发暗但有光泽，两目有神，说话声音洪亮。舌质暗红，舌苔白厚燥。脉三部均弦滑有力。患者能吃能喝，小便黄赤发热，大便略干，口干咽燥，失眠多梦。全身发凉，尤其腰膝凉甚，戴着护膝。脉症合参，断为火郁证，内热外寒，里外不通，阴阳不交。处方四逆散合白虎汤。服药 3 剂之后，发凉减轻，又服药十五六剂，彻底治愈，全身温暖如春。(《杏林薪传》)

【按】 患者遍身发凉，腰膝冷甚，一般考虑为阳虚之证，而且是阳气大虚，所以一般给以温补阳气治疗，附子最大用量每付药曾用到 100 克。然而遍服温热之药无效，察形色似无阳虚之象。诊其脉，脉象弦滑有力。滑脉主实热，弦脉主气郁。故辨证为阳气郁阻的火郁证，予以四逆散合白虎汤治疗。其中四逆散由柴胡、白芍、枳实、甘草组成，疏达阳气，调畅气机。白虎汤由生石膏、知母、粳米、甘草组成，清解阳明邪热。诸药合用，气机调畅，阳气条达，火热清降，不温阳而阳气自然发挥温煦的作用，使寒凉得除，全身温暖如春。

第3天

肝的病证与弦脉类相兼脉

在以脏腑为中心的生命活动中，肝具有独特的作用和重要的地位。肝主疏泄，调畅气机。肝藏有形之血，疏无形之气，握气血之枢机。而且足厥阴肝经在体内循行分布最广，上至巅顶，下至足底，贯通上下，联系脏腑最多。肝为刚脏，其性至刚，若肝失疏泄，失其柔和条达之性，则刚性难驯，容易造成肝气冲逆。其攻冲激烈，上扰、下迫、横乘、旁窜，妄行不休。故除肝本身的病变外，还能上冒巅顶，窜扰经络，旁攻脏腑，干犯他脏。正如《知医必辨》所说："人之五脏，惟肝易动而难静。其他脏有病，不过自病"，"惟肝一病即延及他脏"。

正是由于肝的生理、病理特点，所以在临床诊疗中历代医家都十分重视肝。薛立斋曾说："夫肝木为龙，龙之变化莫测，其于病也亦然。明者遇内伤症，但求其本，则其标可按藉而稽矣，此天地古今未泄之秘。"清代医家周学海在《读医随笔》中提出："医者，善于调肝乃善治百病。"当代许多中医名家亦都提出疑难病症从肝论治的观点。弦脉为肝脉，肝的病证常常出现弦脉。若临证时出现弦脉，则应考虑从肝入手调治。下面的病案便体现了这一点。

有一位患者，青年女性，18岁，姓俞。患者气逆呛咳1个多月，曾用银翘散、止嗽散、二陈汤等方治疗，未有效果。诊见呛咳急迫，连续不断，咳而不畅，咳引胁痛、腹痛，干咳少痰，口苦咽痒，胃纳差，神情疲惫。舌淡红，苔薄黄。脉弦。证属肝失疏泄，木火刑金，肺失肃降，治宜平肝清肺，疏络止咳。方用逍遥散加味：柴胡10克，白芍10克，当归10克，茯苓10克，白术10克，薄荷6克，枳壳10克，桑白皮10克，蝉蜕10克，郁金10克，甘草5克。服药6剂后，咳势已缓。前方加百部、枇杷叶、前胡等药，又服4剂而痊愈。（《中医杂志》1998年第11期）

【按】 患者咳嗽一个多月，屡治未愈。其呛咳急迫，咳引胁腹疼痛，脉弦。弦脉说明肝气不畅，提示为肝失疏泄，气火偏亢，循经上犯，使肺失肃降，肺气上逆而咳嗽不已。所以治宜疏肝平肝，清肺降肺，疏络止咳。选用方药以逍遥散加味。逍遥散加郁金、枳壳等疏肝调肝理气，并加桑白皮、百部、枇杷叶、前胡等肃肺降逆止咳。服药 10 剂，久咳得愈。

下面这一病案是上海名医柯雪帆的医案。患者姓梁，中年男性，40 多岁，是一位公安干部。患者腹痛两个多月，曾住院治疗一个多月。住院期间全身各系统几乎都进行了检查，做了全消化道钡餐透视、胃镜、结肠镜、胆囊造影、十二指肠引流等，结果只发现小肠功能紊乱，浅表性胃炎。其他如心电图、肝功能、肾图、肾盂静脉造影等，均未发现异常。住院期间曾应用抗生素、解痉药等治疗；曾进行理疗、穴位封闭等，均未见效。

患者腹痛无明显起因，经常隐痛，时时加剧。痛在脐周围，伴有脐旁悸动和肠鸣。其腹痛与情绪、饮食、体位变化等无关。饮食如常，无恶心、呕吐、腹泻等。察其体态、神情等，均无异常。舌色淡红，舌苔薄白。惟有脉弦。

关于疼痛，中医常说"不通则痛"。所谓不通，就是气血不通，气机不通畅。我们知道肝主疏泄，主调畅气机。弦脉为肝脉，病人出现弦脉，可见是肝失疏泄，气机阻滞而致。

病人痛在肚脐周围，伴有肠鸣，说明病变部位在中焦脾胃。可又没有恶心、呕吐、腹泻等症，饮食如常，表明脾胃本身无明显病变。由此可知是肝气郁结，肝气犯脾，使中焦气滞。于是处方：白芍 30 克，甘草 10 克，肉桂 3 克，紫贝齿 12 克，苏梗 10 克，藿梗 12 克。水煎服。其中白芍、甘草，柔肝、缓肝；肉桂、紫贝齿，泄肝、平肝；紫苏梗、藿香梗，调理中焦的气机。

服药 4 剂，腹痛逐渐缓解，脐旁悸动消失。有时感到轻度胀痛，仍然有肠鸣，有时耳鸣。说明症情虽有缓解，但克犯脾土的肝气尚未完全控制。于是在上方中加吴茱萸 2 克，加强疏肝之力。加淮小麦 30 克，红枣 10 枚，与甘草相合，成为甘麦大枣汤，以加强缓肝的作用。服药 10 剂以后，病人腹痛完全消失而痊愈。（《疑难病症思辨录》）

由于辨识病机准确，治疗用药有针对性，仅仅数味药，变起到很好的作用，疗效迅捷可观。在本例腹痛的辨治中，脉诊为辨证用药提供了重要的依据。

由于肝特殊的生理病理特点，临床许多病证与肝密切相关。肝的病症复杂繁多，所以弦脉的相兼脉也为临床多见。除了前面提到的两种病脉相兼，临证时还可见到三种甚至三种以上的病脉相兼。

1. 弦细滑脉，主肝郁血虚，脾虚湿盛

有一位患者，姓李，青年女性，25 岁。患者妊娠 7 个多月，全身痉挛抽搐，神识不清，目瞪少瞬。清醒片刻，过一会儿又抽搐。舌红绛，苔白腻，脉弦细滑。血压 160/100 mmHg。尿蛋白（＋＋＋）。家属代述，患者妊娠 6 个月时，经常头痛眩晕，并且颜面、足部浮肿，恶心欲吐。患者自己认为是胎中小恙，未曾介意，未做治疗。此因晚间与邻里发生口角纠纷，回家以后气恼而引发。发病后保健员曾用西药处理无效。综观脉症，属妊娠子痫。大夫见病情严重，建议转诊。因地处偏僻，附近又无医疗单位，所以家属极力挽留诊治。辨证为肝郁血虚，肝风内动，痰浊上扰。治以养血平肝，息风止痉，豁痰开窍。拟当归芍药散加味。处方：当归、白术、石菖蒲、胆南星各 10 克，川芎、琥珀末（冲服）各 6 克，白芍 60 克，钩藤 30 克，泽泻、茯苓、丹参各 15 克。处方 1 剂，急煎服，复渣连进，患者抽搐稍平，口中频吐涎沫，尿频量多。嘱病人照原方又服 1 剂药，病情趋向和缓。

第二天复诊：病人抽搐停止，神志清醒。惟有头晕口干，精神疲乏，纳差，肿势未全退，血压 130/90 mmHg。再拟养血调肝，健脾渗湿，固护胎元。处方：当归、白术各 10 克，白芍、茯苓皮、女贞子、旱莲草各 15 克，黄芩、砂仁各 3 克。5 剂。服药后病无复发，足月顺产一男婴，母子俱健。（《病机理论临证指南》）

【按】 本例病人所患为子痫。子痫乃妇产科危重证，若不及时救治，可致母子俱殒。患者脉象弦细而滑。脉细提示血虚血亏；脉弦提示肝郁气滞；脉滑提示痰湿偏盛。患者素体血虚，妊娠之后阴血聚以养胎，致使肝血不足，肝气失和，血虚肝郁。肝气不舒，影响脾胃，使脾失健运，痰湿内停。肝属木，与风气相通，肝血亏虚，经脉失养，孕期中头痛眩晕，肢面浮肿，已显示内风欲动，脾虚水泛之兆。复因口角纠纷，情志失调，恚怒生气，引动肝风，遂致神昏抽搐，发为子痫危症。治以平肝熄风养血止痉，方中重用白芍养肝血而敛肝风，合当归、川芎调肝养血缓急，钩藤熄风止痉，丹参调畅血脉，白术、茯苓、泽泻、石菖蒲、胆南星、琥珀等健脾渗湿，豁痰、开窍醒神。由于药证相符，所以很快转危为安，获得满意疗效。

2. 弦滑数脉，主肝火暴张，痰火内盛

有一位患者，是藏族农民，叫阿旺，青年男性，31 岁，遇怒后突然神志错乱，狂躁不安，跳墙上屋，彻夜不眠。大便干结，小便短赤。舌红绛少苔，脉象弦滑数。患者既往健康，无他病。此为情志所伤，肝火暴张，肝火灼津为痰，痰火扰心，使心神无主，导致精神错乱。治疗当清心豁痰，泻火开窍。

处方：生铁落、青礞石各30克（先煎），胆南星、清半夏、郁金各12克，生大黄15克（后入），生栀子、龙胆草、石菖蒲、远志各9克，朱砂1.5克（冲）。用铁锈水煎药。

患者服药1剂，呕吐两次，呕吐物带有黏稠痰液。腹泻3次，神志逐渐清醒，能够安睡。舌质红，苔薄白。脉弦数略有滑象。又服药1剂，病人呕吐1次，呕吐物多为未消化的食物。腹泻3次，精神较佳，思路正常，饮食睡眠尚好。后予清热化痰药继续调治，处方：清半夏10克，益智仁15克，橘红、姜竹茹各9克，炒枳实、郁金、石菖蒲、远志各6克，川连4.5克，甘草3克。服药3剂，诸症消失，只是感觉全身困倦。舌质淡红，苔薄白，脉细缓。予以健脾益气和胃方药5剂，调理善后而痊愈。（《中医诊断学自学指导》）

【按】 患者壮年男子，遇怒之后，肝火暴张。肝火炽盛，炼液为痰，痰火扰心，致使心神逆乱而发为狂病。其脉弦滑而数。肝火暴张，肝火炽盛则脉弦数，痰邪内盛则脉滑。故以生铁落、青礞石平肝镇惊，坠痰下气；龙胆草、生山栀清泻肝胆之火；胆南星、清半夏、郁金、石菖蒲、远志等豁痰开窍醒神；朱砂清心镇惊；生大黄通里攻下以泻下实火。患者身体强壮，病症暴起，邪实正盛，故用药攻其实邪，量大力猛，很快狂证得以控制，继以清热化痰治疗而愈。

3. 沉细弦脉，主肝阴不足，虚风内动

有一王姓七旬老叟，得了一个奇特怪的病症。据病人述，开始患流感，高热烦渴，病愈之后失眠，夜不能寐，终日游走不定，昼夜不停，服多种中西药治疗，都无效。诊见患者面容清癯，憔悴忧愁，言语对答的同时，行走不定，从这屋走到那屋，无休无止。稍停下时，则手握桌角或门框，足蹬桌脚或门槛，旋即又走动不停，不然就自觉手足无措，周身不适。饮食尚可，二便正常。脉沉细而弦。轻取应指无力。舌苔薄白，舌质淡红乏津。余无所苦。病人如此已近两个月。医者束手，病者无奈。细度此症，中医认为风行善变，风胜则动。老叟长期游走不定，属风无疑。然而风从何而来？此乃耄年之躯，本已精气虚衰，复又感受温热病，温邪侵夺，阴精枯竭，调养失宜，致使阴不敛阳，阳气鸱张亢盛，神不内敛。故断为阴虚动风，治以滋阴潜阳、和络熄风、镇静安神。于是仿大定风珠加味：白芍20克，生龟甲12克，生牡蛎12克，鳖甲12克，生地黄20克，麦冬15克，五味子6克，杏仁10克，甘草6克，地龙10克，夜交藤30克，丝瓜络30克，鸡蛋黄3枚（兑服）。恐论病不确，嘱咐患者先服1剂，以观动静，未料到服药1剂即见效，服药2

剂基本痊愈。又进3剂以巩固疗效，防止复发。后随访未见复发，身体健康。（《长江医话·王文正医案》）

【按】 病人患热病之后，不眠不寐，日夜游走不停，无休无止，已两个月。中医认为风胜则动，病人走动不停，属风无疑。中医还认为肝属木，与风气相通，风动属于肝。病人脉象沉细而弦。脉弦，此为肝风内动。脉沉细，提示阴血不足。患者年事已高，精气本已虚衰，又感受温热病邪，邪热炽盛，致阴精枯竭，使阴不敛阳，神不内敛，而发为此症。于是应用大定风珠加味，滋阴潜阳，和络熄风，镇静安神。方中龟甲、生牡蛎、鳖甲介类镇潜，滋阴潜阳，重镇熄风；白芍、生地黄、麦冬壮水涵木，滋阴柔肝；鸡蛋黄为血肉有情之品，滋养阴液以熄虚风。五味子酸收，与滋阴药同用，收敛真阴。并用地龙、夜交藤、丝瓜络舒筋和络。诸药合用，共奏滋阴熄风之功，服药6剂痊愈。

第**4**天
痰湿病证常出现的脉象

痰湿所导致的病证在临床常见到，而细脉、缓脉、滑脉、濡脉等，是痰湿病证常出现的脉象，可为辨证提供重要的依据。还有时细缓、濡细、细滑等脉并见，临证时需注意。

如名医焦树德曾治一病人，姓江，老年男性，68岁。患者腹部发胀，胃脘发闷，胀满日夜不消，致使进食减少，非常难受。经过几家大医院应用多种方法检查，显示一切均正常。应用胃肠排气药治疗，服药后虽然放屁很多，但是腹胀不解，仍很难受。也曾多次服中药，但未见效果。患病已3个多月，患者特地从外地赶来北京治疗。望其舌，舌苔厚腻而滑。口干不欲饮，肢体倦怠，记忆力差，头昏蒙不清，小便少，六脉皆濡。诊为湿阻中焦而致胀满。于是用平胃散合五苓散加减：苍术10克，厚朴9克，陈皮9克，茯苓25克，猪苓20克，泽泻25克，桂枝6克，藿香9克，苏梗12克，炒槟榔9克，乌药12克，檀香9克（后下），泽兰15克，广木香9克。水煎服，3付。

服第一次药后，小便略增多，晚上服第二次药，小便明显增多，约一小时排尿一次，尿多而清，一夜尿多次，腹部胀满霍然消失。3剂药服完后，腹胀全消，病人盛赞中药药力之神速。（《方剂心得十讲》）

【按】 患者脘腹胀满，日夜不消，难以忍受，三个多月，治疗不愈。舌苔滑腻，脉象濡，提示为湿邪阻滞中焦而致。用苍术、厚朴、陈皮、藿香、苏梗、槟榔、乌药、檀香、木香等理气燥湿；茯苓、猪苓、泽泻、桂枝等通阳利湿。服药3剂小便通利，腹胀大减，3剂药后，腹胀全消。

北京友谊医院著名的老中医宗修英，有一年应邀到日本丰岛病院讲学。有一天，来了一位病人，是位三十左右的妇女。当她伸出双手时，真是让人大吃一惊。本来应该皮肤细腻的手，却是皮肤粗糙干裂，裂口纵横，稍有震动或伸直手掌，裂口则出血。病人疼痛难忍，痛苦的表情令人看了恻隐。这位病人在皮肤科和东洋医学科诊治十几年了，对此病已失去了信心，听说有名医远道而来，抱着一线希望特地来求医。宗老看了病历，原来病人过去用了许多中西药，包括许多养血润燥的中草药，但均无效果。宗老细问病情，得知患者口干，却不想喝水，饮水后胃中胀满，大便稀溏。其病初起手胀，起小水疱，搔抓破裂之后干燥流血。舌苔白滑，脉沉细缓。宗老判断这是一个假燥真湿证，于是便开了健脾燥湿的中草药，嘱咐病人第一、二煎药早、晚内服，第三煎药用于泡手。结果一个半月后患者的手完全治愈了。(《中医常见病百家谈》)

【按】 皮肤干燥粗糙，干裂出血，多为阴血亏虚，肌肤失养而致，治疗应当滋阴养血润燥。此例病人服过许多养血润燥中药，不见效验。病人手起水疱，不欲饮水，脉象沉细而缓，舌苔白滑。脉症合参，知为湿邪内盛，影响了津液输布，使肌肤失养。结果应用健脾燥湿中药，内服外洗，使难治的皮肤顽疾得以痊愈。

在临证时，我们要特别注意的是，细脉、缓脉、濡脉等，既主虚证，又主湿证，而且这几种脉象都有脉体细、脉势软的特点，所以有时诊到这些脉，很容易认为就是虚证，导致辨证失误，因此临证时需要细审。

有一位患者姓黄，中年男性，农民。诉头昏乏力，心慌易惊，稍劳累则加重。食欲逐渐减退，睡眠不安，日见消瘦，神疲懒言，多方求治无效。舌淡稍胖，舌苔白腻。诊其脉，脉濡。询问病人患病之初的情况，得知是7月份中暑后逐渐导致。问其头昏是否兼重胀之感？回答：有。问其周身是否感酸软？回答：正是。查看病人随身所带的处方，大多为补中益气汤、人参养营汤、归芍六君汤等补益之剂。显然此为湿证误治。其病根在长夏之湿。于是投以苓桂术甘汤，去甘草，加芳香化湿之品：苍术 10 克，茯苓 10 克，桂枝 5 克，藿香 10 克，白豆蔻壳 5 克，法半夏 10 克，杏仁 10 克，紫苏叶 10 克，神曲 10 克。病人先后服药 8 剂，精神逐渐恢复，食欲好转，诸症渐除，高兴而归。(《长江医话·夏度衡医案》)

【按】 由于湿为阴邪，湿性重浊，湿邪致病最易于困阻气机，出现头身困重，身困乏力，精神不振，纳呆懒言等症状，类似于虚证。本例病人就是如此。头昏乏力，心慌易惊，劳累加重。食欲减退，睡眠不安，日见消瘦，神疲懒言。这些症状似乎都提示所患为虚证，然而应用补中益气汤、人参养营汤、归芍六君汤等补益之剂治疗却无效。最后医家结合病人的发病时节、舌脉和治疗情况，诊断为湿邪为患。其湿邪为本，虚象为标。故以藿香、白豆蔻壳、杏仁、紫苏叶等芳香化湿，苍术、桂枝、法半夏等温燥化湿。服药 8 剂，其病痊愈。

有一病人，32 岁，患阳痿 2 年。患者自认为这是身体虚损导致，因此不断加强营养，两年来多方求医，服用了大量的补肾壮阳之品，结果非但没有效果，反而逐渐增加了失眠多梦、头昏沉重、精神不振、食欲不佳、食后欲呕、大便不爽、小便不利、阴囊湿疹等症状。由于阳痿，结婚数年不生孩子，因此来京求治。自述西医曾诊断为"神经衰弱"、"前列腺炎"等。就诊时见患者身体肥胖而不灵便，面色暗滞，舌红，舌苔厚腻，脉濡细。进一步还了解到，患者好食肥甘厚味，嗜烟嗜酒，生活没有规律。由此得知患者阳痿并非肾虚所致，而是由于平时恣食肥甘厚味，加之烟酒无度，导致湿热内盛，下注肝经，阻滞气机，而成阳痿。治疗本应清利肝胆湿热，结果病人反而进食大量温肾壮阳滋补之品，滋腻助湿，温阳助热，致使湿热更盛，旧病未好，又添新病。

遂要求病人停服一切补药，戒烟戒酒，饮食清淡，应用龙胆泻肝汤加减，清利肝经湿热。患者返回家后，经常信件咨询，坚持治疗半年多，阳痿痊愈，并于年底喜得一子。（《燕山医话·杨嘉进医案》）

【按】　一般认为阳痿属于肾虚，治疗多温补肾阳。然而嗜食肥甘厚味，烟酒无度者，其阳痿多不是肾虚而致，往往是湿热内盛而致。肝之经脉的循行是绕阴器，抵少腹，所以湿热循经下注，阻滞肝脉，可以导致阳痿。

现代人多过食肥甘厚味，烟酒无度，肝胆湿热而致的阳痿并不少见。本例病案即属此类。本例病人脉象濡细，更容易误认为是虚证。结果一味温补，非但无效，反而增添了新的病状。我们知道濡脉、细脉不仅主虚，还主湿邪盛的病证。脉症合参，可知为湿热壅盛，阻滞肝经而致。辨证明确后，针对病机，应用龙胆泻肝汤，清利肝胆湿热，调治半年，阳痿痊愈并生育得子。

叶天士曾说："吾吴湿邪害人最广。"当代名医路志正认为，湿邪为害，伤人最广，不独南方多见，北方亦未可忽视。北京四大名医之一孔伯华在临床中特别注意"湿"和"热"两种邪气。他指出："数十年来临证中，湿家兼热致病者十有八九，此天地运气使然也。""当今医者不可不察。"临床体验，确系如此。湿邪伤人甚广的原因，有因气候潮湿，有因酒客里湿素盛，有因生冷甜腻伤脾等，尤其是过食肥甘厚味，是湿邪过盛的重要病因。然而有时因辨证不明，错将湿证当虚证，误投滋腻补品反助湿生痰，致使疾病缠绵难解，是应当引起医者注意的问题。

第5天
脉诊的临床意义

《灵枢·脉度》载："阴脉荣其脏，阳脉荣其腑，…… 其流溢之气，内溉脏腑，外濡腠理。"表明机体各部分的功能有赖经络气血的运行流注和温煦濡养而实现。当机体遭受外邪侵扰时，这种生理平衡就遭到破坏，造成气血、脏腑功能逆乱，反映在脉象上就出现各种病脉。《景岳全书·脉神章》载："脉者血气之神，邪正之鉴也，有诸内必行诸外。故血气盛者脉必盛，血气衰者脉必衰。无病者脉必正，有病者脉必乖。"脉象的盛、衰、正、乖，都是气血邪正的外在表现，通过诊脉可以了解气血的虚实，阴阳的盛衰，脏腑功能的强弱，以及邪正力量的消长，为治疗指出方向。只有精通脉理，方能成为良医。

脉诊的临床意义，可归纳为以下四个方面：

1. 辨别病证的部位

病证的部位，就是指机体发生疾病时，病邪在表或在里，或侵犯机体的何脏何腑等。五脏六腑之气血，无不通于心脉。因此，当脏腑生理功能发生病理改变时，便会在脉象上反映出来。如浮脉多主表证，沉脉多主里证。寸口部的寸、关、尺三部，分属于不同的脏腑，在左分属心、肝胆、肾，在右分属肺、脾胃、肾，若某部脉象发生特异变化，则应考虑其相应的脏腑发生病变的可能。如两手尺部脉见微弱，多为肾气虚衰；右关部见弱脉多为脾胃气虚；左寸部见洪脉多为心火上炎，或上焦实热等。

2. 判断病证的性质

病证的性质就是指病证的属寒或属热，以及痰饮瘀血等。《素问·脉要精微论》说："长则气治，短则气病，数则烦心，大则病进，上盛则气高，下盛则气胀，代则气衰，细则气少，涩则心痛，……"说明各种脉象都能在一定程度上反映证候的病理特点，可从不同的脉象上判断病变的性质。如数脉、洪脉、滑脉、长脉等，多见于热证，有力为实热，无力为虚热；迟脉、紧脉等多见于寒证，有力为实寒，无力为虚寒。

3. 分辨邪正的盛衰

疾病本身就是邪正斗争的过程，疾病过程中邪正的盛衰，必然会在脉象上反映出来，故诊察脉象可以分辨疾病过程中的邪正盛衰的情况。如脉见虚、细、弱、微、革、代等无力脉象，多提示为气血不足、精亏、阳气衰微所致的虚证；若脉见实、洪、滑、弦、紧、长等有力的脉象，则提示多为邪气亢盛，正气不衰，正邪交争剧烈所致的实证。

4. 推断病证的进退

通过诊脉可以及时了病情的变化，可以判断病情的轻重，推断预后的吉凶，观察疗效的好坏。

如外感病脉由浮转沉，表示病变由表入里。久病而脉象和缓，或脉力逐渐增强，是胃气渐复，病退向愈之兆。久病气虚，或失血、泄泻，而脉象虚大，则多属邪盛正衰，病情加重的征兆。热病脉象多滑数，若汗出热退而脉转缓和为病退；若大汗后热退身凉而脉反促急、烦躁者为病进，并有亡阳虚脱的可能。正如《景岳全书·脉神章》所说："若欲察病之进退吉凶者，但当以胃气为主。察之之法，如今日尚和缓，明日更弦急，知邪气之愈进，邪愈进则病愈甚矣。今日甚弦急，明日稍和缓，知胃气之渐至，胃气至则病渐轻矣。即如顷刻之间，初急后缓者，胃气之来也；初缓后急者，胃气之去也。此察邪正进退之法也。"所以缺乏和缓从容之势的脉象，是预后凶险的征兆。

此外，脉象和症状都是疾病的表现，二者通常是相一致的，若脉与症不一致时，则提示病情比较复杂，治疗比较困难，预后较差。如脱血者反见洪脉，是元气外脱的征兆；病寒热而脉反细弱，是元气虚陷，正不胜邪的现象。这些情况多反映邪正的消长和病情的进退，对于推测疾病的预后吉凶有重要意义。

独异脉的诊断意义

独异脉是指疾病过程中所出现的某种特殊的脉象，这对于病证的诊断具有重要的意义。早在《素问·三部九候论》中就有所论述："何以知病之所在？岐伯曰：察九候，独小者病，独大者病；独疾者病，独迟者病；独热者病，独寒者病，独陷下者病。"独异脉的明确提出为明代医家张景岳。《景岳全书·脉神章》说："独之为义，有部位之独也，有脏气之独也，有脉体之独也。"

一者，部位之独。所谓"部位之独"，是指某种脉象仅仅见于某一部，例如，左关脉独弦，右寸脉独弱之类。这些脉的主病多与该部所属脏腑有关。如左关脉弦为肝郁，右寸脉弱为肺虚，左尺脉弱多肾虚等等，以此类推。《景岳全书》说："部位之独者，谓诸部无恙，唯此稍乖，乖处藏奸，此其独也。"

二者，脏气之独。所谓"脏气之独"，是指某些脉象常见于相应脏腑的病证。五脏之中，各有本脉，若这种脉象单独出现，则说明是相应脏腑的病变。如肝病多见弦脉，肺病常见浮脉，脾病常见缓脉，肾病的脉象多沉等。《景岳全书》说："脏气之独者，不得以部位为拘也，如诸见洪者皆是心脉 …… 五脏之中，各有五脉，五脉互见，独乖者病 ……"

三者，脉体之独。所谓"脉体之独"，是指病中突出表现为某种脉象，其所主的病证自明，如滑脉主痰湿、湿热、食积，紧脉主伤寒、痛证，濡脉主脾虚、湿困，伏脉主邪闭、厥病、痛极，芤脉见于亡血、伤阴之际等。《景岳全书》说："脉体之独者，如经所云，独小者病，独大者病，独疾者病，独迟者病 …… 但得其一而即见病之本矣。"

可见脏气之独、脉体之独在前面二十八种病脉的论述中已经包括，下面我们重点介绍部位之独。

在寸口脉中，左手、右手的寸、关、尺分属于不同的脏腑，当其中某一部出现明显的异常时，这种独异便提示相应的脏腑发生了异常，出现了病变。这对于我们辨证诊断，指导治疗具有重要意义。部位之独分为寸脉之独、关脉之独、尺脉之独。

寸脉之独异

寸脉主上焦的病证，主心肺的病变。其中左寸候心，右寸候肺。若寸脉出现明显的异常，便提示这些部位、脏腑存在异常和相应的病变。

如北京医家宋孝志治疗一位患者，姓鲁，中年女性。诉头重、眩晕，已经 7 年多。胸中烦满，欲吐不能，饮食无味，大便溏泻，每日三四次，形体瘦弱。舌苔黄腻。寸部脉滑，而关、尺部脉迟。查其病历，3 年来一直在门诊就医，所服方药，均合辨证论治之旨，然而药后都不显效。思其寸口脉滑，眩晕欲吐，提示为痰涎壅阻于上。痰邪内阻则元气不周，故关、尺之脉反而迟。应当用吐法治疗，于是予以瓜蒂散：瓜蒂 4.5 克（炒黄研末），赤小豆 9 克（炒，捣成粗末），淡豆豉 9 克。浓煎如糜，滤去渣，一次顿服。嘱咐病人服药 2 小时后，如果不吐，喝一杯热水；若吐得太厉害，就喝杯凉开水。若吐而汗出，则需要避风；感到饥饿时，可喝冷稀粥。特别嘱咐病人，服药呕吐后，饮食都要凉的。

第二天患者来复诊，述昨日上午煎好药当即服下，两小时以后呕吐大量痰涎，色黄而稠黏，吐后感觉眩晕减轻而入睡。醒后感觉腹中大饥，喝了两大碗冷稀粥，复又入睡，第二天早晨 5 点才醒，醒后眩晕已止，只是感觉胸中稍微有些窒闷发热。于是改投栀子豉汤，嘱其如法煎服，服药 1 剂，如无不适，过七八日再来复诊。七八日后，患者来说："吃了这两付药，七年多的病完全好了。"（《燕山医话·宋孝志医案》）

【按】 病人患眩晕之症 7 年，久治不愈。诊其脉，寸部脉滑，滑脉主痰，寸部候上焦、胸中的病变，寸部脉象独滑，说明痰涎壅阻于上，于是医家因势利导，应用催吐法。结果病人服瓜蒂散一剂，大吐痰涎，眩晕得止。又服栀子豉汤一剂，清解胸膈之热，善后而愈。

关脉之独异

关脉候中焦脾胃和肝胆的病变，其中左关候肝胆，右关候脾胃。若关脉出现明显的异常，便提示这些部位、脏腑存在异常和相应的病变。

这是当代医家何绍奇早年在四川诊治的病案。患者姓徐，老年男性，59 岁，是四川梓潼县一位农民。患者某日于田间劳作时，忽然感到极度饥饿，心慌，出冷汗。急急忙忙赶回家，适逢其妻赶集回来，购得猪板油 2 斤，急命烹之。不待其冷，居然连油带渣一同食尽。食后颇觉舒适，不呕，不胀，不泻。自此以后，每隔一、二日，最多三日，复如前状。发作时如无猪油，菜油、花生油亦须顿饮一大碗，约一斤许，其正常饮食反而减少。发作时虽勉进倍量饮食蔬菜，亦不足以解其馋。半年以往，家中变卖一空。形体益见消瘦，精神不支，四处求医。

医者都不识此病证，有的认为是消渴病的中消，有的认为是嗜异症，用药均不见效验，后来何绍奇处求诊。诊察患者，见其面色青黄，骨瘦如柴，精神疲惫，表情痛苦。舌质淡，有齿痕，舌苔白厚而润。诊其脉象，六脉无力，右关脉尤弱。弱脉主虚，右关候脾胃，由此断定此病证为"中虚"，为脾胃虚弱而致。于是选用了《局方》白术六一散，专从补益脾胃入手以治疗。其药为白术6两，甘草1两，水煎服，两日一剂。

服药3剂后，患者惊喜来告，服药后几天内仅小发作一次，坚忍着未食油类，难受片刻而自安。何绍奇亦未想到效果如此明显，如此迅速，不禁喜甚。然后将原方改为散剂，每次服15克，每日3次。服药20余日，患者饮食增进，精神渐好，追踪观察多年未复发。（《读书析疑与临证得失》）

【按】　此病症颇为怪异少见，应当如何治疗，从何处入手？病人右关脉弱，为治疗提供了重要的依据。正是依据脉理补益脾胃，取得了意想不到的好疗效。

尺脉之独异

尺部候下焦、肾的病变。若尺脉出现明显的异常，便提示这些部位、脏腑存在异常和相应的病变，

一代名医马二琴，年轻时在沈阳大南关广生堂坐堂行医。某公，80岁，久患便秘，名医不离门，好药不离口，但是百药罔效，后聘请马二琴为其诊治。患者面色微黑，舌质干而无苔，频频饮水，但并不多饮，仅喝一口即止，腰痛。脉来两尺无力。诊为肾阴亏虚，津枯便秘。药用肉苁蓉60克，郁李仁15克，当归15克，枸杞子12克，番泻叶3片。服药后患者大便通畅，此后逢人颂说，激扬不已，马老也由此而一跃成为名医。（《北方医话·彭静山医话》）

【按】　病人久患便秘，百药罔效。患者80高龄，脉两尺部无力，示为肾水亏耗，致津枯肠燥而便秘。于是重用肉苁蓉，温助肾阳，滋养精血，配以郁李仁、当归、枸杞子养血润肠，并以三片番泻叶通便，药简功著，非同一般，传为佳话。

第7天
脉症顺逆与从舍

脉症顺逆

所谓脉症顺逆，是指根据脉与症的相应与不相应，来判断病情的顺逆。

脉与症相一致者，为脉症相应，为顺；脉症不一致者，为脉症不相应，为逆。

有余的病证，脉象表现为洪、数、实，便是脉症相应，说明邪实而正盛，正气能够抗邪，因而为顺。有余的病证，出现细、微、弱的脉象，则是脉症不相应，说明邪盛而正虚，正气无力抗邪，容易导致邪气内陷，因而为逆。

如果暴病脉来浮、洪、数、实者，此为脉症相应，为顺，反映正气充盛，能够抗邪。如果久病脉来沉、微、细、弱者，此亦为脉症相应，为顺，说明虽然正气不足，然而邪气亦不盛。

如果新病脉反见沉、细、微、弱，此为脉症不相应，说明正气已衰，为逆。如果久病脉反见浮、洪、数、实，此亦为脉症不相应，表示正气虚衰而邪气不退，为逆。

顺则说明预后良好，容易获得痊愈。逆则说明病情危重，预后较差。

例如产妇分娩失血较多，或消化道出血的患者，或严重腹泻的患者，表现出沉细的脉象，此为脉症相应。脉细表明机体阴血不足，脉沉则表明虽然阴血受损，但仍有足够的能力收敛阳气。也就是说，虽然阴血受损，但是人体的阴气仍然能够发挥其基本的收敛阳气的功能，而使脉沉降。由此可知其津血未脱，病情不甚严重。假如患者出现的脉象不是沉细，反而是浮大。脉浮，或大，或浮大，这表明阴津大伤，阴血衰败，津血丢失过多，失去了沉降的功能，而不能很好地发挥收敛阳气的作用。在阴血衰败的情况下，阴血失去了制约阳气升发的功能，而致阳气鼓动血脉，脉体就变得浮大了。这表明是阴血津液严重受损，病情严重。如果脉搏的跳动浮大而弹手，或者浮大而数，就表明已经是危候了。故《医宗金鉴·四诊心法要诀》说："火热之症，洪数为宜；微弱无神，根本脱离。""失血诸证，脉必见芤，缓小可喜，数大堪忧。"

例如有一位患者，老年男性，64岁，姓姜。患哮喘20余年，每逢仲夏或入秋即发病，近年来发作日频。一周前因天气炎热，贪凉食冷，吃西瓜一块，哮喘突然大发作，经西医治疗稍缓。望其精神委顿，伛偻伏案，喘逆加剧，喉中痰声呼呷，张口抬肩，口唇发绀，面部两颧泛红如妆，眼胞浮肿如卧蚕状，四肢厥冷，切其脉，浮数滑实相兼，其舌质红而少苔，口渴欲饮，但必饮滚烫开水稍安，小便短赤，便溏不禁。

脉症合参，此乃沉顽痼疾，缠绵难已，反复发作，渐至正气溃散，精气内夺，即刻有真阴耗竭于内，真阳衰脱于外之危。所以急拟参附龙牡汤合《冯氏锦囊秘录》全真一气汤，益气回阳救脱与滋阴补肾潜纳并用，大剂速投。处方：红参30克，西洋参15克，附片12克，龙骨30克，牡蛎30克，怀牛膝10克，熟地黄30克，麦冬20克，五味子10克，肉桂6克，沉香6克。2剂，嘱病人白天服药3次，夜晚服药2次。当晚险情稍定，次日让病人再服原方2剂，至第四日症情基本缓解，后用生脉地黄汤与青娥丸加减善后而愈。(《南方医话·潘永煌医案》)

【按】　张景岳曾说："凡内出不足之证，忌见阳脉，如浮、洪、紧、数之类是也，如此之脉，最不易治。"又说："……久病而浮、洪、数、实者，皆为逆也。凡脉症贵乎相合，设若证有余而脉不足，脉有余而证不足，轻者亦必延绵，重者即危亡之兆。"

此例正如张景岳所说："久病而浮、洪、数、实者，皆为逆也。""脉有余而证不足，……重者即危亡之兆。"患者老年男性，久病咳喘20余年，沉疴痼疾，缠绵不愈，致使正气溃散，精气内夺。因食寒凉，致阳气大伤，病情危急。其脉浮数滑实，绝非实邪壅盛之证，此乃正气大伤，即刻有真阴耗竭于内，真阳衰脱于外之危。于是用红参、附片、龙骨、牡蛎回阳救逆固脱，西洋参、熟地黄、麦冬、五味子益阴滋阴补肾，肉桂、沉香、牛膝潜摄纳气于下。诸药并用，大剂速投，连煎频服，服药4剂后转危为安。

全真一气汤由熟地、人参、麦冬、五味子、白术、附子、牛膝组成，近代名医何廉臣曾称其"救阴甚速"。医家用参附龙骨牡蛎汤与此方相合加减而获得良效。

病情稳定后，用生脉散、六味地黄汤合青娥丸加减。其中生脉散由人参、麦冬、五味子组成。青娥丸主要由核桃、杜仲、补骨脂组成。三方合宜，温肾益肾，调补肾之阴阳，调理善后而愈。

脉症从舍

对于脉与症不一致、不相应的情况，临证时应当根据疾病的本质决定从舍，或舍脉从症，或舍症从脉。

先看舍症从脉。例如病人邪热炽盛，邪热结聚于里，反而症见四肢厥冷，但脉象滑数。此时脉症不一致，症为寒象，而脉象表明为热证。此四肢厥冷为邪热深伏于里，阳气不能外达，格阴于外所致。而脉象滑数则反映了疾病的真实病机，所以辨证时应当舍症从脉，以脉为主要的辨证依据。

再看舍脉从症。例如病人腹部胀满，疼痛拒按，大便秘结，舌红苔黄厚焦燥，而脉沉迟而细。此时脉症不一致、不相应。其症表现为实证之象，而脉表现为虚证之象。其症是实热内结胃肠的表现，直接反映了病机，而脉象则是由于邪热燥屎搏结于里，阻滞了气血的运行，所以脉沉迟而细。如此看来，症直接反映了疾病的真实病机和本质，所以辨证时当以症为主，以症为施治的依据，这就是舍脉从症。

由于临证时病证是极为复杂的，所以对于脉症的从舍要特别慎重，需要仔细审辨，然后决定从舍。医家张廉卿一则医案便体现、说明这一点。

患者是一位老年妇女，年已 72 岁，患腹泻两个月之久，经中西名医诊治乏效，其孙婿邀张廉卿大夫诊治。检阅前医方药，益气、升阳、升举、固涩，俱已用过，毫不见效。观病人形态，神色尚充；诊其脉，脉大而有力；察其舌，苔净不腻；询其饮食，稀粥素蔬；问其苦，进食即泻，起立欲泻，一日夜泻下七八次。虽然脉大而有力，但是考虑患者年事已高，久泻不愈，认为此为虚证；病人起立即欲泻，显然属于气虚下陷。所以舍脉从症，用补中益气汤，补益中气，升阳举陷，加重其用量治疗。并配合应用坐填法，用升麻、葛根、木香、麸皮研为细末，炒热置布袋中，让患者乘热坐于其上。告知病人，如果得嗳气，便是见效。病人坐半小时，居然得嗳气一声，患者大喜，因为久不嗳气，嗳气后甚感舒适。但第二天如法而行，则不再嗳气。

患者不喜欢中药汤剂水多，认为服后会增加便次，于是将汤剂改为散剂。哪知服用散剂后，患者饮水更多，便次增加，一天有十几次。于是又改用固肠止泻法，用赤石脂禹余粮方。服药后果然泄泻止。但数小时后，患者感到腹部胀满，胸膈闷胀，痛苦难忍，不得已，解开衣带，自饮冷水，以求泻下，泻下以后才觉舒适。至此大夫辞而不复治。

两个月后，患者的孙婿来告，老妇已故去。并言家中原有人参粉 5 磅，老妇去世后启阅，发现已空空无余，原来老妇背着人私下服用，5 磅人参粉全部服完。大夫听闻此言，恍然而悟。老妇之病，在于误服人参。误用温补，致使实邪内盛。其脉大而有力，其实为内在病机的真实反映。而医生之错，在于以实为虚。由于辨证时考虑患者年事已高，腹泻日久，认定为虚证，所以尽管其脉大有力，辨证时重症轻脉，舍脉从症，结果造成治疗上的失误。（《北方医话·张廉卿医话》）

全面学习　成为脉诊高手

第1天
诊小儿脉、诊妇人脉

诊小儿脉

诊小儿脉与诊成人脉不同

小儿的寸口部短小，诊脉时难以布三指以分寸、关、尺三部，加之临诊时小儿容易哭闹骚动，常常影响切脉的准确性。那么，如何给小儿诊脉呢？诊小儿脉时多采用一指定三关的方法，又称一指总候三部法，这与诊成人脉有较大的区别。

如何给小儿诊脉

具体的操作是：医生用左手握住患儿的手，然后将右手拇指按在掌后高骨内侧的脉位上，此时不必分三部。对于3~5岁的小儿，则以掌后高骨内侧为关，将拇指向高骨的两侧即掌侧和肘侧转动，以诊其三部。对于6~10岁的小儿，先将拇指按于掌后高骨的内侧，诊其关部，然后将拇指分别挪到关前、关后，分别诊部和尺部。10岁以上的患儿则可以按成年人诊脉的方法取脉。

小儿脉象有何特点

小儿的脉象特征与成年人亦有所不同。小儿一般脉率偏快，年龄越小，脉率越快。3岁以下的小儿，脉来一息7~8至，相当于每分钟110~120次。5、6岁的小儿，脉来一息6至，大约每分钟100次左右。

诊小儿脉一般只诊浮沉、迟数、强弱、缓急等，以辨别表里寒热、阴阳盛衰等，而不详求28脉。其中浮数为阳，沉迟为阴；脉来有力为实，无力为虚。数为热，迟主寒；紧主寒，缓主湿；沉滑为痰食，浮滑为风痰。

诊妇人脉

妇女有经、孕、产育等生理变化和相应疾病情况，所以脉象有一定的特殊性，在诊妇女脉时，我们要注意这种特殊性。

诊月经脉：妇女在月经期脉象多滑。滑脉提示血海充盈，为阴血有余之象。若是妇女闭经，脉象沉细，尤其是尺部脉微弱细涩，则为血少、血枯之象。治疗当养血补血，益肾填冲。若是经过治疗，脉象由沉细转为滑利，则提示阴血渐复，血海渐充，此时可在养血补血的基础上，加入通经调冲之味，以促经行。若是尺部脉滑而闭经,多是痰湿阻滞胞宫而致,可直接应用活血通经之剂。

诊妊娠脉:已婚妇女平时月经正常,忽然停经,脉来滑数冲和,兼见饮食异于往常,如嗜酸,或早晨起来恶心欲呕,或闻到油腻气味则恶心欲吐,可提示为妊娠之象。

妊娠之时脉象多滑。尤其左手寸脉滑数明显,或两尺部脉象滑数搏指,提示为妊娠。《素问·平人气象论》说:"手少阴脉动甚者,妊子也。"是说月经初停之时,诊得左手寸脉滑动明显,这是阴血聚以养胎的现象。《素问·阴阳别论》说:"阴搏阳别,谓之有子。"尺脉属阴,寸脉属阳。尺脉为肾所主,而胞胎主于肾,系于肾。故妊娠之后,胎气鼓动,两尺部脉象滑数搏指,有异于寸部阳脉。以上《内经》的论述指出了辨妊娠之脉的要点。另外妇女妊娠时还会出现代脉。

诊临产脉:孕妇临产,将要分娩,脉象具有一定的特征,对此历代医家有所阐述,如《医存》说:"妇人两中指顶节之两旁,非正产时则无脉,不可临盆。若此处脉跳,腹连腰痛,一阵紧一阵,二目乱出金花,乃正产时也。"此提出诊中指顶节的两旁。也有的医家提出诊中指的掌面。

北京医家赵松泉提出诊孕妇临产之脉,其诊查部位是孕妇两手中指第二节及末节(手指端)的掌面。注意,诊查时要按中指腹面正中。

诊查方法是:医者用手指按触孕妇中指,从中指上微细血管搏动的情况,来判断临产的时间。

若搏动在中指第二节,搏动强而有力,来去充盈圆滑,为 2 周之内临产之兆。

若搏动已过中指第二节的横纹,而至末节,说明尚有 10 日即将临产。

中指的末节,又可分为上下两段。与第二节相连的部分为下段,指端部分为上段。

若于下段搏动明显,提示为 5～10 日内临产;若是上段搏动明显,则提示临产期为 5 日之内;若中指端(即中冲穴)搏动明显,则为即将临产之兆,此时应将产妇及时送到产房待产。

《灵枢·终始》说:"阳受气于四末,阴受气于五脏。"故五脏之变,气血之动,皆有所应。而手的中指为手厥阴心包经之末端,心包经上连肾经,故妇女胎孕气血之变动可反映于此。而且心包经下连肝胆之经,外络三焦,内络心经,故对人体五脏六腑之生理病理的变化,有所反映。通过诊查中指之脉,推测孕妇临产时间,每每效验。(《燕山医话·赵松泉医话》)

真脏脉

什么是真脏脉

所谓真脏脉，是指在疾病危重时出现的没有胃气、没有神、没有根的脉象。真脏脉之称，出自于《内经》。《素问·玉机真脏论》说："邪气胜者，精气衰也。故病甚者，胃气不能与之俱至于手太阴，故真脏之气独见。独见者，病胜脏也，故曰死。"

《素问·玉机真脏论》具体描述了五脏的真脏脉，也就是五脏之气衰败时出现的脉象：

真肝脉至，中外急，如循刀刃责责然。

真心脉至，坚而搏，如循薏苡子累累然。

真肺脉至，大而虚，如以毛羽中人肤。

真肾脉至，搏而绝，如指弹石辟辟然。

真脾脉至，弱而乍疏乍数。

真脏脉是病邪深重，元气衰竭，胃气已经衰败的征象。出现真脏脉说明预后不良，故真脏脉又被称为"败脉"、"绝脉"、"死脉"。《素问·玉机真脏论》说："诸真脏脉见者，皆死不治也。"由于真脏脉的脉形特别怪异，所以又称之为"怪脉"。元代医家危亦林在《内经》的基础上将真脏脉归纳为十种，这就是我们一般所说的"十怪脉"。

真脏脉的脉形特点和临床意义

1. 釜沸脉 脉象特征是脉在皮肤，浮数至极，至数不清，如同釜中沸水，浮泛无根。

《世医得效方》说："釜沸，如汤涌沸，息数俱无。"具体来说，其脉象特点表现为脉位表浅，脉力弱，而且稍用力按则脉象全无，尤其是脉率极快，如同锅中的沸水，气泡浮泛上冒，数也数不清

釜沸脉为阳热极盛，阴液枯竭之候。脉来浮数至极，是邪热亢盛，鼓动脉搏显现于外。脉来浮泛无根，是阳亢阴竭，不能敛阳之象。

2. 鱼翔脉　脉象特征是脉在皮肤，头定而尾摇，似有似无，如同鱼在水中游动。

《医学入门》说："鱼翔脉在皮肤，其本不动而末动摇，如鱼之在水中，身尾帖然，而尾独悠飏之状。"具体来说，其脉象特点是脉位极表浅，脉来至数极慢，脉律严重不齐，似有若无，重按无根。

鱼翔脉主阴寒极盛，阳亡于外。由于阳气虚衰已极，鼓动无力，故脉率极慢。虚阳不能归藏，浮越于外，有将脱之势，故脉位极表浅，而且浮泛无根。

3. 虾游脉　脉象特征是脉在皮肤，如虾游水，时而跃然而去，须臾又来，伴有急促躁动之象。

《世医得效方》说："状如虾游水面，杳然不见，须臾又来，隐隐然不动。"可见虾游脉的特点是，脉位极表浅，至数极慢，却时而突然脉来一阵，躁动疾急，或突然一跳随即隐没，脉律严重紊乱，脉力极弱而不匀，重按无根。

虾游脉主阴绝阳败，阴阳离绝，孤阳无依。

4. 屋漏脉　脉象特征是脉在筋肉之间，如同屋漏残滴，良久一滴，溅起无力。

《脉经》说："屋漏者，其来既绝而止，时时复起而不相连属也。"可见屋漏脉最主要的特点是，脉来至数极慢，一息二至，而且脉力弱。

屋漏脉主胃气衰败，营卫将绝。由于胃气将绝，水谷之气无生化之源，气血匮乏已极，其脉鼓动无力，所以表现为此脉。

5. 雀啄脉　脉象特征是脉在筋肉之间，连连数急，三五不调，止而复作，如鸟雀啄食之状。

《脉诀乳海》说："凡雀之啄食，必连连啄之，时一回顾，恐人之将捕也。怪脉之来，连连数急，时复一止，如雀啄食之状。"可见雀啄脉的特点是脉律不齐，在连续三五次快速搏动之后，出现一个比较长的歇止，止而复作，并且脉力不均匀。

雀啄脉主脾气已绝。由于脾气衰败，水谷精气枯乏，脉气不相接续，所以表现为此脉。

6. 解索脉　脉象特征是脉在筋肉之间，脉来乍疏乍数，散乱无序，如同解乱绳之状。

《医学入门》说："解索脉如解乱绳之状，指下散乱无复次第，五脏绝也。"具体来说，解索脉的特点是脉来忽快忽慢，脉力时强时弱，脉律严重紊乱，毫无规律，散乱无序。

解索脉主肾与命门之气皆亡。《世医得效方》说："解索，脉如解乱绳之状，散乱无序，肾与命门之气皆亡。"《素问·玉机真脏论》则说："真脾脉至，弱而乍数乍疏 …… 。"肾主藏精，又主命门之火，藏元阴元阳，为一身阴阳的根本。若肾与命门之气皆亡，机体机能活动失却动力，脏腑气机运行严重失序，故而出现此种脉象。

7. 弹石脉　脉象特征是脉在筋肉之间，脉来急促而坚硬，如指弹石。

《脉诀乳海》说："弹石者，如指弹于石上，辟辟而坚硬也。"《素问·玉机真脏论》说："真肾脉至，搏而绝，如指弹石辟辟然 …… "可见弹石脉最主要的特点是，脉位深，脉体硬，脉紧张度极高，脉来毫无和缓柔软之象。

弹石脉主肾阴竭绝，是肾之真脏脉。由于肾阴涸竭，脉道失于润养，故而出现此脉。弹石脉是肾水枯竭，孤阳独亢，风火内燔，阴液亡绝的征象。

8. 偃刀脉　脉象特征是如抚刀刃，浮取小急，按之坚大而急。

《医部全录》说："偃，仰也，脉如仰起之刀，口利锐而背坚厚，是以浮小急而按之坚大也。"《世医得效方》说："脉如手循刀刃，无进无退，其数无准。由心亢血枯，卫气独居，无所归宿，见之四日难疗。"可见偃刀脉最主要的特征是，脉体极细，脉的紧张度极高，应指无丝毫柔和之象，如同按在刀刃上。

偃刀脉是肝病危笃之候，是肝之真脏脉，《素问·玉机真脏论》说："真肝脉至，中外急，如循刀刃责责然，如按琴瑟弦 …… "偃刀脉主肝肾之阴耗竭，孤阳独亢。由于肝阴耗竭，孤阳亢极，筋脉不得柔润，故脉来弦细坚急。

9. 转豆脉　脉象特征是脉来累累，如循薏仁之状。

《世医得效方》说："转豆，脉形如豆，周旋辗转，并无息数，脏腑空虚，正气飘散"。可见转豆脉的脉象特征是，脉体短，脉来至数极快，应指硬。

转豆脉主心气将绝，为心之真脏脉。《素问·玉机真脏论》说："真心脉至，坚而搏，如循薏苡子累累然 …… "由于心气将绝，鼓动失常，故脉来短实，坚硬搏指，如同一颗颗坚硬的豆粒。

10. 麻促脉　脉象特征是脉来如麻子纷乱，细微至甚。

《世医得效方》说："脉如麻子之纷乱，细微至甚。盖卫枯荣血独涩。"可见转豆脉的脉象特征是，脉体极细，脉力极弱，至数极快，而且脉律极不规律，重按无根。

麻促脉是肺气衰竭之危候。由于肺气衰竭，气血鼓动无力，故而出现此脉。

真脏脉的分类

上述真脏脉也就是十怪脉中，脉在皮肤的脉象有釜沸脉、鱼翔脉、虾游脉等。脉在筋肉之间的脉象有屋漏脉、雀啄脉、解索脉、弹石脉等。

真脏脉的特点是没有胃、神、根。

1. 没有胃气的脉象　主要特点是应指坚硬，毫无柔和之象，没有冲和之意。如弹石脉、偃刀脉、转豆脉等，即是如此。无胃之脉临床提示邪盛正衰，胃气不能相从，心、肝、肾等脏气独现，是病情危重的征象。

2. 没有神的脉象　以脉律无序，脉形散乱为主要特征。如雀啄脉、屋漏脉、解索脉等，即是如此。无神之脉主要由于脾胃、肾之阳气衰败所致，提示神气涣散，生命即将告终。

3. 没有根的脉象　以虚大无根或微弱不应指为主要特征。如釜沸脉、鱼翔脉、虾游脉、麻促脉等，即是如此。无根之脉主要是由于阴液耗竭，阳气衰败，营卫枯涸，阴阳离绝而致。

在十怪脉中除去偃刀脉、转豆脉、麻促脉，剩下的七种被称之为七绝脉。

真脏脉的脉形特点怪异，多见于严重的器质性的心脏病，一旦出现预后不良。但是，随着医疗水平的不断提高，有些病证是可以治疗的，并非一定是不可救药的死证，临证时应仔细观察，尽力救治。

真脏脉歌诀

《医宗金鉴》：经脉病脉，业已昭详。将绝之形，更当度量。

心绝之脉，如操带钩。转豆躁疾，一日可忧。

肝绝之脉，循刃责责，新张弓弦，死在八日。

脾绝雀啄，又同屋漏，复杯流水，四日无救。

肺绝维何？如风吹毛。毛羽中肤，三日而号。

肾绝伊何？发如夺索。辟辟弹石，四日而作。

命脉将绝，鱼翔虾游。至如涌泉，莫可挽留。

《四言举要》：病脉既明，吉凶当别。经脉之外，又有真脉。

肝绝之脉，循刀责责；心绝之脉，转豆躁疾。

脾则雀啄，如屋之漏，如水之流，如杯之复。

肺绝如毛，无根萧索，麻子动摇，浮波之合。

肾脉将绝，至如省客，来如弹石，去如解索。

命脉将绝，虾游鱼翔；至如涌泉，绝在膀胱。

真脉既形，胃气已无，参察色证，断之以臆。

《医学入门》：雀啄连来三五啄，屋漏半日一滴落。

弹石硬来寻即散，搭指散乱真解索。

鱼翔似有又似无，虾游静中跳一跃。

更有釜沸涌如羹，坚急循刃偃刀角。

转豆累累如薏仁，麻促细乱心气绝。

古来传闻十怪脉，旦见夕死不须药。

第*3*天
真脏脉的现代研究

真脏脉多见于极为严重的心脏病及其他严重的疾患，出现真脏脉一般说明预后不良。现代临床诊疗对此进行了诸多研究。

1. 釜沸脉　脉率极快，每分钟脉率 180 次以上，由快速型心律失常导致。临床多见于阵发性室上性心动过速。

釜沸脉可见于各种器质性心脏病。无器质性心脏病的病人，可由于电解质紊乱如低血钾、洋地黄中毒等而导致。

釜沸脉发作持续时间短者，可见心悸、头昏、恐惧、手足麻木感等；持续时间长者，可出现心衰、休克，甚至造成死亡。

2. 鱼翔脉　是严重的心律失常引起的脉象，可见于各种心脏实质严重损害的疾病，如严重的心肌炎，冠心病、风湿性心脏病等。

3. 虾游脉　现代研究认为，虾游脉是一种因严重心律紊乱而导致的脉象。认为是心脏发生扭转型室性心动过速时的脉象。由于心排血量明显减少，血压和脉搏消失，如此反复出现，致使脉搏时隐时现，隐隐有形，跃然而去，形成虾游脉。这种脉也可见于临终之前，是临终前的脉象。

4. 屋漏脉　是脉率极慢的脉象，每分钟脉率 40 次以下。是由于心室率缓慢而导致，可见于病态窦房结综合征、完全性房室传导阻滞、冠心病急性心肌梗死及风湿性心脏瓣膜病等。长期屋漏脉者，表明心肌病变弥漫，病情严重，预后较差。若是由于精神过度疲劳，迷走神经张力增高而出现短暂的屋漏脉，则预后良好。

5. 雀啄脉　特征是连连数急，三五不调，止而复作。现代研究认为雀啄脉是一种脉搏连续快速搏动几次以上，然后出现较长时间歇止，如此频频发作的短阵性不规则的脉象。雀啄脉可由于严重广泛心肌损害，如急性心肌梗死、心肌缺氧、严重的器质性心脏病等导致。

6. 解索脉　特征是脉来乍疏乍密，时快时慢，脉力强弱不等，脉律散乱。现代研究认为解索脉主要是心房纤颤而致，90% 以上的患者有器质性性脏病，如冠心病、高血压性心脏病、先天性心脏病房间隔缺损、肺心病、心肌炎、风湿性心脏病二尖瓣狭窄及关闭不全等。

7. 弹石脉 特征是脉体坚硬,脉来毫无柔和之感。现代研究认为,弹石脉是脉管发生高度硬化,弹性极差,同时外周阻力明显增加的脉象。由于各种原因导致动脉粥样硬化,受累动脉内膜有类脂质沉积,致使血管内膜增生,其后内膜的中层逐渐退化或钙化,使动脉失去弹性而变硬。出现弹石脉表明病至晚期,一般预后较差。

8. 偃刀脉 现代研究认为,偃刀脉是动脉硬化,同时合并中小动脉血管紧张度显著增加而出现的脉象。在动脉硬化的基础上,小动脉过度收缩,中、小动脉紧张度增高,使外周阻力增加,血管紧张度增大,而出现的极细而弦硬的脉象。偃刀脉可见于肾性高血压及高肾素性高血压病合并动脉硬化的重型病例。

9. 转豆脉 现代研究认为,转豆脉是脉率快速,血液黏稠度降低,血流速度加快而出现的一种滑而数的脉象。转豆脉可见于重症贫血、病毒性心肌炎、恶性疾病如白血病、红斑狼疮性心肌病等。

重症贫血,由于血液携氧量明显减少,使全身各组织与器官缺氧而产生相应的变化,血液循环产生明显代偿变化,心率加快,红细胞因贫血而压积减少,血液黏稠度降低,血流加快,所以出现滑而数的脉象。出现转豆脉预示心肌损害及病情恶化。

10. 麻促脉 现代研究认为,麻促脉是一种严重心律紊乱时出现的脉象。其脉率极快,脉律极不规整,脉搏细而微弱。麻促脉主要为多源性室性心动过速而致,由于心室率极快而紊乱,使心室充盈不足,心搏出量显著减少,故脉搏细而微弱。

第4天
《难经》的脉学理论（上）

脉诊为《难经》的重要内容，在《难经》中有关脉诊的理论主要与阴阳学说密切相关。阴阳的理论学说自始至终贯穿于《难经》脉诊的理论和应用中，这是《难经》脉学理论的重要特点。

寸尺之脉的特点

《难经·二难》说："脉有尺寸，何谓也？然：尺寸者，脉之大要会也。从关至尺，是尺内，阴之所治也；从关至鱼际，是寸口内，阳之所治也。"这一论述表明，从关至尺指的是尺部脉，尺部脉是"阴之所治"的地方，所以尺部脉具有阴的属性；从关至鱼际指的是寸部脉，寸部脉是"阳之所治"的地方，所以寸部脉具有阳的属性。同样《难经·三难》说："关之前者，阳之动也。""关之后者，阴之动也。""关之前"，就是指寸部脉，它是"阳之动"的地方，所以寸部脉属于阳；"关之后"，就是指尺部脉，它是"阴之动"的地方，所以尺部脉属于阴。

寸部脉属于阳，尺部脉属于阴。由于阳具有升浮的特性，阴具有沉降的特性，所以在通常情况下，就尺部脉和寸部脉相比较而言，寸部脉较浮，而尺部脉较沉。《难经·三难》说："关之前者，阳之动也，脉当见九分而浮。""关之后者，阴之动也，脉当见一寸而沉。"这种浮沉性质的辨别是基于寸脉和尺脉的比较而言的。寸部脉较尺部脉而言，具有浮的特点，而尺部脉较寸部脉而言，具有沉的特点。假如尺部脉当沉而不沉，或者寸部脉当浮而不浮；或者寸部脉浮而太过，或者尺部脉沉而太过，则都说明是病脉。如果寸部脉当浮而不浮，一般说明是寸部阳气不足；如果尺部脉当沉而不沉，一般说明为阴不足。

男女之脉的特点

从男女性别的阴阳属性来看，男子属阳，女子属阴。由于男子属阳，而寸部脉也属阳，所以男子寸部脉偏盛而尺部脉偏弱。由于女子属阴，而尺部脉也属阴，所以女子尺部脉偏盛而寸部脉偏弱。故《难经·十九难》说："是以男子尺脉恒弱，女子尺脉恒盛，是其常也。"

具体来说，由于男子属阳，寸部脉也属阳，所以对于一个健康的男子来说，两手的寸部脉与两手的尺部脉比较是大而有力的，就可以把这样的脉象特点概括为"寸强尺弱"，也就是《难经》所说的"男子尺脉恒弱"。如果一个男子两手的脉表现为尺部强而寸部弱，即两手的尺部脉相对于两手的寸部脉来说，是大而有力的，这种脉就与一个健康女子的脉象有相似之处，所以《难经·十九难》说："男得女脉，为不足，病在内。"所谓不足，是阴不足，肾水不足。由于肾水不足，相火偏亢，就出现了尺部脉较寸部脉大而有力的情况。治疗应当滋肾水，泄相火。如果一个男子两手的尺部脉比正常弱，甚至是沉而细微，这是由于缺乏阳气的鼓动而致，说明肾中阳气不足，命门火衰，元阳衰微，治疗应当温补肾阳。

中医大家陈慎吾治一不育症病案，便充分体现了这一点。

陈老治一患者，年四十余，尚无子嗣。诊其脉，两尺部脉浮大，其他症状不明显。精液化验为精子少，并有畸形，活动能力较差。陈老处方用药亦很简单：知柏地黄丸，每服2丸，日2服，连服6日；桂附地黄丸，每日2丸，日2服，淡盐水送服，1周内与知柏地黄丸交替服用，1个月后再复诊，切忌房事。

数月后患者前来相告：服药2周后即因公出差半年，其间服药3个多月。回京后不久，其妻即妊娠，再过数月即可分娩，今特来致谢。

此病脉证不全，据何服此丸药，并用如此服法？陈老云："两尺主肾与命门，其脉应潜藏于内。今其脉浮大，必定阳亢于外，或阳浮于外。浮大之脉见于尺而不见于寸，且浮大无力，此为阴虚有热也，应服知柏地黄丸，壮水之主，以制阳光。但《素问·上古天真论》云：五八，肾气衰，发堕齿枯。此时肾气已衰，精无所养，若一味补阴，阳必有所伤，应以补阴为主，兼以养阳。故用此方药调理肾之阴阳，最终达到阴阳自和，为养藏之道也，故能有子。"（《燕山医话·陈慎吾医案》）

同理，由于女子属阴，尺部脉也属阴，所以对于一个健康的女子来说，两手的尺部脉与两手的寸部脉比较是大而有力的，就可以把这样的脉象特点概括为"尺强寸弱"，也就是《难经》所说的"女子尺脉恒盛"。如果一个女子两手的寸部脉相对于两手的尺部脉来说是浮大有力的，这种脉就与一个健康男子的脉象有相似之处，所以《难经·十九难》说："女得男脉，为太过"。所谓"太过"，就是指阳气太过。女子属阴，本来应该阳气少阴气多，现寸部脉强，阳气太多，阳气多阴气少，多为阴虚阳亢，治疗当清上滋下。如果一个女子两手的尺部脉比较弱，表现为沉而细弱，或沉而细短，跳动不能充斥整个尺部，一般说明阴气不足，治疗当补益阴血，补肾益肾。

　　另外，从性别的阴阳属性来看，男子属阳，女子属阴。而对于人体来说，左为阴，右为阳。也就是说，左为阳，右为阴；男为阳，女为阴。所以，一般而言，正常情况下，男子左手的三部脉可以大于右手的三部脉，女子右手的三部脉可以大于左手的三部脉。我们在临证诊脉时，如果发现男子左手的三部脉大于右手的三部脉，而女子右手的三部脉大于左手的三部脉，就表明病情不太严重，比较容易治疗。相反，如果男子右手的三部脉大于左手的三部脉，而女子左手的三部脉大于右手的三部脉，无论患什么疾病，可能都意味着痼疾，说明难于治疗。这种情况的出现在《脉经》中被称之为："左大顺男，右大顺女。"关于男女之脉的特点《医宗金鉴·四诊心法要诀》说："男左大顺，女右大宜。男尺恒虚，女尺横实。"

男女之脉的特点

	寸部之脉	尺部之脉	
男子之脉	寸脉偏盛	尺脉偏弱	男子尺脉恒弱
女子之脉	寸脉偏弱	尺脉偏盛	女子尺脉恒盛

第 **5** 天
《难经》的脉学理论（下）

菽权取脉法

我们知道，诊脉时须用不同的指力来按压，以感知脉搏在指下的情况，感受脉动应指的形象。我们一般诊脉是采用浮、中、沉三种指力来取脉。而《难经》提出了菽权法，以菽豆的多寡轻重为标准，将诊脉的指力分为五个层次，即用五种不同的指力取脉。

《难经·五难》云："脉有轻重，何谓也？然：初持脉，如三菽之重，与皮毛相得者，肺部也；如六菽之重，与血脉相得者，心部也；如九菽之重，与肌肉相得者，脾部也；如十二菽之重，与筋平者，肝部也；按之至骨，举指来疾者，肾部也。故曰轻重也。"

指力如三个菽豆之重，是按在皮肤以取脉；指力如六个菽豆之重，是按在血脉以取脉；指力如九个菽豆之重，是按在肌肉部位以取脉；指力如十二个菽豆之重，是按在筋的部位以取脉；若是按之至骨，则相当于十五个菽豆之重，是五等指力中最重的一个。

菽权取脉法

菽豆之重	部　位	脏　腑
三菽之重	与皮毛相得	肺部也
六菽之重	与血脉相得	心部也
九菽之重	与肌肉相得	脾部也
十二菽之重	与筋相平	肝部也
十五菽之重	按之至骨	肾部也

五脏脉象

在诊脉时我们须运用不同的指力来取脉，以感知脉搏在指下的情况，从而获取脏腑气血阴阳盛衰的信息。《难经》认为，诊脉时运用不同的指力，浮、中、沉取脉时，可以感知、体察不同脏腑的情况。《难经·四难》说："心肺俱浮，……肝肾俱沉，……脾者中州，故脉在其中，是阴阳之法也。"

从阴阳分属来看，上部属阳，下部属阴。从五脏在人体分布的位置看，心肺位于胸中，位置最高，属于上焦，阳气就最多，阳气最盛，所以心肺之脉是浮的。肝肾位于下焦，相对来说，阴气就最多，阴气最盛，所以肝肾之脉总是沉的。由于脾位于中焦，所以脾脉有别于心肺之脉浮和肝肾之脉沉，应是不浮不沉中取时能够候到的。所以《难经·四难》说："心肺俱浮，……肾肝俱沉，……脾者中州，故脉在其中，是阴阳之法也。"也就是说，浮取可以候心肺，心肺之脉俱浮；沉取可以候肝肾，肝肾之脉俱沉；中取可以候脾，脾者中州，故脉在其中。

也可以这样看待，我们在诊寸口脉时，如果浮取，按至皮毛时就能够感觉到寸口脉在指下跳动，说明我们有可能候到了心肺之脉，因为"心肺俱浮"。如果沉取，按至筋骨的时候才能够感觉到寸口脉在指下跳动，说明我们有可能候到了肝肾之脉，因为"肾肝俱沉"。如果不浮不沉，中取按至肌肉时，能够感觉到寸口脉在指下跳动，就说明我们有可能候到了脾脉，因为"脾者中州，故其脉在中"。

《难经·四难》说："心肺俱浮，何以别之？然：浮而大散者心也；浮而短涩者肺也。"由于"心肺俱浮"，所以，我们在轻取时所诊到的脉象很可能就是心肺之脉。如果是这样的话，我们所诊到的脉象究竟是心脉还是肺脉呢？《难经》认为："浮而大散者心也；浮而短涩者肺也。"尽管心肺之脉都具有浮的特性，但从脉形上来看，心脉除了具有浮的特性外，还具有"大散"的特点。所以当我们诊到"浮而大散"的脉象时，就可以认为它是心脉。而肺脉除了具有浮的特性外，还具有"短涩"的特点。所以当我们诊到"浮而短涩"的脉象时，就可以认为它是肺脉。

《难经·四难》说："肾肝俱沉，何以别之？然：牢而长者肝也；按之濡，举指来实者肾也。"由于"肾肝俱沉"，所以，我们在重取时所诊到的脉象很可能就是肝肾之脉。如果是这样的话，我们所诊到的脉象究竟是肝脉还是肾脉呢？《难经》认为："牢而长者肝也；按之濡，举指来实者肾也。"尽管肝肾之脉都具有沉的特性，但从脉形上来看，肝脉除了具有沉的特性外，还具有"牢而长"的特点。所以当我们诊到"牢而长"的脉象时，就可以认为它是肝脉。而肾脉除了具有沉的特性外，还具有"按之濡，举指来实"的特点。当我们诊到这样一个脉，就可以认为它是肾脉。而我们中取时所候到的"大而缓"的脉象就是脾脉。故《医宗金鉴·四诊心法要诀》总结说："五脏本脉，各有所管。心浮大散，肺浮涩短，肝沉弦长，肾沉滑软。从容而和，脾中迟缓。"

五脏之脉

五脏之脉	浮 沉	特 点
心之脉	心脉浮	浮大而散
肺之脉	肺脉浮	浮而短涩
肝之脉	肝脉沉	牢而长者
肾之脉	肾脉沉	沉而滑软
脾之脉	脾脉居中	大而缓者

色诊与脉诊

脉诊是中医重要的诊法，色诊亦是中医一向所重视的诊法。在《内经》中常常"色脉"并称，可见中医特别强调诊病时将色脉合参。《素问·玉机真藏论》说："吾得脉之大要，天下至数，五色脉变，揆度奇恒，道在于一。""岐伯曰：色脉者，上帝之所贵也，先师之所传也。"《医宗金鉴·四诊心法要诀》说："能合脉色，可以万全。"《难经》与《内经》的理论一脉相承，所以对于色诊与脉诊有诸多论述。

中医认为，五脏具有不同的五行属性，五脏之脉表现出不同的特性，故色与脉当是相应的。《难经·十三难》指出："假令色青，其脉当弦而急；色赤，其脉浮大而散；色黄，其脉中缓而大；色白，其脉浮涩而短；色黑，其脉沉濡而滑。"也就是说，面色青者，当见肝脉；面色赤者，当见心脉；面色黄者，当见脾脉；面色白者，当见肺脉；面色黑者，当见肾脉。在通常情况下，不论一个人是健康还是患病，其脉象表现和皮肤的色泽应当是一致的。

《难经·十六难》说：

"假令得脾脉，其外证：面黄，善噫，善味。"

"假令得心脉，其外证：面赤，口干，喜笑。"

"假令得肝脉，其外证：善洁，面青，善怒。"

"假令得肺脉，其外证：面白，善嚏，悲愁不乐。"

"假令得肾脉，其外证：面黑，善恐欠。"

皮肤色泽与五脏之脉都具有五行的属性，如果一个人的皮肤色泽与其脉象的五行属性不相符合，可根据其五行生克的关系，推测疾病的轻重和预后转归。如《灵枢·邪气脏腑病形》所说："色青者，其脉弦也；赤者，其脉钩也；黄者，其脉代也；白者，其脉毛；黑者，其脉石。见其色而不得其脉，反得其相胜之脉，则死矣；得其相生之脉，则病已矣。"

　　如果皮肤的色泽和五脏之脉的五行属性存在相生的关系，就表明病情较轻，预后较好；如果皮肤的色泽和五脏之脉的五行属性存在相克的关系，就表明病情较重，预后不良。如《灵枢·邪气脏腑病形》所说："见其色而不得其脉，反得其相胜之脉，则死矣；得其相生之脉，则病已矣。"《医宗金鉴·四诊心法要诀》说："色脉相合，青弦赤洪，黄缓白浮，黑沉乃平。已见其色，不得其脉，得克则死，得生则生。"

第6天
脉诊临床应用的注意事项

1. 注意正常脉象的特征及其生理性变异

知常达变、以常衡变是中医诊断的基本原理之一。对于诊脉而言，只有知道什么是正常的，正常脉象是什么样的，才能辨别出病理的脉象。平脉的特征是有胃、神、根，这是极其重要的。另外，还要熟悉脉象的生理性变异。我们知道，人的脉象会受到很多因素的影响，如四时季节、年龄、性别等，这些情况不同时，脉象会有差异。熟悉、掌握平脉的特征及其生理性变异，可以为我们辨识病脉建立一个比照的标准，为诊察病脉、辨识病脉提供依据。

2. 注意脉象的脏腑分候

在诊脉时要特别注意寸、关、尺三部脉的不同，分析病脉时则要考虑到寸、关、尺的脏腑分候情况。一般而言，在临床实际诊疗中，寸、关、尺三部脉很少见全部一样，完全一致，常常是三部脉有所不同。因此需要根据脉象的脏腑分候去分析、认识，如此才能做出正确的诊断，指导具体的临床治疗。

例如一患者李君，四十多岁，患晨泄，每于五更即欲登厕，连泻二三次，深为所苦。起初以为是肾阳虚弱、命门火衰导致的五更泻，便以四神丸加赤石脂、诃子等温肾固涩之品治疗，但是连服10余剂，竟然毫无寸功。

仔细询问其缘由，初因嗔怒生气而发病。现每至五更，则肠中辘辘，雷鸣切痛，䐜胀不舒，急急登厕，泻下溏薄，大便清稀，水谷杂下，夹有矢气，脘胁胀满，肢体困重，倦怠嗜卧，舌苔薄白微腻。诊其脉，左关弦，右关缓。

分析其病机，其脉左关弦，为肝木偏旺，右关缓，为脾土不及。此为肝木偏旺，克乘脾土，使脾土不及，脾虚清阳之气下陷而致。于是确立抑肝扶脾，升阳化湿之法治疗。药用：柴胡10克，白芍15克，白术10克，防风10克，甘草6克，葛根12克，藿香10克，茯苓12克，薏苡仁15克，生姜芽15克，陈皮10克。其中柴胡、白芍调畅肝气，白术、防风、甘草、葛根、藿香、陈皮健脾理脾，升发清阳，茯苓、薏苡仁化湿渗湿。服药5剂，腹痛已止，晨泄一次。继续服药十余日，诸症消失，其病痊愈。（《长江医话·郭辉雄医案》）

3. 注意诊察脉象的动态变化

中医认为，疾病是一个不断发展变化的过程，辨证施治就是对疾病阶段性病理变化的本质进行认识，然后施以治疗。因而在诊脉时要特别注意脉象的动态变化，以随时诊察病情、病机的变化，为治疗提供依据。例如某一病症，在治疗过程中脉象由搏动劲急、躁疾，逐渐转变为和缓，脉象由大变小，说明治疗有效，邪气渐退，病情好转。若是在疾病过程中，脉象由小变大，由和缓变得弦硬、劲急，则说明病情没有得到控制，邪气更加亢盛，病情进一步发展了，需要及时调整治疗措施。

4. 注意四诊合参

脉诊是中医诊察病情的重要方法，脉象是辨证施治的重要依据。尽管脉诊很重要，然而在临床诊疗中，我们还应当注意四诊并用、四诊合参。因为疾病是非常复杂的，如《华佗神方》所说："人有百病，病有百候，候有百变。"由于疾病的复杂性，要作出正确的诊断，所依据的临床资料就是多方面的。而望、闻、问、切诸种诊法，是从不同的角度收集临床资料，各有其独特的作用和意义。如《医宗金鉴》所说："望以目察，闻以耳占，问以言审，切以指参。"可见单凭某一种诊法去诊病，具有一定的局限性。因此诊病时应当四诊并用，四诊合参，四诊之间不能相互取代，不能以一诊代四诊。关于这一点古人有许多论述。早在《内经》中就提出要四诊并重，反对一诊断病的粗率做法。《素问·征四失论》指出："诊病不问其始，忧患饮食之失节，起居之过度，或伤于毒，不先言此，卒持寸口，何病能中！"《四诊抉微》也说："然诊有四，在昔神圣相传，莫不并重。"许多中医的大家，尽管脉诊精到，但临证时仍然注重四诊合参。如伤寒名家陈慎吾，精于脉诊，颇有造诣，但是临证时仍然坚持望、闻、问、切。先生"一生最痛恨那些只顾渔利的药商和江湖骗子，讨厌那些术士们惟以脉诊是重，并以此呓人。"

我们之所以强调要四诊并用，还由于一种脉象的临床意义和主病是多方面的。例如弦脉主肝胆的病证、疼痛、痰饮内停等。滑脉可见于平人、妊娠妇女、实热、痰湿、食积等。例如胃脘疼痛的弦脉、痰饮病人的弦脉、高血压病肝阳上亢的弦脉，指下的感觉是有区别的。但是初学者有时还难以单纯凭脉诊来区分，就需要结合望诊、问诊等，帮助我们作出具体的诊断，指导临床治疗。当然在临床诊疗中有的中医大夫脉诊极为熟练，有独到的心得，临证时主要凭脉施治，有着极好的疗效。但一般人难以达到那样的水平，尤其是初学者，一时难以达到如此境界，所以应当实事求是，四诊并用，四诊合参。

第7天
脉诊学习注意事项

脉诊指法运用注意事项

脉诊是操作性极强的。初学诊脉时，如果定位不准，指目不清，移指太乱，指力不匀，常常影响切脉的准确性、正确性。因此切脉时要注意以下几个方面：

1. 布指要准确

正确诊脉的第一步是要正确的布指。首先用中指摸到掌后高骨，也就是桡骨茎突，其内侧便是关脉的位置。确定了关脉以后，再将食指布于寸，将无名指布于尺，如此准确地布指。

2. 指目要清晰

正确布指以后，就要取脉、诊脉了。切脉时，是以指目触脉。所谓指目，指的是指甲两边前角的连线处，这是指端感觉最灵敏的部位。如果不是用指目来切脉，而是以感觉较迟钝的指腹切脉，则难以细致地体察、辨别各种不同的脉象。

3. 移指要细密

诊脉时为了更准确地布指，更清晰地体察脉象，有时需要挪移指位。在挪移手指时，应当将三指依次交替相移，细细体会，不可大幅度的跨越跳跃。若是跨度过大，移指太乱，会影响布指的准确性，而且不利于静心凝神体会指下脉象的变化。

4. 指力要均匀

诊脉时有单按，有总按。三指齐下，同时用力切脉为总按。诊脉时需要变化指力，或轻取，或重按，体察不同指力下脉象的变化。举而复按，按而复举，抑扬反复之时，三指力量要均匀一致。若是指力不匀，某一指的力量独大或独小，则会影响对寸、关、尺脉象异常的辨别。

脉诊学习注意事项

1. 悉心体会，细心体察，排除先入之见。

脉象是脉动应指的形象，脉诊的结论则是对整体感知内容的整合。由于我们已经先学习了一些脉学知识，所以诊脉时会有一些先入之见。例如病人患高血压病，摸着脉就感觉弦。病人述不愿吃饭，食欲不好，乏力，认为是脾胃虚弱，便摸着脉似乎关部弱。若是病人腰痛，多认为是肾虚，便感到脉象尺部沉。这是常见的情况。然而真正学习脉诊时，应当排除先入之见，聚精会神，专心体察指下的脉象。悉心体察脉动应指给人的直接的、整体的感觉形象。从脉动应指的直观感觉出发，辨识这是一种什么脉象，然后结合病情，分析为何会出现这样的脉象，来进一步推求其病机，指导治疗。不带先入之见，全凭指下的感觉，悉心体会，是学好脉诊要注意的重要方面。

2. 由浅入深，执简驭繁，循序渐进。

现行的脉学理论中，一致公认的病脉有二十八、九种。有些病脉差异极为小，指下很难辨识。因此我们在学习脉诊时，应当从最基本的脉象入手，去学习、掌握。基本的脉象就是浮沉、迟数、虚实、洪细、滑涩等。如《素问·五脏生成论》说："夫脉之小大、滑涩、浮沉，可以指别。"如此化繁为简，减少混乱，执简驭繁，由浅入深，循序渐进，逐渐掌握。

3. 全面学习中医理论，融会贯通。

脉学是中医学的一部分，是基于中医理论而发展形成的。因而不可以把脉学看做一门孤立的学问。要真正学好脉诊，还应当有深厚的中医理论基础，而不是仅仅背熟二十几种病脉就可以了。只有学好、掌握中医基本理论，才能深入理解各种病脉，才能更好地理解脉理，推究病机，发挥脉诊在辨证论治中的作用。

例如，诊脉时摸到右手关部脉弦而大，而左手关脉沉细无力。右关候脾胃，弦脉为肝脉，所以这往往表明是肝木克犯脾土。而左手关脉沉细无力，则是脾土久受肝木克伐，气血化生不足，日久致使肝木失养。又如，若是病人吐泻、失血，脉象沉细，说明虽然阴血津液受损，但是阴血仍然能够发挥其收敛、沉降的作用，仍然能够收敛阳气。若是大失血、严重吐泻，出现了浮脉、芤脉、革脉，则说明阴血津液大伤，已经失去收敛阳气的功能，使得阳气浮越于外，此时病情就非常严重了。可见我们对于脉理的分析，离不开中医基本理论。只有全面学习中医理论，融会贯通，才能真正学好脉诊。

4. 注重实践，从理论到实践，再从实践到理论。

诊脉是一种技能，手感十分重要。学习了脉诊的基本知识，了解了各种病脉的脉象特点和主病，这些毕竟都是书本的知识，就是背得再熟，也不能算真正掌握了脉诊。要真正掌握脉诊，必须在临床实践中体会，在病人身上反复摸，不断练习，熟悉手感。所以前人说："熟读王叔和，不如临证多。"在积累了一定的感性经验之后，再回过头来读书，学习前人的脉学著作，再来学习有关的理论知识，这时感受、体会更深，会有一些新的认识，这对于临床实践将有进一步的指导作用。如此实践与理论结合，反复验证，将使我们的脉诊水平、临床诊疗水平逐步得以提高。

参 考 文 献

1. 陈彤云主编. 燕山医话. 北京：北京科学技术出版社, 1996.

2. 詹文涛主编. 长江医话. 北京：北京科学技术出版社, 1996.

3. 夏洪生主编. 北方医话. 北京：北京科学技术出版社, 1996.

4. 刘尚义主编. 南方医话. 北京：北京科学技术出版社, 1996.

5. 周凤梧等主编. 名老中医之路. 济南：山东科学技术出版社, 2005.

6. 崔应珉等主编. 气血理论临证指南. 郑州：郑州大学出版社, 2002.

7. 崔应珉等主编. 脏象理论临证指南. 郑州：郑州大学出版社, 2002.

8. 崔应珉等主编. 病机理论临证指南. 郑州：郑州大学出版社, 2002.

9. 柯雪帆. 疑难病证思辨录. 北京：人民卫生出版社, 2005.

10. 李珍. 岐黄用意. 上海：上海中医药大学出版社, 2007.

11. 张崇孝主编. 中医诊断学自学指导. 西安：陕西科学技术出版社, 1990.

12. 陈华丰. 初学脉诊一点通. 广州：广东科技出版社, 2012.